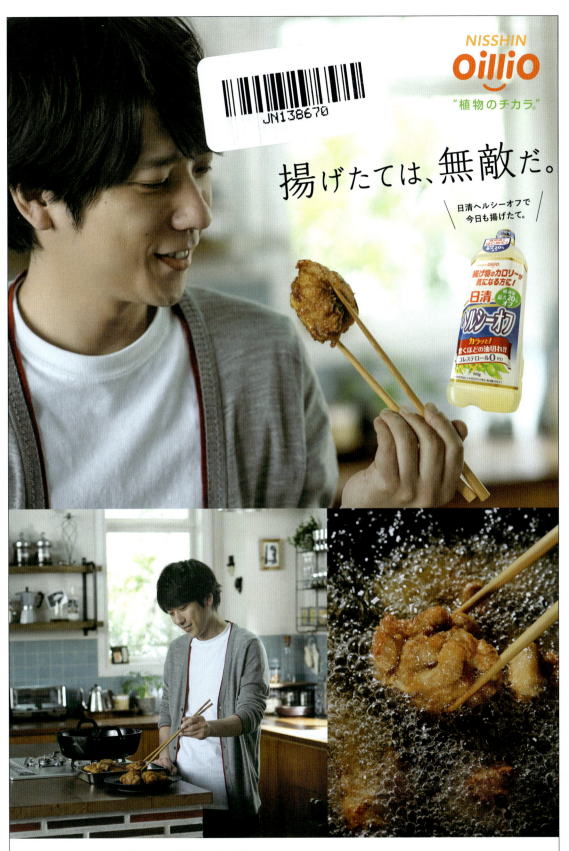

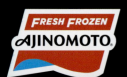

好評の「焼き目つき餃子」がさらに進化！

さらに 自然でこんがりとしたきれいな「焼き目」！

さらに 冷めても、硬くなりにくい「皮」！

スチコンで大量調理

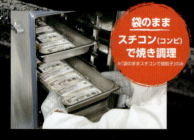
袋のまま スチコン（コンビ）で焼き調理
※「袋のままスチコンで焼餃子」のみ

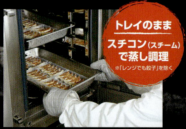
トレイのまま スチコン（スチーム）で蒸し調理
※「レンジでも餃子」を除く

電子レンジで簡単提供

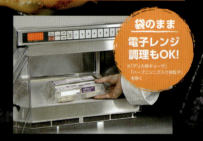
袋のまま 電子レンジ調理もOK！
※「デリカ焼ギョーザ」「ハーブニンニク入り焼餃子」を除く

袋のままスチコンで焼餃子（肉）/（野菜）（焼調理済）
規格・荷姿：[10個入トレイ袋]×24×2合 ＊約17g/個

デリカ焼ギョーザ（焼調理済）
規格・荷姿：[10個入トレイ袋]×16×2合 ＊約23g/個、たれ内添：[32袋入]×2合 ＊約5g/袋

ハーブニンニク入り焼餃子（焼調理済）
規格・荷姿：[10個入トレイ袋]×16×2合 ＊約23g/個

レンジでも餃子（焼調理済）
規格・荷姿：
[10個入トレイ袋]×24×2合
＊約15g/個

Eat Well, Live Well.

味の素冷凍食品株式会社

東京都中央区銀座7-14-13　日土地銀座ビル
TEL：03（6367）8617
https://www.ffa.ajinomoto.com/

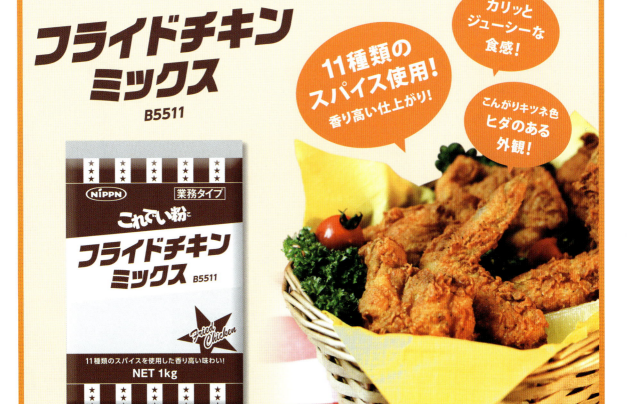

あ、しぼりたて。
が、いつでも新鮮。

いつでも新鮮®
しぼりたて生しょうゆ

一滴ずつ使えて、最後の一滴まで新鮮。
いつもの料理がほら、ひとつ上の味になる。

そして、開けてからも鮮度をキープする、やわらか密封ボトル。

その秘密は、火入れをしない非加熱製法から生まれた鮮やかな色、おだやかな香り、さらりとしつつ豊かなうまみ。

「生しょうゆ」の「生」って何？
って思ってたけど、そうか、これなんだぁ。
フレッシュな味わいに、素材がぐんと引きたつ感じ。

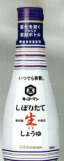

しぼりたて生　検索

キッコーマンお客様相談センター
0120-120-358（月〜金曜日9:00〜17:00祝日を除く）

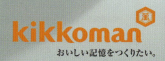

彩り豊か、楽しいおいしさ。

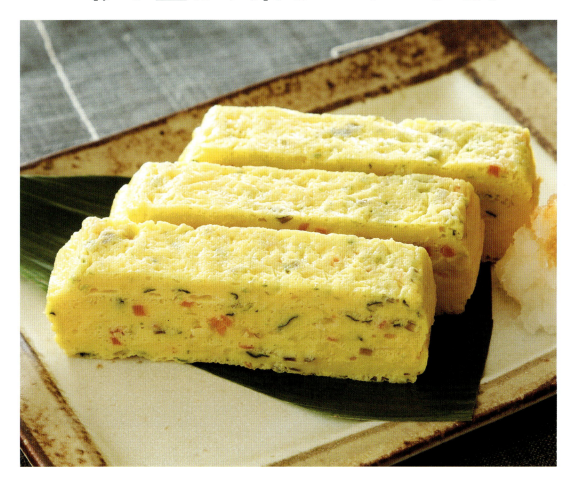

にんじん、ほうれん草など5種類の具材が入った彩り豊かなたまごやき。赤や緑の目にも楽しい鮮やかさは給食やお弁当にもぴったり。さまざまな献立にお使いいただけるよう8カットと10カットの2種類のサイズをご用意しました。

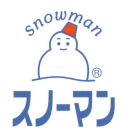 **彩り野菜のたまごやき**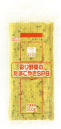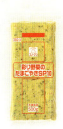

8カット　　10カット

www.kewpie.co.jp/prouse

キユーピー株式会社

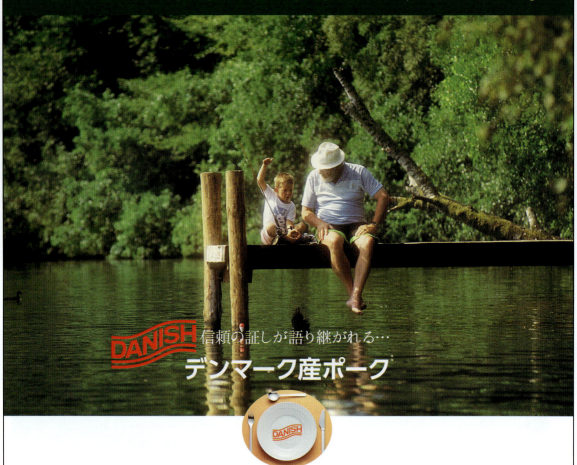

最良の素材を最高の食品に。

信頼の証しが語り継がれる…
デンマーク産ポーク

世界最大の豚肉輸出国として知られるデンマーク。豊かな自然環境。世代から世代へと継承される優れた養豚技術。そして豚の飼育環境から、豚肉の出荷まで一連の工程が手に取るようにわかる管理体制。それらが高い安全性と高品質を誇る豚肉をつくり出しているのです。いわば、デンマーク・クオリティ。DANISHマークのつけられたその豚肉と、私たち日東ベストの出会いは1980年代。もう30年以上にも及びます。より安全、安心な食材を食卓にと願う日東ベストにとって、デンマークポークはもはや不可欠なもの。これからも私たちは、さまざまなメニューでデンマーク・クオリティをお届けします。

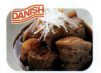 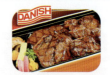 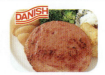

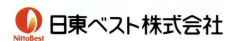

※このマークは、良質なデンマーク産豚肉を原料とした製品に表示されています。

日東ベスト株式会社

本　　社　〒991-8610 山形県寒河江市幸町4-27　電話0237(86)2100
営業本部　〒274-8585 千葉県船橋市習志野4-7-1　電話047(477)2110
日東ベストホームページアドレス　http://www.nittobest.co.jp/

学校給食におすすめ！素材にこだわってつくりました。
国産の豚肉と野菜を使用したメンチカツです。
素材の味を活かす味付けに加え、
栄養面や食塩相当量※にも配慮しました。

5種の野菜入り国産豚肉メンチカツ

※写真はイメージです

＊参考：児童又は1人1回当たりの学校給食摂取基準（2018年改正版）。

卵、乳成分原材料は使用致しておりません。
※本品製造工場では卵、乳成分を含む製品を製造致しております。

5種の野菜入り国産豚肉メンチカツ
60／40（鉄・Ca） 60g/40g

■栄養成分(100g中)〈分析値〉
〈60〉・エネルギー176kcal・たんぱく質6.4g・脂質6.5g
・炭水化物22.9g・食塩相当量0.48g・鉄18.4mg・カルシウム130mg
〈40〉・エネルギー170kcal・たんぱく質6.2g・脂質6.3g・炭水化物22.1g
・食塩相当量0.48g・鉄18.2mg・カルシウム130mg

株式会社ヤヨイサンフーズ　〒105-0012 東京都港区芝大門1丁目10-11　TEL〈03〉5400-1500
https://www.yayoi-sunfoods.co.jp

音声ピッキングシステム導入でより充実!

《安全と安心》を迅速にお客様のもとへ。

大京食品総合物流センターの最新設備と物流システム

お客様への品質・温度・衛生の管理等「安全・安心」を実現するためには、物流(ロジスティックス)は業界にとって重要な経営のテーマのひとつ。
大京食品総合物流センターは、安全性・効率性に優れた設備、システム環境、きめ細かなサービスでお客様のニーズに的確にお応えします。

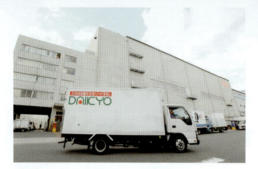

受注から納品までのスムーズな流通システムが大京食品の特徴です。海外及び国内各地から入荷した多種多様な商品群は、すべて物流センターの最新コンピュータ・システムにインプットされ、瞬時にピッキング、配送できる体制で昨今の物流チャンネルの変革に即応したローコストサービスをめざしています。

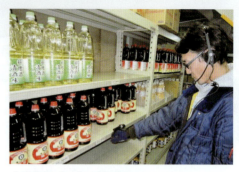

冷凍食品ピッキング作業場
冷凍商品は、最新設備の垂直で、冷凍庫(マイナス25℃)の自動ラックの品別棚番に入庫。ピッキング作業は定温冷蔵庫(1℃)で『安全・正確・迅速』に音声ピッキングシステムを使った作業システムになっています。

皆様のお役に立つ、豊富なアイテムと食の安全性・物流の衛生的作業環境等、ユーザーに的確にお応えする、多機能型本社・最新物流センター。

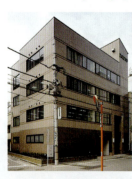

安定した管理システムと多彩な機能を備える本社

■ 大京の4つのポイント

- 情報・サービス等お客様に提案型営業を推進しています。
- 企画室にてメニューの提案・試作・商品の開発をしています。
- 品質衛生管理体制の物流センター配送システムは万全です。
- 商品アイテムが豊富です。

…たべもの市場…
ザ・彩地

フードビジネスのパートナー　大歓迎／当社に製品を売りたい方、買いたい方、当社で働いてみたい方
ひろがる食文化をリードする。

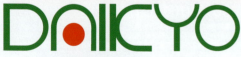

業務用食材のパイオニア
大京食品株式会社
代表取締役社長　窪田洋一郎

本　　社／〒104-0033 東京都中央区新川1-9-4
　　　　　TEL　03(3206)9211(代)
　　　　　FAX　03(3206)6946

横浜営業所／〒221-0043 横浜市神奈川区新町300番地
　　　　　TEL　045(451)5521
　　　　　FAX　045(451)5287

http://www.daikyo-shokuhin.co.jp

ゆたかな食文化のコーディネーターとして
さわやかな集団を目指します

私たちはお約束します
- ○ 安心・安全な食品をお届けします
- ○ 価値ある情報をタイムリーに提供します
- ○ 多様化する食生活のニーズにお応えします
- ○ 食品の「美味・安全・簡便を提案します」
- ○ 企業理念とコンプライアンスを重視し、「いい会社創り」を目指します

■ウルノ商事株式会社　水戸本店

関東圏5社によるPBブランド

I.F.A.
International Food-distribution Association

北関東一円をカバーできるネットワークの展開

■北関東支店

■つくば支店

■埼玉支店

■東関東支店

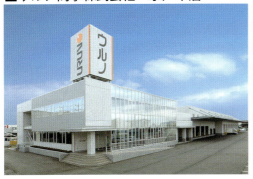

業務用食材の総合商社

URUNO ウルノ商事株式会社

水戸本店	TEL 029-304-2555(代)	FAX 029-304-2030
つくば支店	TEL 029-842-2001(代)	FAX 029-842-2008
北関東支店	TEL 0296-28-8020(代)	FAX 0296-28-8022
東関東支店	TEL 0476-91-2525(代)	FAX 0476-92-2200
埼玉支店	TEL 0480-78-1321(代)	FAX 0480-78-1322

https://www.uruno.co.jp/

ウルノ商事　検索

業界唯一となるステンレスと鉄の複合素材!
高い熱伝導と耐久性で調理のグレードアップ。

三層クラッド鋼モデル

三層クラッド鋼とは、熱伝導に優れた鉄と腐食性・耐久性に優れたステンレスを組み合わせた桐山工業独自の複合素材です。高温加熱で調理のグレードをアップさせるとともに、調理後の汚れも簡単に落とせることが特長です。

AG2

ドライ仕様・エプロン付き!
三層クラッド鋼で調理をもっとおいしく簡単に。

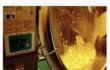
三層クラッド鋼
均一で効率的な調理を実現。

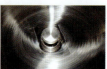
ポップアップドロー
取り外し可能なドローで衛生管理もバッチリ。

■お客様の声■
三層クラッド鋼とエプロンさらには側面排気ダクトもついているため、両面使用で調理が快適になりました。

KHG2

お手入が簡単な羽釜式!
アール状の釜縁で撹拌もスムーズに。

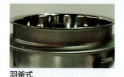
羽釜式
排気口をつばの下に設置。上部に熱をかけないので汚れがこびり付きません。

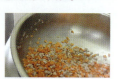
内釜調理
一体成型によるなめらかな内釜で、撹拌ヘラも傷みません。

■お客様の声■
アルミ釜と鋳物釜の長所を持ち合わせていて、耐久性もバッチリです。

ACF

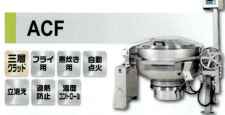

煮炊きとフライがこれ一台!
各種仕様も充実の多機能タイプ。

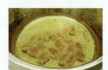
フライ・煮炊き
揚げ物から煮物、炒め物までこれ1台でOK。

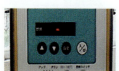
デジタル表示
油や釜の温度が一目で確認できるデジタル表示。火力の調節や温度設定もワンタッチで行えます。

■お客様の声■
温度管理がデジタルなので、煮炊きとフライ双方とも確実な調理ができて助かります。

ACF2 NEW

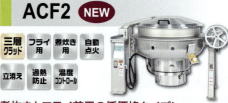

煮炊きとフライ兼用の低価格タイプ!
うれしい機能はそのままに省スペース化を実現。

ガス開閉コック

調理油温度センサー

センサーカバーを外した写真

■お客様の声■
省スペース化と低コスト化という2つの課題を同時に解決できました。

桐山工業株式会社
〒332-0031 埼玉県川口市青木4-16-5
TEL.048-251-2677 FAX.048-252-4766

3ステップ※1＋ONEで約10分!!※2
グリーストラップ清掃用品シリーズ

HACCPの強い味方

臭いがキツい、手間と時間がかかる、かがむ掃除はカラダにつらい…。目立たない作業ながら、決して欠かせない日常のグリーストラップ清掃。従来30分費やしていたあのきつい作業が約3分の1に短縮！「時間」「労力」「コスト」を大幅にカットできるのが、グリーストラップ清掃用品シリーズです。

ステップ1
グリーストラップ・バスケット用水切りネット
グリストネット®
バスケットに流れてくるゴミをしっかりキャッチ！

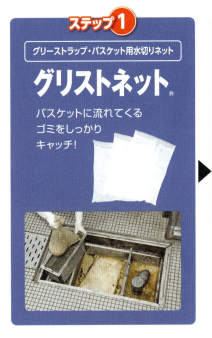

ステップ2
グリーストラップ用油吸着シート
グリースクリーン
グリーストラップに溜まった油が、浮かべておくだけでラクラクとれる！

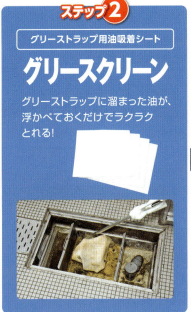

ステップ3
グリーストラップ・清掃道具
すくいん棒®
底に沈んでいるヘドロを隅ずみまでスイスイすくえる！

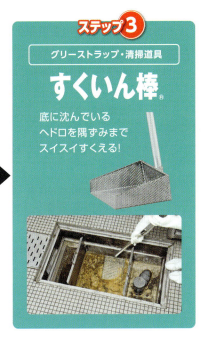

くさい　汚い　きつい　グリスト清掃の悩みを解決！

3ステップ清掃後に +ONE
グリーストラップ周辺の空間消臭剤
グリスト清®（キヨシ）
グリーストラップから漂う複合臭を素早く消臭

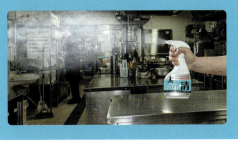
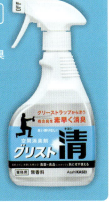

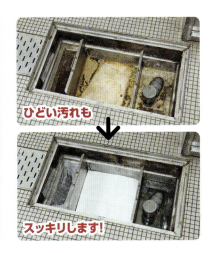
ひどい汚れも → スッキリします！

※1 各ステップ個別商品でもお使いいただけます。※2 都内和風居酒屋（席数/100席、グリーストラップ容量/200ℓ）の例

使って実感！「グリースクリーン＆グリストネット®」無料サンプルをお届けします！
●ご応募先／㈱トップス内「グリーストラップ」資料請求Q係 FAX 03-3526-6426
いただきました個人情報はサンプルや資料の発送及び弊社からの商品情報やセミナーのご案内をさせていただく時にのみ使用し、お客様の同意なしに業務委託先以外の第三者に開示、提供いたしません（法令等により開示を求められた場合を除く）。

業務用 商品サイト 役立つ情報満載！
旭化成 業務用 グリスト

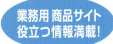

お問い合わせ先　**旭化成ホームプロダクツ株式会社**
https://www.asahi-kasei.co.jp/saran
〒100-0006 東京都千代田区有楽町1-1-2 日比谷三井タワー TEL.03-6699-3430
〒530-8205 大阪市北区中之島3-3-23 中之島ダイビル TEL.06-7636-3993　®は登録商標を示します。

月刊メニューアイディア増刊号 2020
「平成時代の給食から令和へ」

16 　序文　2020年版メニューアイディア増刊号発刊にあたり

各界代表からのご挨拶
17 　給食は消費者の健康的で 豊かな食生活に貢献　給食事業者の事業発展を期待
農林水産大臣　江藤 拓

18 　平成で日本の雇用制度は大きく変化、給食の仕事の社会的役割はますます拡大
公益社団法人 日本給食サービス協会　会長　西 剛平

19 　医療・介護制度改革に適応し 令和もその役割を全うする
公益社団法人 日本メディカル給食協会 会長　山本裕康

20 　平成から令和へ ～学校給食の飛躍的発展と食育の充実～
公益社団法人 全国学校栄養士協議会 会長　長島 美保子

21 　安心・安全でおいしい給食提供に取り組み、児童生徒の心身の健全な発達に貢献
一般社団法人 関東学校給食サービス協会 会長　市川敏一

22 　創立して60年、会員74社・特別会員25社、
　　 会員売上高 総額5,000億円と業務用食品卸団体の盟主として発展
一般社団法人 日本給食品連合会　会長　野口昌孝

特集1　平成時代の給食の軌跡・令和のキーワード

特別インタビュー
24 　公益社団法人 日本栄養士会　中村 丁次 会長
　　「少子高齢化でも食事を守る、それがプロの仕事」

28 　業界の礎を築き切り開いた先達者　志太 勤 氏
　　「すべては給食業界発展のため」

平成時代の給食の軌跡
30 　30年間の社会情勢や関連法の動き、業界のトピックス

44 　[災害と給食]　被災地の訪問レポート
　　阪神・淡路大震災発生　そのとき栄養士たちは何をしたのか!?

82 　[災害と給食]
　　東日本大震災発生、給食企業・団体の様々な被災地支援

86 　被災地企業等の生の声から、給食企業が災害時にできることを探る

110　日本給食サービス協会　設立30周年記念誌収録
　　 歴代会長と現役員による座談会
　　 『協会30年を振り返り今後の夢を語る』

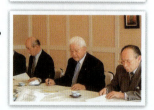

令和のキーワード
122　給食業界を取り巻く「令和のキーワード」　人手不足対応・帰属意識向上・女性活躍推進・SDGs

123　日清医療食品が大竹栄養専門学校で特別授業
　　 少子高齢化の中で即戦力の栄養士教育のため産学連携

124　メリックスラボが担う健康増進の提案と食の可能性　メリックスの「薬膳入門講座」レポート

126　令和時代を迎えて、あなたの組織の在り方も見直してはいかが？
㈱オフィスat 専務取締役　阿部博美

130　日清医療食品の職場環境改善・帰属意識向上の取り組み
　　 はじける汗と笑顔！「第2回NSF ～日清スポーツフェスティバル～」レポート

特集2　平成から令和への給食関連企業の取り組み

- 136　㈱グリーンハウス
- 137　国分グループ本社㈱
- 138　㈱ニチレイフーズ
- 139　味の素冷凍食品㈱
- 140　㈱ヤヨイサンフーズ
- 141　シマダヤ㈱
- 142　テーブルマーク㈱
- 143　ケンコーマヨネーズ㈱
- 144　㈱みすずコーポレーション
- 145　タニコー㈱
- 146　㈱AIHO
- 147　鈴茂器工
- 148　桐山工業㈱
- 150　ニチワ電機㈱
- 151　㈱フジマック
- 152　旭化成ホームプロダクツ㈱

特集3　集団給食の未来へ

- 154　（公社）集団給食協会、
栄養士体験発表会・講演会・パネルディスカッションを開催
テーマは、「集団給食が生み出す食文化」

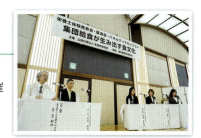

特集4　学校給食

- 168　文部科学省 初等中等教育局　健康教育・食育課 平山直子 課長
平成の時代は学校給食"充実"の時代
- 172　平成の学校給食の変遷と令和へ
　　　　　　　　淑徳大学看護栄養学部・東京家政学院大学客員教授　田中延子
- 176　平成の学校給食衛生管理の向上と令和の課題　東京医科大学兼任教授　中村明子

特集5　事業所給食

- 182　農林水産省 食品産業局 食文化・市場開拓課 外食産業室　新藤光明 室長
給食業における人手不足への対応について
- 188　事業所給食の平成の30年間と今後　　　　　女子栄養大学　客員教授　髙城孝助
- 192　「健康な食事・食環境」認証制度」（スマートミール）第3回認証店舗・事業所が決定
外食22件、中食9件、給食88件と、給食がけん引！
- 194　シダックスグループ運営、ヤマハ発動機㈱9号館食堂がスマートミール認証3ツ星を獲得！
認証取得までの足跡を追う！
- 196　従来の社員食堂に代わる
「オフィス・シュガーレディ」事業は次世代形態の新しい風　㈱シュガーレディ本社
- 198　[特別企画] 一般社団法人 日本厨房工業会　座談会
平成は様々な課題に対応して、衛生管理を高め安全性を向上
令和は省力化、HACCP、食品ロス、災害対応を強化！

特集6　メディカル給食

- 206　厚生労働省 医政局 地域医療計画課 医療関連サービス室 室長　川畑測久氏
メディカル給食における平成時代の変化と令和の課題
- 210　メディカル給食の平成の30年間と今後　　武蔵野赤十字病院栄養課 課長 原純也
- 218　「医療施設における、より良いフードサービスをめざして〜委託給食会社との協働を考える〜」
シンポジウム

序文

2020年版メニューアイディア増刊号発刊にあたり

　平成が幕を閉じ、令和となった2019年の年末、給食総合誌月刊「メニューアイディア」は2020年版増刊号『平成時代の給食から令和へ』を発刊しました。平成時代の給食業界の軌跡を辿り、令和に力強く羽ばたくような保存版的専門書を目指し、過去30年間の食の動き、給食業界のトレンド、企業・業界団体の活躍、法改正、業界のトピックスを振り返り、給食業界の関係者皆様がその「歴史」を誇りに前進できるような雑誌作りに挑戦しました。

　平成の30年間は食が多様化し、様々な角度から美味しさの向上が図られた時代です。付加価値の高い加工食品が開発され、簡便性に富む冷凍食品が普及し、高性能の厨房機器の販売とともに新しい調理法の導入も進みました。衛生面ではO157食中毒事故を皮切りに抜本的な改善が図られ、衛生管理が向上した時代でもあります。

　そして、学校給食やメディカル給食における民間委託も大きく進展しました。学校給食は昭和60年の文部省通知から都内各地で業務委託が始まり、現在の外部委託率は50.6％まで伸長しています。メディカル給食は昭和61年の厚生省通知と平成元年の日本メディカル給食協会の設立を契機に委託化が進み、今では全国の約70％を占めるほどに拡大しています。事業所給食でも喫食者ニーズに対応した食事提供が行われ、様々なテーマで健康フェアが開催されるなど趣向に富んだ提供スタイルが確立しています。

　平成の30年間で学校・事業所・メディカルは三者三様の変化を遂げましたが、それは食事サービスに携わる方々ばかりでなく、食品や厨房機器のメーカー、団体や流通業界関係者など全てのプレイヤーの奮闘と連携によるものです。はじめに給食業界に影響を与える各界代表からのあいさつ文をいただき、皆様の残した足跡を平成から令和へとつながる年表として約70ページに一挙にまとめました。そして関係省庁担当者や学識経験者へのインタビュー、関連団体の座談会、災害等への対応、業界関連企業各社の動向などを掲載し、次世代につなげる出版物といたしました。

給食は消費者の健康的で豊かな食生活に貢献 給食事業者の事業発展を期待

農林水産大臣　江藤 拓

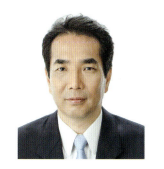

　この度、月刊メニューアイディア増刊号が発刊されることについて、心からお慶び申し上げます。貴誌は、昭和54年の創刊以来、40年以上の長きにわたり、給食業界総合誌として、給食産業に係る最新情報を発信し、給食業界を支えてこられました。発刊に携わってこられた皆様方のこれまでの御尽力に敬意を表します。

　給食は、学校や事業所、病院など様々な場所で提供され、消費者の健康的で豊かな食生活に貢献しています。

　学校では、児童生徒の健全な発達のための栄養バランスのとれた食事としての役割のみならず、食育推進における「生きた教材」として重要な役割を果たしております。

　企業では、離職率低下に向けた福利厚生としての役割とともに、日頃の社員の健康を支える食事として重要な役割を果たしております。平成30年から始まった、健康な食事（スマートミール）を健康的な空間で提供している事業所を認証する制度では、195の事業所給食の認証が行われており、企業における健康経営の意識の高まりが見られます。

　病院や介護施設では、治療食・介護食として重要な役割を果たしております。入院日数の短期化や医療・介護の在宅化の流れが進んでおりますが、その重要性が変わることはありません。

　また、給食事業者を支える厨房機器や食料品メーカーの皆様の取組も重要です。メーカーの製品開発が、給食事業者の業務の効率化や適切な衛生管理に大きく貢献するとともに、喫食者の多様なニーズに対応した給食の提供に繋がっています。

　農林水産省は、学校給食を通して児童生徒が農林水産業、地域の自然、文化等に関する理解を深めるとともに、生産者の努力や食に対する感謝の気持ちを抱いてもらえるように、地場産食材の活用を推進しています。

　学校給食における国産食材の使用割合は77％ですが、地場産食材の使用割合は26％にとどまっています。給食事業者の皆様には、地場産食材の積極的な活用をお願いいたします。

　平成から令和へ時代が進む中で、HACCPに沿った衛生管理の制度化、消費増税に伴う軽減税率の導入、特定技能制度等による外国人労働者の拡大など、給食事業者の皆様には様々な御対応をお願いしています。農林水産省は、給食事業者の皆様の事業が発展するように、皆様に寄り添って、施策を推進してまいります。

　結びに、児童生徒の健やかな成長と国民の健康長寿、またそれを支える給食関係事業者の皆様の今後益々の御発展を祈念申し上げまして、私からのお祝いの言葉といたします。

平成で日本の雇用制度は大きく変化、給食の仕事の社会的役割はますます拡大

公益社団法人 日本給食サービス協会
会長　西　剛平

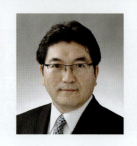

　協会は、1974年に農林大臣から「特定多数の方々に健全な給食を提供し、食生活と食文化の継承を使命とする」公益法人の設立許可が下り、創立されました。

　平成の時代を振り返ると、高齢化の進展や健康志向の高まり、余暇の増大など食を取り巻く社会情勢の大きな変化の中で、消費者ニーズが多様化し、また個別化、高度化された時代でした。これらの外的変化に業界として適宜対応し、おいしさ、健康はもちろん、快適環境の創造や衛生管理の向上、人手不足の対応にも取り組んできました。

　1989年（平成元年）には今後の協会のあり方を検討するため、「21世紀への給食産業ビジョン委員会」を設置。業界の諸問題を整理し、給食サービス産業が提案型サービス産業として多様な役割を果たしていく上での今後の方向をとりまとめました。このビジョンをもとに「給食サービス管理士資格認定事業」（93年）や「優良給食サービス施設認定事業」（94年）をはじめ各種研修・講習会の実施など、協会活動を通じた給食業界のより一層の発展に努めて参りました。また、O157食中毒事故を受けて、大量調理施設における衛生管理向上を図るため、「危害分析・重要管理点方式」（HACCP）マニュアル―基礎編―」や「絵で見る衛生自主管理マニュアル」を発刊（99年）。食品の安全確保として「トレーサビリティシステム開発事業」（03年）にも取り組み、会員企業の安全・衛生を高める普及・啓発を行ってきました。環境管理委員会では食品リサイクル法施行を受けて、食品廃棄物などの環境問題への対応を検討し、「給食会社の食品リサイクル法の取組」冊子を発刊する（08年）など、環境に配慮した取り組みも展開してきました。

　その後、公益社団法人の認可を受け（11年）、それにふさわしい事業として「心に残る給食の思い出」作文コンクール事業を開始しました。さらに、協会の会員企業が抱える様々な課題について、科学的な知見を持つ専門家集団である日本給食経営管理学会と共同研究を行うこととし、協会の受け皿として産学連携委員会を設置しました。（13年）

　一方、平成の時代は災害が多く発生し、災害時の給食の社会的意義が高まった時代でもありました。阪神淡路大震災（95年）、東日本大震災（11年）、熊本地震（16年）、平成30年7月豪雨（18年）など未曽有の災害の中でも、会員企業は給食サービスの提供に取り組み、協会としても義援金をおくるなど支援活動を展開してきました。

　そして、平成における一番の変化は、少子高齢化社会が急速に進行したことに伴い、労働力不足がより深刻化し給食業界の経営環境に大きな影響を及ぼすとともに、これまでの日本の雇用制度の在り方を大きく変えることになったことだと考えます。

　そして、いよいよ令和の時代に突入し、外国人が我々の業界でも仕事ができる環境が整い、働き方改革が始まりました。今までのように、意地・メンツ、汗・根性、親分・子分などの言葉は令和には使われなくなると思います。日本人も外国人も、高齢者も若者も、男性も女性も、フルタイムもパートも皆が力を合わせて、お互いを認めながら仕事をしていくことが求められる時代に変化し、働き方改革法は新時代に我々の背中を押してくれていると感じます。

　給食の仕事は、児童・生徒・会社員・高齢者と様々な世代に食事を提供することです。その社会的役割はますます大きくなっており、会員各社の協力と関係各位との連携を強め、これからもその期待に応えて参る所存です。

医療・介護制度改革に適応し令和もその役割を全うする

公益社団法人 日本メディカル給食協会
会長　山本裕康

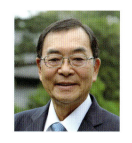

　当協会は昭和63年に病院給食の健全な発展を促進することを目指し、ホスピタルフードサービス協会として発足、日本の医療・介護行政の変遷とともに成長してまいりました。平成元年には社団法人日本メディカル給食協会として認可を受け、そして平成24年には、公益社団法人に移行しました。発足当時の会員数は82社、受託施設数1,181病院、受託ベッド数10万1,901床でしたが、それから30年の月日が流れ、平成31年3月時点の会員数は216社、受託施設数は病院・診療所で4,645箇所、介護老人保健施設1,914箇所、特別養護老人ホーム7,108箇所の合計13,667施設に。受託ベッド数は約127万8,000床と、協会設立時の約12倍となっております。これも偏に、厚生労働省、日本医師会、病院諸団体をはじめとする関連諸団体の皆様のご協力と会員各社の日頃の努力の賜物であると、心より感謝申し上げます。

　平成の時代の変遷の中で、医療機関淘汰の時代が到来し、介護制度においては"措置"から"契約"へと制度の転換がなされ、メディカル給食も従来の集団給食的なサービスから、個々の病状や身体機能に合わせた個別サービスへシフトしました。当協会は、その間の様々な医療・介護制度の改革に適応し、患者様をはじめとする利用者様の時代に即したニーズを敏感に感じ取り、会員各社の様々な取り組みと協会各種事業によって着実に進化してまいりました。

　協会としては、患者給食に関する技術等の研究開発、HACCPなど衛生管理等における標準化の促進、教育・研修の実施、各種の調査研究などを強力に推進。また、対外的には、医療関連サービスマーク制度の普及、患者給食受託責任者資格認定講習会をはじめとする各種研修・講習会の開催、代行保証制度の拡充にも取り組んできました。このほか、全日本病院学会など関係学会への参加、各種展示会の開催、治療食等献立・調理技術コンテスト、海外研修を通じ、会員の研鑽を図りつつ、関係各団体との連携を深めてまいりました。その結果、病院給食の外部委託化は社会的な信用を得て、公益として広く認知されております。

　しかし課題は山積しております。治療やQOL向上の一環としての患者給食・介護給食の重要性が高まる中、これまで以上に多様化する契約先・利用者様のニーズに応えつつ、コスト低減や労働不足減少による生産性向上・省力化という、二律背反に対応しなくてはいけません。また、人材の育成にも注力しなければいけません。病院・介護施設給食は高度な栄養学的知識と正確な調理技術、そしてホスピタリティが要求される特異なフードサービスであり、高いコミュニケーション能力を持った人材が必要となっております。さらに、災害に対して委託側と受託側の双方で危機管理を共有し、個々の受託施設における実現性の高い給食の継続計画を立案しておくことも求められるでしょう。

　外国人技能実習制度において、医療・福祉施設給食製造職種が認められ、当協会は技能実習2号移行職種の試験団体として、令和となり一層の外国人技能実習生受入れに積極的に取り組んでまいります。

　少子高齢化と人材不足はさらに進展しますが、令和の時代においても協会はその果たすべき役割を十分に踏まえ活動してまいります。真摯な姿勢で研鑽を重ね、会員とともに病院・介護施設で温かなおいしい食事を楽しみに待っている方を常に最優先に考えたメディカルフードサービスを継続し、医療・介護サービスの発展に貢献して、国民の皆様に愛される協会として社会の期待に応えてまいる所存です。

平成から令和へ
～学校給食の飛躍的発展と食育の充実～

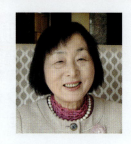

公益社団法人 全国学校栄養士協議会
会長　長島　美保子

　戦後始まった学校給食は、昭和50年代に米飯給食も導入され、時代背景に応じて豊かになり多様化してきました。

　平成に入り、従来の給食形態に合わせ、バイキングやセレクトなどの選択できる給食やリザーブ給食など、工夫を凝らした学校給食が行われるようになり、豊かな内容の学校給食の時間は、子供たちにとって魅力的でいつまでも心に残る場面となっています。

　食事内容では、行事食や子供たちの希望献立も盛り込まれ、給食を通して自分に適した献立や食べる量を知るための健康教育の一環となるなど、目的を持って実施され、学校栄養職員によるバランスの取れた食べ方の指導が行われることで、給食現場と子供たちの接点が深まってきました。

　平成8年には、腸管出血性大腸菌o-157による食中毒で、子供の尊い命が失われるという不幸な事件が発生しました。これを踏まえて、翌年、文部科学省より、「衛生管理の基準」が示され、全国すべての調理場で点検が行われ、調理場のドライシステム化が進み、これより学校給食は加熱調理の給食が原則となりました。

　食環境の変化に伴い、子供たちの食に起因する健康課題が深刻化する中で、平成10年より、学校栄養職員に特別非常勤講師制度が適用され、教壇に立って、担任と共に子供たちに食に関する指導を行うことができるようになりました。このことで、子供たちに栄養や食事のとり方について正しい知識を体得させ、将来にわたって健康な生活を送っていくための自己管理能力を身に付けさせるなどの役割を担うこととなりました。

　更に平成16年には、栄養に関する専門性に基づき学校給食を活用して効果的に食に関する指導を行う職員として「栄養教諭制度」が創設され、翌年より配置が始まりました。各都道府県において配置の温度差はあるものの、現在6,324名(30.5.1)の栄養教諭が全国に配置されています。

　平成17年には「食育基本法」が制定され、平成20年には「学校給食法」が改正されました。合わせて「学習指導要領」の総則に「食育」が明記されるなど、各法に位置づけられる形で、学校において栄養教諭が中核となって担う食育は充実が図られてきました。

　平成24年には、文部科学省より「学校給食における食物アレルギー対応指針」が出され、事故の起こらない無理のない対応をすることが示され、全国の各調理場では、条件を踏まえ、除去食や代替食などの対応を行ってきました。

　また、平成25年には和食がユネスコの無形文化遺産に登録されたことから、学校給食においても積極的に地場産物を活用して日本人の伝統的な食文化を子供たちに伝える取り組みが行われてきました。

　まさに平成年代は、教育制度に位置づいて学校給食が大きく発展し、栄養管理も衛生管理も他に類を見ないほどきちんと整備され、世界に冠たる日本の学校給食になったことを誇りに思います。

　現在、全国で小学校は約2万校、中学校は1万校あるが、栄養教諭の配置は十分ではなく、全ての子供たちに一定水準の食育を行うことはとても困難な状況にあります。

　本協議会では、国の施策を踏まえた食育活動の実施や、学校給食の発展及び食育の充実を図るために会員相互の資質向上を目指し、講習会、研修会を開催しています。また、衛生管理研究の実施記録や食育事例集、栄養教諭が行うカリキュラムなど刊行物の内容充実を図っています。今後も時代の要請を見据えながら、更なる充実をめざします。

　令和の時代、1日も早く、すべての学校において学校給食を教材にした魅力的な食育が展開されるよう、栄養教諭の全校配置を切に願っています。

安心・安全でおいしい給食提供に取り組み、児童生徒の心身の健全な発達に貢献

一般社団法人 関東学校給食サービス協会
会長　市川　敏一

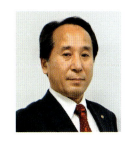

　我が国の学校給食については、1954年（昭和29年）の「学校給食法」制定以来、学校教育活動の一環として逐次普及充実が図られてきた歴史があります。その中で文部科学省が、1985年（昭和60年）1月に「学校給食業務の合理化について」の通達において

一、パートタイム職員の活用
二、共同調理場方式の採用
三、民間委託の実施

の三項目を打ち出しました。

　これにより都内各区の小中学校給食業務の民間委託が開始され、関東近県のみならず、関西や九州・北海道へも普及していきました。学校給食を業界専門家集団へ委託することは、衛生対策の整備、業務の合理化、ひいては児童生徒の健康維持増進にも役立つ他、給食業務費用の大幅な節約も図られることとなりました。

　このような趣旨に沿うことが業界の使命と考え、2000年（平成12年）9月に東京学校給食サービス協会を設立、2009年（平成21年）には一般社団法人を取得、その後2011年（平成23年）6月に神奈川学校給食サービス協会と合併いたしました。更に、関東甲信越1都9県への受託地域の拡大により2013年（平成25年）6月関東学校給食サービス協会へ名称を変更し、現在に至っております。

　文部科学省は政策目標の一つに「子供たちが豊かな学力、豊かな心と健やかな体を育成することのできる社会を実現する」ことを掲げております。昨今の子供たちが置かれている食環境の現状を考えますと「学校給食」がなくてはならないものであることは言うまでもありません。当協会ではこの「学校給食」の一環である給食事業に常に自覚と責任を持ち、児童生徒の心身の健全な発達に寄与すべく日々努力を重ねております。これまでも安心・安全でおいしい給食の提供を続けるため、HACCPに基づく衛生管理指導の徹底はもとより、食物アレルギー対応、異物混入防止対策などの危機管理体制の強化にも力を入れていくことで事業を企画立案し、協会会員の資質の向上を図ってまいりました。

　2020年（令和2年）には第20回（年）目となる当協会の主幹事業である「夏期講習研修会」は2万人の参加者を動員し、1都9県内の各地域にて教育委員会のご協力をいただきながら、着実に成果をあげております。更に2019年（令和元年）7月には、「第1回学校給食指導者養成講座」が新たに開講いたしました。この講座は、学校給食に必要な知識の習得のみならず各種講習研修会において講師の役割を担い、且つ学校給食現場の諸問題へ迅速に対応できる新しい指導者の開発育成を目指しております。協会内でこのような指導者を輩出し、会員各社へ確実にフィードバックさせていくことで給食事業に関わる協会全体のレベルアップとモチベーションの向上に繋がるのではないかと期待しております。

　協会の社会的役割は今後も増々、重要なものとなってくることを常に自覚し、地域の教育委員会及び、学校との連携を密にしながら児童生徒の健全な成長の一助となるべく、引き続きこの新しい令和の時代においても努力を続けて参る所存です。

創立して60年、会員74社・特別会員25社、会員売上高総額5,000億円と業務用食品卸団体の盟主として発展

一般社団法人 日本給食品連合会
会長　野口昌孝

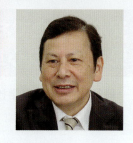

　当会は60年前の1959年（昭和34年）、名給の青木喜平氏がけん引役をされ7名の発起人により、学校給食事業を主とした業務用食品物資供給業者として流通秩序を確立し、業界の合理化、近代化を促進し共に発展すること、また会員相互の連絡協調と福利厚生、従業員教育を共に行うことを目的として設立しました。この業界では最も歴史ある団体であることを自負しています。

　1954年（昭和29年）に学校給食法が制定され、ベビーブームによる人口増加を背景に、学校給食事業の発展を確信しました。特に提供する食材としては、大量調理に適した冷凍食品の将来性に着目し、情報の共有・交換をして全国各地で学校給食業界の普及に取り組んできました。

　設立から3年後の1962年（昭和37年）に東部・中部・西部に分割した支部を新設し、1967年（昭和42年）に東北支部（現在の北部支部）を新設、この後33年を経た2000年（平成12年）に西部支部から分割した九州支部も新設し、現在の5支部体制となりました。

　なお、任意団体としてスタートした日本給食品連合会の中に、商品を共同開発して事業を推進するための別会社として「株式会社エヌケイアール」を1996年（平成8年）に設立し、NKR選定商品の開発販売を促進して共同事業の推進を行いました。

　決して平坦な道程ではありませんでしたが、会員を全国に広げてこれたのはこれまでの8名の歴代会長によりそれぞれ新しいテーマに挑戦し成果をあげてリードをしたこと、また日給連の組織を地域に分散させ、支部単位での情報交換、連絡協調が出来る体制を作ったこと、㈱エヌケイアールによる共同商品事業等によるものです。

　さて、2006年（平成18年）に事業の公益性の有無にかかわらず、法人格を取得できる「一般社団法人」に関する制度が創設され、任意団体より信用面で優位となること、また日給連並びにエヌケイアールを包括して一団体として運営ができること、そして経理面でも簡素化につなげられることから一般社団法人化にメリットを感じ、2017年（平成29年）1月に設立登記を受けて、同年4月より一般社団法人として新たな日給連がスタートしました。

　2019年（平成31年）には会員が74社に成長し、会員売上高総額は約5,000億円と、業務用食品卸団体の盟主として発展しており、メーカーである特別会員も25社と増強されています。日給連の創立60周年と時期を合わせて新たな元号を迎え、記憶に残る令和元年のスタートになりました。

　「加速する人口減少」「超高齢化社会」「人手不足」「外国人雇用の整備」「働き方改革」等、問題は様々ですが、令和の日給連もそれぞれの解決策について会員、特別会員で英知を絞り、力を合わせて次の時代にしっかり繋げていこうと考えています。それは日給連の先輩諸氏がそれぞれの時代で向かえた難しい問題にチャレンジし、乗り越えて60年間の歴史を刻んできたことに変わりなく、今後も受け継がれていくことです。

特集 I

平成時代の給食の軌跡・令和のキーワード

特別インタビューとして、(公社)日本栄養士会の中村丁次会長に給食の変遷、令和の課題、管理栄養士・栄養士の役割について話を聞いた。また、業界の礎を築き、切り開いた先達者である志太勤氏に日本メディカル給食協会の設立経緯と受託拡大に懸けた思いを尋ねた。

「平成時代の給食の軌跡」では平成30年間の業界の動向を振り返ります。1年を2ページで掲載し、「災害と給食」特別ページも合わせると合計70ページにも及ぶ大企画です。社会情勢が大きく変化する中で、国・企業・団体が課題にどのように挑戦し、より良い給食の提供につなげたのか、その変遷を楽しんでください。また、日本給食サービス協会の創立30周年記念誌から、歴代会長と現役員による座談会「30年を振り返り今後の夢を語る」を再編集し、掲載しました。先人の思いを継承し、未来につなげる力強い気迫を体感していただければ幸いです。

「令和のキーワード」では、人手不足対応や女性活躍推進、SDGsなどこれからのキーワードを挙げるとともに、各社の食の可能性の追求や帰属意識向上の取り組みを紹介します。

※「平成時代の給食の軌跡」は、すべて当時の食品産業新聞及びメニューアイディアから抜粋・編集しており、人名の所属及び肩書は当時のものを明記、企業・人名はスペースの兼ね合いから略称で表記しています。

特別インタビュー　公益社団法人 日本栄養士会　中村 丁次 会長

「少子高齢化でも食事を守る、それがプロの仕事」
～給食の変遷と戦後の功績、令和の課題と管理栄養士・栄養士の役割～

少子高齢化で労働生産人口が減少する中、管理栄養士・栄養士の役割も変革を求められている。（公社）日本栄養士会の中村丁次会長に、給食の変遷、令和の課題、管理栄養士・栄養士の役割についてインタビューした。

世界に類を見ない日本の給食制度
集団給食施設の大きな役割

―日本の給食はどのように生まれましたか

給食は、ある特定の集団に食事を提供するもので、基本的には学校、企業、病院で提供されます。それらの集団施設は本来、教育、労働、治療という別の目的を持っており、その目的を支援するために集団に属す人の健康状態・栄養状態を改善することを目的に、給食の提供は始まりました。

では、なぜ、そこに栄養士は必要なのでしょうか。それは、学校給食では児童・生徒の健全な発育と学習効果を高めるため、産業給食では労働者の健康増進と労働効果の向上のため、病院ならば治療の一環として食事が重要な意味が持つからです。

過去を振り返れば、日本人の伝統的な食事は決して栄養学的には優れたものではありませんでした。古くは、日本人の多くは栄養失調で苦しみ、今のアジアやアフリカの人々と変わりませんでした。

しかし、日本は明治維新で西欧から近代栄養学を導入後、栄養士という専門職を創設、そして、それを応用・実践する場所として集団給食施設を活用し、そこに栄養士を配置、健康な食事を提供するとともに栄養教育も行いました。国家政策の大きな枠組みとして栄養改善の仕組みを構築し、全世代の国民の食事を栄養士に作らせたことは、日本の給食の大きな特徴です。世界を見回しても、あまりありません。それを戦後から今日まで、見事

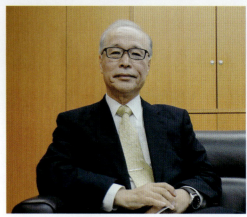

日本栄養士会　中村 丁次 会長

にやり続けているのです。

日本人の健康な食事は戦後の給食施設
における栄養改善から始まった

―日本は戦後の栄養失調をどのように解決したのですか

戦後復興の最大の課題はどの国においても栄養改善です。戦後の日本人の食はコメ文化を中心に置き、コメを食べるためにおかずを揃えたため、食塩の過剰摂取とたんぱく質欠乏症、ビタミン・ミネラル欠乏症に悩みました。身長は低く、霜焼け・あかぎれを起こし、あお腹が垂れ、抵抗力がなかったため感染症や結核にかかり、ビタミンB1欠乏症による脚気で多くの人が亡くなりました。

そのような栄養失調を、日本は学校・企業・病院の各給食現場に栄養士を配置して、早急に対応しました。集団給食現場で、栄養教育と優れた献立による食事提供の両方を行った結果、10年ほどの短期間で栄養欠乏症を乗り越え、復興を遂げました。それも国民全員にです。どの国も経済が発展すると、栄養状態が改善しますが、アジア・アフリカでは経済格差が起こり、富裕層は過剰栄養に、貧民層は低栄養に陥り、肥満と痩せが混在し

た社会構造になります。しかし、日本は戦前から栄養を国家政策に落とし込んでいたので、戦後の低栄養も平等に解決し、高度経済成長期に過剰栄養を起こしても、アメリカほど肥満者を出さず、世界一の長寿国となりました。

世界を見回しても日本が戦後に行った栄養改善は稀有なものであり、給食施設をベースにした食事提供と栄養教育の成果です。つまり、日本人が栄養バランスの整った健康な食事を作りだしたのは戦後の栄養改善運動によるものであり、明治維新の栄養学の導入と国民への普及に大きな功績があると言えます。

平成の大きな改革は病院給食の改善

—平成時代にはどのようなことが起こったのですか

平成に入り生活が安定したことで、人々は食事のおいしさ・快適さを求めるようになりました。病院の給食も例外ではなく、多様に進化しました。従来、病院給食は治療の一環としての食事に留まり、栄養士は食を薬と同じように考え、あまりおいしくすることに熱心ではありませんでした。

思えば、かつての病院給食は不味い食事の代名詞でした。田中角栄元総理がロッキード事件で逮捕され、刑務所に入れられ、その後、病院食を食べた時、「病院食は刑務所の食事よりもひどい」と新聞に載ったくらいひどいものでした。

しかし、平成になり豊かになったことから、患者さんもおいしく、快適な食事を求めるようになりました。診療報酬における適時適温給食制度の導入や食堂設置、さらに病院給食ガイドラインは、「おいしい病院食を出すように」という明らかなメッセージであり、これは平成の大きな改革だったと思います。

病院栄養士は温かく、おいしい食事を、時間を考えて提供することを目標にして、機能性豊かな厨房機器の導入や食事提供システムを工夫して食事を改善しました。

令和の課題は給食の合理化と個別対応を同時に進めること

—令和時代の給食提供の課題とは

病院給食を中心に話すと、少子高齢化で労働人口が減少する中で、給食の合理化と個別対応の両方に取り組むことが重要な課題です。

マンパワーの問題は平成初期にもありましたが、当時は外国人労働者を採用し何とか乗り切りました。しかし、現在はそれでも乗り越えられないくらいの人手不足に陥っています。そのために、ロボットやIoT、AIなどによる徹底した合理化が求められ、セントラルキッチンを活用した食事提供も間違いなく進むかと思います。

一方、給食を利用する人の個別化とは何か。そこにはいくつかの要因が考えられます。1つは、食べる人の嗜好の多様化やアレルギーへの対応です。もう1つは、高齢化により複数の症状を持つことに伴う疾病の複合化です。

例えば、糖尿病と腎臓病の合併症を持つ患者に対して、糖尿病ならば低カロリー食、腎臓病だから低たんぱく食といった、単純な分類ができなくなります。糖尿病患者が1400kcalの糖尿病食を食べ続けると血糖コントロールには貢献しますが、骨粗鬆症やサルコペニア（骨格筋量と骨格筋力の低下）を起こし、やがてフレイル（虚弱）に。そして寝たきりになり、QOLが低下するのです。血糖コントロールなのか、血圧なのか、コレステロールなのかと、個々の疾病状況で対応が求められ、特定の疾患で食事を分類できなくなりました。そのために管理栄養士は複合化した患者の症状から、その人の食事療法のプライオリティ（優位性）は何かを考え、アセスメントをする必要があります。

超高齢社会では、病院の食事は個別化・複雑化します。臨床ではできる限りの個別対応が求められ、給食は徹底した合理化が必要となります。これは令和の基本的な課題です。

労働不足でも給食を守る方法を考え行動、連携できる人がプロの栄養士

—それでは、管理栄養士・栄養士の役割はどの

ようなものになるのでしょうか

　病院の管理栄養士はできる限りベッドサイドに行って栄養指導に取り組む必要があります。厨房と事務所にいては、栄養問題は解決しません。患者の話を聞いてカルテを見て医師と看護師と話して、最適な食事を決めて厨房に指示しなくてはいけません。特に、厨房が外部のセントラルキッチンに移った場合は、ベッドサイドで起こっている個々の情報をいかに正確に、合理的に、セントラルキッチンへつなげるかが重要です。IoT、AIを駆使した最適化が求められます。

　一人の人間が全てやるのは無理です。したがって、ベッドサイドの臨床に対応できる管理栄養士と厨房でフードサービスを合理的に進める管理栄養士をうまくつなげて、両方をマネジメントする管理栄養士の存在も必要とされるでしょう。

　従来のように、おいしい食事を作るだけが管理栄養士の役割ではない時代になりました。おいしい食事を作る調理作業は限りなくシステム化され、管理栄養士のスキルが特に求められる機会は少なくなってきております。

　そのような変化が実際に起きているのですから、栄養系大学における学生への教育指導も変えていく必要があります。いつまでも、クックサーブを中心とした給食実習では時代に取り残されます。

　栄養士はこの大きな社会変化をキャッチして、自ら変革することが求められます。大事なことは、患者さんの食事をいかに守り治療に貢献するかです。労働不足の状況下でも、患者に食事を出すためにはどうすれば良いかを考え、自ら行動し、様々な方と連携・協力して目的を果たすことがプロの仕事です。それができないと、時代に置き去りにされ自分たちの仕事がなくなってしまいます。

地域・病院・給食企業の連携で、大病院のセントラルキッチン化が必要

―病院給食が生き残るためには

　大きく2つあります。1つは、地域の大規模病院（例えば300床以上）のセントラルキッチン化です。大規模病院がその病院の食事を作るだけでなく、地域の病院の食事や在宅療養者の食事も面倒をみれば、小さな病院の採算の合わない問題や在宅高齢者の食の問題も解決されます。糖尿病の外来通院患者や自宅で腎臓病の食事療法をとっている方が、近隣の病院から治療食を配食してもらい、それを家で食べられるということが可能となり、これは大きなセールスポイントとなります。そのためには、大規模病院から食をデリバリーする仕組みを、地域と病院と給食企業が連携して作り出すことが必要です。

　もう1つは、合理化と、臨床の個別化の問題を共に解決することです。これは本来、矛盾する話だからこそ、中央に専門職としての管理栄養士が入り、うまくその両方が生きるように裁く必要があります。それがプロの力です。例えば、給食産業に取り組む人は、合理化は得意ですが、臨床の個別対応の理解は得られにくく、むしろ対立します。恐らく、病院栄養士の多くはセントラルキッチンを作って食事の合理化を進めれば、個別対応や心を込めた食事が提供できなくなると反対するでしょう。しかし、合理化せず、病院給食を維持・継続することは不可能です。

高齢化で期待される
管理栄養士・栄養士の活躍

　この矛盾を解決するところに管理栄養士・栄養士の生き残る道があります。できないと言うとそれで終わりです。難しいからこそ専門家の存在価値があり、難しくなればなるほどチャンスがあります。逃げてはいけません。できない理由を連発すればするほど、専門職は職を失います。

　栄養士がどんどん積極的に動いて、この超高齢社会の難局を乗り越えて欲しい。今、日本中が困っている、いずれ世界が困ることになる高齢化を、日本は、栄養士が活躍し乗り越えたともなれば、それは世界のモデルとなります。超難関であった戦後の栄養失調問題を乗り越えたように、我々、管理栄養士・栄養士の活躍が待たれています。

新登場

福祉給食向けに
ボイルでサクッと シリーズ

ボイル ボイルで簡単調理

独自製法"衣革命®"を採用した、「ボイル調理」でまるで揚げたてのようなサクッとしたコロッケが楽しめる「ボイルでサクッと」シリーズです。軽い食感の衣は歯切れが良く、食べやすさにも配慮しています。

ボイル調理で人手不足解消に貢献

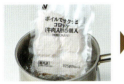
❶ボイル調理

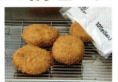
❷バットに移す

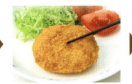
❸盛り付ける

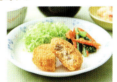
❹完成

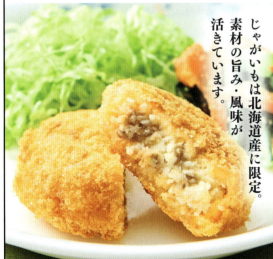

じゃがいもは北海道産に限定。素材の旨み・風味が活きています。

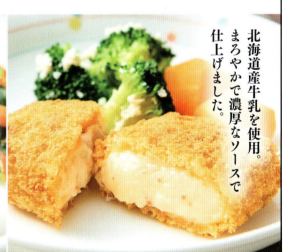

北海道産牛乳を使用。まろやかで濃厚なソースで仕上げました。

\ 少人数施設でも使いやすい、3個・5個入りタイプをご用意 /

ボイルでサクッとコロッケ（牛肉入り）

 5個入
325g(5個入)/
12袋×2合

 3個入
195g(3個入)/
18袋×2合

ボイルでサクッとクリームコロッケ（かに入り）

 5個入
300g(5個入)/
12袋×2合

3個入
180g(3個入)/
18袋×2合

株式会社ニチレイフーズ　〒104-8402　東京都中央区築地6-19-20
業務用事業部　TEL.03-3248-2121

ニチレイフーズ 業務用　検索

特別インタビュー　業界の礎を築き切り開いた先達者　**志太 勤** 氏

「すべては給食業界発展のため」
日本メディカル給食協会設立経緯・仕事の原点・仕事を成功させる鍵

　シダックスグループ創業者の志太勤氏は給食業界の礎を築き、その発展に多大な影響を与えた業界の大先達者である。日本メディカル給食協会では初代会長（1989年1月～1993年5月）、日本給食サービス協会では第6代会長（1993年5月～1997年5月）を歴任され、特にメディカル給食発展の功績は多大なものがある。協会設立により、治療給食の多角的ニーズに応え質の向上が図られ、今の、安全で、温かく、おいしい食事が生まれた。業界の道を切り開かれた志太氏に、協会設立の経緯とメディカル給食受託に懸けた思い、仕事を成功させる鍵等を伺った。

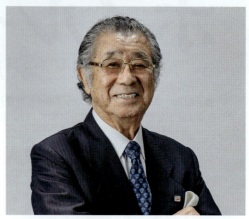

シダックス㈱取締役最高顧問　志太勤氏

業界の自主性を守るため協会設立を提案
―日本メディカル給食協会発足時の状況を教えてください

　1980年代後半から、徐々に事業所給食の仕事が減少傾向になる中、86年（昭和61年）に給食業界に衝撃が走りました。厚生省（現、厚労省）の通知で病院給食の規制が緩和され、それまで病院の直営だったものが民間業者へ一部委託することが認められたのです。大きなビジネスチャンスの到来でしたが、87年12月のある日、抜き差しならない情報を入手します。というのも、某病院団体が給食会社に自らの団体に参加するよう働きかけているというのです。もしも給食会社が病院団体の傘下になれば、当然、病院団体からの介入は避けられません。病院には患者の健康と安全を守るという大義名分があるため、給食でも主導的立場をとろうとするのは当然です。しかし、給食会社にすれば自主性が奪われかねず、業界の発展の妨げにもなります。

　それを危惧して、すぐさま業界の有力企業十数社の代表を集め、業界の自主性を守るために、病院給食の新たな協会を作ることを提案しました。参加者の中には病院団体の傘下に入った方が良いという方もいましたが、自主的に運営する病院給食なくして、給食会社が生き残る道はないことは明らかであり、業界独自に病院給食の協会を設立する合意を取り付けました。

協会設立を応援してくれた2人の恩人
―協会設立時に苦労されたことは

　日本給食サービス協会の副会長を務めていた私は、新しい協会設立に向けた役所対応を担当しました。私どもの協会は農水省所管であるため、農水省からは日本給食サービス協会の中に支部を作るよう求められました。一方、厚生省からは一般食と医療食は異なるため、新たに厚生省管轄で団体を作るよう要請され、農水省所管ならば外注に出さないとも言われ、進退窮まり、ここが大きな問題となりました。

　そこで、全国の給食事業者の代表に集まってもらい、業界の考え方をまとめようとしましたが、収拾がつかず、その時、業界の長老である日本国民食（現、㈱ニッコクトラスト）の牧野吉郎社長が助け舟を出してくれて、厚生省管轄で病院給食の団体を作ることで団体

の意思を固めることができました。その旨を、農水省を訪れお伝えしたところ、なかなかご理解いただくことができなかったのですが、なんとかその方向で進むことになり、平成初の認可団体として、1989年、協会が発足しました。

協会を作る上で、もう一人忘れてはいけない恩人がいます。それは、全日本病院協会の患者給食研究会の医師、内藤賢一先生です。私たちが協会を設立しても、病院団体との関係が良くなければ受託もスムーズにいかず、患者給食も改善しません。その意味で、いかに病院団体に対して筋を通した上で協会を設立するかが重要であり、病院団体の給食のまとめ役で給食業務を組織する動きをされていた内藤先生を説得する必要がありました。そこで、88年1月、大雪の中、秋田空港に降り立ち、内藤先生を訪ねました。猛吹雪の中、2時間車を走らせ、先生の自宅で給食業界の事情と新協会設立の趣旨を説明しました。内藤先生は病院給食の外部委託によって、患者の食の安全、健康が脅かされることを懸念されているようでしたので、私は、協会として、自主的に厳しい安全基準を設定することと、長年にわたり事業所給食を受託し、安全を確保してきた実績を全力で説きました。内藤先生はその場で新団体を応援することを約束してくださいました。

実績ある企業に入会いただくために大変苦労したこともありました。

それから会員企業が皆、一生懸命に病院給食について学び、切磋琢磨した結果、協会は大いに拡大しました。発足当時の会員数は77社で、受託病床数10万1901床、全体の約11%に過ぎませんでしたが、現在(2019年5月時点)の会員数は225社、受託病床数は約127万8,000床と、全国の約70%を占めるほどに至りました。平成のアウトソーシングの加速化の流れに適宜対応した結果であり、感無量です。

仕事の原点は母親 利益折半は商売の鍵
—仕事の原点は何ですか

私は子どもの頃、野球選手になるのが夢でした。「絶対に日本一になるぞ」と思い、ひたすら練習に明け暮れましたが、体を壊し野球の夢を断念。「野球だけが日本一ではない。商売にも日本一があるんだ」と運良くアドバイスをいただくことがあり、事業を開始しました。

私の商売の原点は母親でした。元教員である私の母は、戦後、文房具店を開きますが、その中で、わらぞうりで学校に通う子どもに靴を履かせたいと考えます。母は学校の先生に子どもの足の大きさなどを確認してもらい、韮山から上京、闇市で軍隊のテントのキレを見つけ出し材料を調達。家の近くにある軍靴を作る靴屋にそのキレで子どもの靴を作るよう外注して学校に販売し、利益を先生と折半にしました。当時は終戦間もない頃で、先生も黒板や教材などが十分にない時代。利益を半々にすることで先生の協力を得ることができ、仕事がうまくいきます。協力し合うことで、「子ども、先生、母」と、皆が満足する仕組みを作ることができました。そんな母の姿を見て私は育ち、自分だけが儲けてはいけない、相手も得をしなくては、仕事はうまくいかないことを知りました。商売はお互いに利益を分かち合うことが重要です。

全力を尽くし、時勢をよむ
—仕事において大切にしていることは何ですか

目の前の仕事に集中して、全力で取り組むことが大事です。時代が変われば、ビジネスの環境が変わり、望まれる仕事の内容もやり方も変わります。どのような状況に置かれても、与えられた仕事をしっかりやる責任感を持ち、同時に時代の流れを着実にみていくことが重要となります。

チャンスは多くあります。時代の変化に常にアンテナを張っていなければなりません。そして目の前にチャンスが訪れた時、どう対応するかによってその人の人生が決まります。対応は4通り。①チャンスに気付かない人②気付いても動かない人③ただ動くだけの人④動いて自分のモノにする人—この④の人にならなければなりません。

平成時代の給食の軌跡
30年間の社会情勢や関連法の動き、業界のトピックス

平成元年 1989年

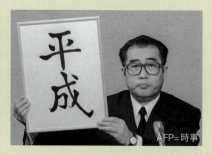

小渕官房長官「平成」を発表
「平成」には、「国の内外、天地とも平和が達成される」という意味が込められていた。

社会情勢
- 1月、明仁皇太子が皇位継承。「平成」の元号を発表
- 4月、消費税スタート、税率3%
- 6月、美空ひばりさん死去
- 6月、天安門事件
- 11月、ベルリンの壁崩壊

関連法・制度
- 「学習指導要領」が改定
  学校給食は「特別活動」の「学級活動」に位置づけられる。

食と栄養をめぐる動き
- トマト加工品(ケチャップ、ジュース、ソース)が自由化
- 酒税法改正で酒類競争激化
- ファイブミニなど「機能性飲料」がヒット
- カップ麺好調、即席麺全体の過半数に
- 外食、23兆円突破の高成長
  女性の就労率の上昇や社会活動への参加、週休2日制の進行など余暇の増大や、景気好調・所得上昇を背景に、元年前後は4%台で増加。規模が拡大する一方、異業種からの参入も激しく企業間や業種間の競争が激化していた。
- 「学校給食100周年記念大会」が千葉県で開催

業界の動き

　1989年(平成元年)は、税制問題や国際化の流れの中で日本の市場開放への圧力、労働力の需要と供給のアンバランスなど、国の政治、経済、労働に関わる問題が食品産業分野に影響した年だった。消費税は4月に導入されたものの、参院選大勝を背景とした野党の廃止案と、それに対抗した自民党の見直し案作りは混乱し、成否は90年に持ち越されることとなった。また、人手不足は食品産業各界でも対応が早急に求められていた。麦価の4年連続引き下げ、酒税法の改正など、さまざまな行政関連の話題も多かった。

消費税導入と業界の反応

　消費税は各方面からの批判や反対などの中で、4月1日から実施された。しかし、参院選選挙で自民党は大敗、国民の手ひどい反撃を受ける形となった。その結果、参議院では廃止を掲げる野党が多数となり、自民党は税の見直しを迫られた。最初に大きなテーマとして取り上げられたのは、税負担感が最も直接に感じられる食料品であり、食品業界は食料品の非課税を主張。また外食業界は料飲税の廃止と食料品と同じ非課税などを要望して運動を展開した。しかし、「消費税の基盤を崩せない」とする大蔵省の意向が真っ向から対立。その結果、11月中にまとめるという海部俊樹首相の公約期限を過ぎた12月1日になだれこみ、妥協の産物として、"小売段階非課税"に落ち着いた。そのため自民党の見直し案は、1990年2月の衆院選挙で改めて審判を受けることとなった。

人手不足、流通業など直撃

　全般的な好況を背景にして、労働力の需要と供給のアンバランスが目立ち始めた年だった。人材の確保で最も厳しい立場に立たされたのが卸売業、小売業や外食産業など流通・サービス業だった。卸売業の配送部門では、人手不足に悩まされ機能の低下を余儀なくされ、外食産業は中堅社員やパート不足に悩み、将来の希望や働き甲斐など、企業としての整備が求められた。

日本メディカル給食協会、誕生
国民医療の充実のため協会を発足

　89年1月17日、日本メディカル給食協会が厚

生大臣から社団法人の許可を受けて誕生した。厚生省としては平成になって第1号の法人許可となった。前年の88年7月22日に協会は、病院治療給食の健全な発展を促進することを目指し、日本ホスピタルフードサービス協会として発足。当初は40社程度の会員規模が予想されたが77社と約2倍のスケールでスタートした。（3月の定例総会時は82社）

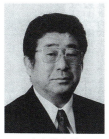

志太勤会長

初代会長に就いた志太勤シダコーポレーション社長は協会運営について「国民医療の充実のため協会を発足させた。今後は協会会員全員が真剣に、しっかりとした姿勢で医療発展のために治療食分野の仕事をしたい」と強調した。会員の治療給食受託状況は1181病院、ベット数10万1901床。これは全病院規模の約11％に相当していたが、志太会長は「今後、適正な治療給食実現に向けて民間企業の受託は増える」と熱く夢を語った。

厚生省健康政策局の松村明仁課長は「病院治療給食は単なる食ではない。医食同源というように、あくまでも医療の一環である」と治療給食の本質を述べ、「病院に対するニーズは、いち時代前に比べ大きく変貌している。病院は人生の一部になっており、患者に対する総合的サービスを提供することが重要な側面だ。食の分野についても新しいノウハウを持った民間の力を活用することが必要。病院治療給食を受託する企業は医療を支え、医療が発展するために努力してほしい」と期待をかけた。

病院給食に競争の原理を

89年4月には、厚生省の健康政策局指導課に医療関連サービス室が設置された。日本メディカル給食協会はその指導を受けながら患者給食の向上を目指し、事業展開に注力した。そもそも厚生省は86年に、「病院給食の一部委託について」通知を行い、直営原則を撤廃。競争の原理を導入し、早い・まずい・冷たいの"3悪"と言われた病院給食の実態をいかに改善するかというニーズが生まれていた。

病院給食、16時の夕食が依然2.2％ 3分の2が適温給食、実施していない

外食産業総合調査研究センター（以下、外食総研）が全国630の病院に実施した調査（87年時点）によると、夕食の配膳時間は234病院が「17時」と回答した（約37.1％）。次いで、162病院が「16時30分」（約25.7％）、121病院が「17時30分」（19.2％）。そして14病院が「16時」と回答した（約2.2％）。また、適温給食の実施状況では、240病院が実施（38.1％）となり、残りの390病院は実施していない（61.9％）となった。

シダコーポレーション 給食業界で初めて真空調理法を導入

シダコーポレーションは業界で初めて真空調理法を導入した給食を提供した。真空調理法は食材と調味料を袋詰めにして真空状態にし、スチームを使ってその食材に適した温度で加熱調理、冷却保管して、必要な時に温め直して盛り付けるというもの。導入に向けて、フランス人シェフ、ミッシェル・バスケ氏を招き、同社総合研究所で社内研修会を開催した。フランス料理について肉、鳥、野菜、パスタ、米等の調理技術を学び、さらに日本料理、中華料理への応用研究を実施。事業所給食やレストラン、病院給食などへの採用を決め、7月、真空調理法によるメニューの提供を開始した。

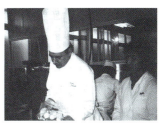

熱心に技術を伝えるバスケ氏

学校給食人口が1500万人に

88年の5月1日時点の文部省学校給食実施状況によると、公立小・中学校の児童・生徒数約1599万人に対して、学校給食を食べる人数は1488万人（夜間定時制や高等学校、特別支援学校等含む）。児童・生徒数は減少傾向にあり、児童数は前年比3.5％減と大きく落ち込み約982万人で小学校数は24,901校。生徒数は同3％減少して約486万人で、中学校数は11,266校。なお、当時の民間委託状況は、調理業務の委託校数は1511校で約4.8％、民間調理による給食を受ける児童・生徒数は69万7,718人だった。

平成時代の給食の軌跡
30年間の社会情勢や関連法の動き、業界のトピックス

平成2年
1990年

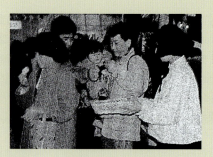

菓子パンもこだわり時代
菓子パンを楽しむ人々。ソフト食パン、チーズ蒸しパンと消費者ニーズはソフト化へ。

社会情勢
- 6月、礼宮さまと川嶋紀子さんご結婚
- 8月、イラク軍がクエート侵攻
- 10月、ドラマ「渡る世間は鬼ばかり」放送開始
- 10月、東西ドイツ、45年ぶりに統一
- 11月、長崎県・雲仙普賢岳噴火

食と栄養をめぐる動き
- 10月、埼玉県浦和市の幼稚園でO157食中毒事件が発生
- ビールなど酒類、食用油、冷食と値上げ続々
- 菓子パンがブームに
  平成元年のソフト食パンのブームが菓子パンに波及。特に、チーズ蒸しパンがヒット。

関連法・制度
- 厚生省、栄養改善法に基づき、特別用途食品 特別保健用食品制度を創設
- 厚生省、「患者給食業務の委託に関する報告書」(病院給食ガイドライン)を発表
  「医療の一環としての患者給食」と位置付け、患者給食受託事業は整理、明確化された。

業界の動き

1990年(平成2年)は国際的にも国内的にも変動の激しい年だった。食品業界では円安やイラン・イラク問題など中東情勢、さらに株価の暴落などにより少なからぬ影響を受けた。その中で人手不足はますます深刻化する様相にあり、卸売業など流通業、サービス業では重大問題となった。コストの増大は経営採算を悪化させる大きな要因となり、各業態で価格改定が行われた年でもあった。

畜産業界、牛肉輸入自由化対応に追われる

畜産業界では、1991年4月からの牛肉輸入自由化の対策に追われ、豚肉卸売相場の高騰・暴落、ハム・ソーセージの値上げ実施とその後の消費落ち込みに見舞われた。牛肉の輸入自由化は、「ここまでくれば腹をくくるしかない」というのが畜産業界の考えで、基本対策は決めたが細部のツメはまだ、7割対応というのが実情。割当システムに保護された時代から、競争がひとしお身に染みる時代の幕開けとなった。

物流費高騰で、冷食が10年ぶりに値上げ

物流費高騰の波は冷食業界にとっても問題となった。納品単位の小口化・ばら配送、多頻度配送、リードタイムの短縮などが進む中で、人手不足・人件費の高騰が進んだ。特に冷食物流には欠かせない冷蔵食庫要因や配送要因の人手不足は、流通コスト上昇の主因要因ともなった。

これらを背景に、冷食業界では8月から9月にかけて10年ぶりの値上げに踏み切った。平均8%の上げ幅で、1989年春以降続いた為替円安による輸入原材料の高騰なども、値上げに拍車をかけた。値上げによる売上げ減が心配されたが、大きな影響もなく、推移した。

猛暑で飲料の販売が絶好調

「観測史上初めての・・・」が流行語になるほど、猛暑により飲料販売が絶好調の年となった。前年比8%増超の約2兆7130億円で、中でも天候の恩恵を受けたのが炭酸飲料だった。

グリーンハウス、給食サービスで株式公開初

グリーンハウスは90年に店頭公開を行い、給

食業界では初の試みとなった。（2006年上場廃止。）90年12月10日に行われた記者会見で田沼千秋副社長（現、社長）は、「コントラクトフードサービス業界で100億円を超えた企業は一握り。その中でもいち早く株式の公開をした」とし、「全米の外食産業は2100億ドルのうちコントラクトフードサービスが29％を占めているのに対して、日本は3兆7000億円で外食産業の15％強であり、まだまだ市場拡大の余地が残されている」と意気込んだ。また、今後のターゲットとしてシルバー、ヘルスケア市場の拡大に注目して、「これからは病院の民間委託がますます増えていく。米国では80％を患者がペイしているが、日本は10％程度。そろそろ個人負担をやっていかないと、国の保健の負担も急増してやっていかなくなる」と警鐘を鳴らし、これからは「客の自己負担によって、食事を選ぶ時代がやってくる」と話した。

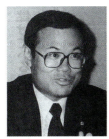
田沼千秋副社長

記者会見後に開かれた懇親会で、田沼文蔵社長は、「"給食"のイメージは低い」としながら、「安くてまずい、というイメージでは困るので、コントラクトフードサービスという米国で使われている言葉を借りてきた」と語り、『快適環境の中での食事を通した健康』という同社の21世紀へ向けた経営方針を強調した。

社員食堂の好きなメニューは和麺類とカレーライスが人気　深川丼や寿司類の提供も

メニューアイディアでは、90年3月5日から26日までの間、首都圏の社員食堂がある企業に勤務する会社員1000人に対し、食堂利用に関する独自アンケート調査を実施、567の回答を得た。

「社員食堂で好きな献立は何ですか」との問いには480人が回答。最も人気があったのは「そば、うどんなど和麺類」で222人（46.3％）。次いで、「カレーライス」が199人（41.5％）、「ラーメン、焼きそばなど中華麺類」で163人（34.0％）となった。

その次に「定食類」が入り135人（28.1％）の支持を集めた。定食類を詳細にみると、最も人気があるのは「焼き魚定食」。なんと定食全体の43.7

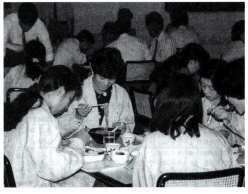

％を占める59人が支持、2位のフライ類定食（20人、14.8％）を大きく引き離した。

「丼物類」は88人で18.3％。中華丼、かつ丼、天丼、牛丼が上位を占めた。東京の郷土食、深川飯をアレンジした「深川丼」を挙げる声もあり、給食のバラエティの豊かを反映した。数としては少ないものの、36人（10％未満）の方が選んだ好きなメニューが「寿司類」だった。にぎり寿司、ちらし寿司、鉄火丼、手巻き寿司など多様化を物語っていた。

理想の一品料理は「グラタン」や「ステーキ」

上記調査で理想のメニューを尋ねる質問では、全体的に和食を好む傾向が濃い回答だった。定食では、刺身定食、和風定食、焼肉定食が上位に。すき焼き定食や、二日酔い対策に朝がゆ定食を望む声もあった。また、「具が自由に選べるラーメン」や女性票を多く集めた「サラダバー」など自由に選択できるメニューが人気を集めた。

理想メニューのうち「一品料理」の項目では、全体では「グラタン」「ステーキ（サイコロ）」「刺身」「和風小鉢物」「餃子」「茶わん蒸し」「ハンバーグ」が上位に。男性では、「ステーキ」「刺身」「グラタン」「餃子」「焼肉」「焼魚」「うなぎ」が挙がり、女性では「グラタン」「茶碗蒸し」「和風小鉢物」「ハンバーグ」「ステーキ（サイコロ）」「刺身」「エビフライ」「焼魚」「健康食」となった。

利用しない理由に「好きなメニューがない」

「社員食堂を利用しない理由」を尋ねる質問には441名が回答。一番多かったのは男女とも「好きなメニューがない」で、2位は「味付けが合わない」、3位は「混雑して待ち時間が多い」。4位は「弁当持参」5位は「高い」――となった。

平成時代の給食の軌跡
30年間の社会情勢や関連法の動き、業界のトピックス

平成3年 1991年

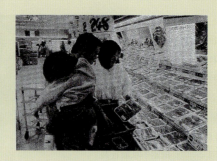

牛肉自由化
売り場に急増する輸入牛肉。1988年の日米・日豪交渉による牛自由化が実施。大量輸入による混乱も。

社会情勢
- 1月、湾岸戦争が勃発
- 5月、横綱・千代の富士が引退を表明
- 12月、ソビエト連邦が崩壊
- バブル崩壊（平成3～5年の景気後退）
- 若花田・貴花田の若貴ブーム

関連法・制度
- 特定保健用食品（トクホ）が栄養改善法で法制化

食と栄養をめぐる動き
- 牛肉・オレンジの輸入自由化
- カルピスウォーターが空前のヒット！
- 米国大豆輸入1億トンを達成
  アメリカ大豆は戦後の1946年、米国のガリオア資金による援助物資として300トンの無償供与で輸入が始まったが、ついに輸入累計が1億トンに達した。
- マクドナルド、外食業界初2000億台に
  商品開発、販売時間帯、販売エリアの組み立て等積極策を打ち出し、売上が前年比19％増で伸長した。初のライスメニューとして「マックチャオ」を販売。

業界の動き

1991年（平成3年）はバブル経済の破綻、ソ連をはじめ東欧諸国の混乱など国内外の環境が波乱に満ちた年だった。食品産業は年初から、流通経費など諸コスト高に悩まされ、効率化へ真剣な取り組みが求められた。また、国際的には、ウルグアイ・ラウンドに見られるように、国内市場の開放が迫られた年でもあった。

マクドナルド、業界初2000億台に

マクドナルドが外食企業で初めて、売上げ2000億円を突破した。90年の実績を330億円上回り、19％近い増加率となった。同社では、この2000億達成のため商品開発、販売時間帯・販売エリアの組み立てなど積極策を打ち出した。商品開発では、初のライスメニューとして「マックチャオ」を発売。時間帯で、朝食のフランクバーガー、昼食以降の各ハンバーガー、アイドルタイムのホットパフィーや菓子パン、夕食以降にマックチャオ等をエリアに合わせて販売し、売上げを大きく伸ばした。

健康問題が業界で注目集める　グリーンハウス、単身赴任者の栄養状態に警鐘

90年代に入り、給食業界では健康問題が快適空間の創造とともに注目を集め、喫食者のニーズが単なるグルメ志向から、より健康的な食事の関心へ移行しつつあった。そのような中、グリーンハウスは91年に、顧客の食事、食生活を分析し、その健康度合に合ったアドバイスをする「ヘルスガイドシステム」の結果を初めて公表した。大手企業に勤める単身赴任者30人を対象（平均年齢47歳）にした調査結果で、単身赴任者の栄養状態に警鐘を鳴らした。

体重の状況については、「太り過ぎ」の人が64％、「太り気味」の人が13％と、肥満の方が77％を占めた。ストレスの多い仕事についている人ほど、食べ物とお酒に依存傾向があり、その結果として、肥満、成人病へとつながる栄養のアンバランスを招く、と分析。また、摂取栄養素では、脂肪の摂り過ぎとカルシウム・食物繊維不足を指摘した。

日給・西雅弘会長「業界は健康産業へ」

日本給食サービス協会は5月、通常総会を開き、

西雅弘 東京魚国（現、レパスト）社長が新たに会長に就任した。西会長は「業界の最優先課題は人の問題。職場環境改善やパート労働者、外国人労働者の雇用問題などいろいろあるが、目先の問題と捉えるのではなく、10年20年先まで展望して取り組まなくてはいけない」と課題を述べ「現在の給食業界は曲がり角にあり、健康産業へ向かっている。体だけでなく心の健康も十分意識したアメニティ産業として認識される必要がある」と強調した。

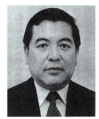
西雅弘会長

協会は91年に、ビジョン検討委員会の答申（平成2年）に基づき、支部を北日本、関東、中部、関西、西日本の5支部に再編統合。また、準会員制度を新設した。

プール、ピアノなど社員食堂のイメージを超える未来食堂も出現

社員食堂の中には、快適空間をとことん追求した未来型食堂も現れた。中でも、コンピュータのソフト開発を営むアイネスが創立25周年記念事業の一環として建てたアイネス総合研究所が当時、"超近代的社食"として注目を集めた。建物入口の回転ドアを開けてエントランスホールに入ると、レストランが広がる。広い空間はいくつかのスペースに区切られ、カフェラウンジの他、グループ用のミーティングラウンジや接客用の特別食堂もあり、その奥にはドンとプールが正面ガラス張りの光に映えて、その周りにはまたカフェテラスが…と、この自由に食事を楽しむ空間は社員食堂のイメージの域を越えており、おまけにレストランの中央には立派なピアノも置かれていた。

別のフロアにフィットネスジムとサウナがあり、そこで汗を流したらプールに、プールが終わったら食事を楽しみながら、音楽を楽しめるという構造なのである。昼食はフレックスタイムで11時半から13時半まで好きな時に食べに来れて、メニューはカフェテラス方式。より良い環境、快適な空間を作ることが、より良い仕事につながるという考えから、この食堂が生まれたという。

パブではビール、ウイスキー、冷酒におつまみが常時3～5種類用意され、なんと17時半から

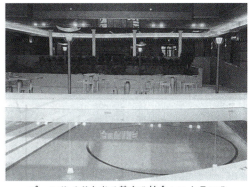
プールサイドもある粋な"社食レストラン"

21時半まで運営されており、職場のパブでお酒が飲めるというなんたる自由。

フード・ケータリングショーで、シダコーポレーションがアスリートメニューを披露

91年の第13回フード・ケータリングショーで注目を集めたのがシダコーポレーションの「アスリートメニュー提案」だった。同社は「勝つための食事とは何か」をテーマに、86年からメニュー開発を開始。展示会では、アスリート食の基本的な概念を踏まえ、小学校高学年男子を対象とした運動会当日の朝食メニューとして、ご飯類、パスタ類、パン類の3種類を実演・試食提供した。

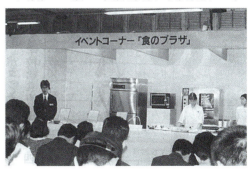
アスリートメニュー提案が大盛況

日給連・外食協・全給販の3団体「食品卸売業構造改善ビジョン」を策定

日本給食品連合会・日本外食品卸協会（現、日本外食品流通協会）・全給販（現、全国給食事業協同組合連合会）の3団体は91年に「食品卸売業構造改善ビジョン」を策定した。初年度事業として「外食品卸売業実態調査結果報告書」を作成。92年に「食品卸売業構造改善ビジョン策定に向けて」を、93年には「統一伝票C様式マニュアル」を作成した。

平成時代の給食の軌跡
30年間の社会情勢や関連法の動き、業界のトピックス

平成4年 1992年

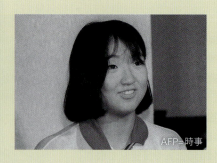

バルセロナ五輪で日本選手活躍
14歳の岩崎恭子選手が金メダルをとるなど、日本選手が金3、銀8、銅11と活躍した。
AFP=時事

社会情勢
- 3月、東海道新幹線「のぞみ」運転開始
- 4月、アニメ「クレヨンしんちゃん」放送開始
- 7月、バルセロナ五輪で岩崎恭子選手が競泳女子200m平泳ぎで金メダル
- 9月、宇宙飛行士の毛利衛さん、宇宙へ

食と栄養をめぐる動き
- バブル経済が破綻、内食化で家庭用商材善戦
- 外食の1店舗当たりの売上高が初めて減少
  1986年から91年までの5年間に約1.2倍に増えた外食産業の1店舗当たりの売上高が、外食総研が84年に調査を始めてから初の前年割れに。
- サルモネラ菌による食中毒が事故原因のトップに

関連法・制度
9月、総務庁「学校給食業務の運営の合理化」及び「学校給食用物資安定供給基金の有効活用」について勧告。
- 適時適温提供への特別管理給食加算（特別加算）を創設。

業界の動き

1992年（平成4年）はバブル経済の破綻、その影響が食品市場にジワジワと出てきた年だった。百貨店や量販店の売上げも低迷状態が続いた。それだけに、9月期の上場企業の中間決算は、減益企業の増加が目立った。消費市場では、外食支出を抑えて家庭での食事摂取が多くなった。外食から内食化への流れは食品業界へさまざまな影響をもたらした。また、業界では、こぞって諸経費の削減に努め、経営の安定化を図った年でもあった。

外食企業、低価格メニュー導入で集客
長引く不況で消費者マインドが冷え込み外食消費は低迷した。外食産業総合調査研究センター（以下、外食総研）がまとめた外食産業の市場規模は92年で28兆3,985億円と推計され、対前年増減率は3.4％増。外食総研が1975年から推計を開始してから、84年の2.9％に次ぐ低い伸び率となった。

そこで来店頻度ダウンによる客数の減少に対して、外食業界がとった施策が低価格メニューの導入。これが消費者に受けた。例えば、マクドナルドは"創業以来来店客数50億人突破記念"と銘打って、ハンバーガーを20年前の価格、100円で販売した。期間中は飛ぶような売れ行きにバンズが足りず、首都圏では一時販売の中断も。結局、通常時の7倍の販売量になったという。

集団給食、病院・事業所で高く成長
一方、集団給食は比較的安定した成長を見せた。92年の集団給食全体の市場規模は約3兆9,837億円（推計）。その内訳は学校5,136億円（前年比1.2％減）、事業所20,677億円（同5.5％増）、病院12,322億円（同6.9％増）、社会福祉施設1,692億円（同1.6％増）と学校以外、高い増率を示した。

特に病院給食については、外部委託により市場が急速に拡大した。「特別管理加算」の基準条件が変わり、適温給食をはじめとする設備改善の問題が見直されるなど、従来言われてきた「早い、まずい、冷たい」の3悪追放を中心に、患者ニーズに合わせた食事の改善の取り組みが始まった。

グレードアップ進む事業所給食
事業所給食も病院に次いで、前年比の売上アップ率を堅調に維持しており、特に対面給食では

7.1％増と、受託給食企業による社員食堂の安定性が評価された形となった。喫食者ニーズに応えるメニューの多様化や設備改善が進み、カフェテリア方式を代表とするメニューの選択制の導入も進展した。企業によっては、食堂を大改善して、レストラン並みにグレードアップしたり、中にはビルの最上階に新改装するなど、フードサービス業と拮抗するような動きも見られた。

日本給食サービス協会の西会長は92年の賀詞交歓会で、「大企業を中心に社員のストレス解消や時間的、精神的ゆとりを提供しようと、より給食環境全体の充実を推進していくはずだ。我々は福利厚生を預かる業界として、さらに勉強し、時代に対応していきたい」と力強く語った。

日給、「21世紀の給食サービス産業ビジョン」を発表

農水省の委託により給食産業全般にわたる問題等を検討していた給食サービス産業ビジョン委員会（座長＝日給・西雅弘会長）は6月、豊かな食生活やゆとりある職場環境の創造などを目指した"21世紀の給食サービス産業ビジョン"を報告書にまとめた。

ビジョンは、まず集団給食を取り巻く環境の変化を分析、続いてその現状を述べ、外国人労働者問題への対応も取り上げる中で今後の給食サービスの役割や課題を明らかにしている。

集団給食の情報化については、メニュー管理、流通管理等へのコンピュータの導入、IDカード等キャッシュレス・システムの導入が進んでおり、これら情報化により喫食データ活用による栄養管理や栄養指導も可能、としている。

外国人労働者の雇用については、給食企業の実態調査を行った結果、3分の1以上の企業で雇用中であり、日本人の労働力不足を雇用の動機とするものが7割だった。国籍では中国人が半数近く、在留資格は就学・留学生が半数。就労職種は調理場作業が中心。雇用に対する評価としては、短期的に人手不足を補うものとするのが大部分であり、外国人固有の技能の活用等の雇用関係の構築は課題であり、今後、「人づくり」を通じた国際貢献の観点から、研修に関するガイドライン等の策定などを業界として取り組む必要がある、とした。

今後の役割として、給食企業も積極的に「提案型サービス産業」へ成長していくことを目指し、快適でゆとりある職場環境の担い手として、委託企業とともに食堂の設備や食事内容の改善等を検討し、また健康な食生活の担い手として、健康に配慮したメニューづくり、楽しい変化のある食事の提供を目指す、とした。

当時の外食産業室の平野昭室長は「外食産業全体の多様化により、社会的な存在意義も必要になってきた。そこで行政として1つの指針を作るべきと考えた」と国の予算で委員会を設立した理由を述べ、「給食業界は下請け的なイメージが強い。委託企業の"顔"はあっても社員食堂としての"顔"がない状態である。働く方が自覚を持って働けるよう、社会的責任を持って働ける職場につなげてほしい」と語った。

グリーンハウス、韓国企業と技術提携

グリーンハウスは91年11月、韓国のLG流通と給食における技術提携の契約を結んだ。LG流通は87年から給食事業を手掛けている韓国のパイオニア企業。韓国の給食業界の拡大、発展に向けて、日本の給食技術やノウハウの導入を必要とし、同社をパートナーに選んだ。

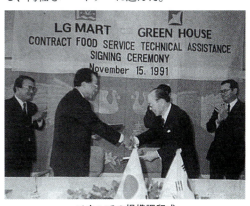

ソウルでの提携調印式

外食協、本物志向、コストアップ、国際化に対応

日本外食品卸協会（現、日本外食品流通協会、以下、外食協）は5月、通常総会を開催。桜井潔会長（桜井食品社長）は、①消費者の本物志向に対応した健康で簡便な商品開発②人手不足、物流費高騰のため最終調理品に近い製品の提供③原材料、加工作業面の国際化への対応――の3つを重要と語った。

平成時代の給食の軌跡
30年間の社会情勢や関連法の動き、業界のトピックス

平成5年 1993年

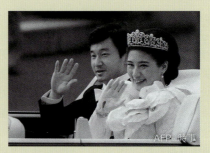

徳仁皇太子ご結婚
徳仁皇太子と雅子さまの「結婚の儀」が行われ、祝賀パレードでは約19万人が祝福した。

社会情勢
- 1月、曙が外国人力士として初めて横綱に昇進
- 1月、ビル・クリントン氏がアメリカ大統領に
- 5月、プロサッカーJリーグが開幕
- 6月、徳仁皇太子と小和田雅子さんが結婚の儀
- ルーズソックスが流行

食と栄養をめぐる動き
- 急激な円高で安値競争激化
- 平成の米騒動
  冷夏、豪雨などの異常気象により、米が大凶作。
- 食品、冷食系卸の大型合併相次ぐ
- 全都道府県栄養士会が法人化

関連法・制度
- 「環境基本法」施行
- 改正医療法施行、「業務委託」が医療法に位置づけられる
  病院の管理者は、診療等に著しい影響を及ぼす業務として、政令で定める基準に適合する業者に委託しなければならないこととされた。患者給食については、委託業務の責任者を配置するなど11項目にわたる基準が設けられた。

業界の動き

1993年（平成5年）は不況の続く中、冷夏による米の不作と加工食品への影響、米の緊急輸入などで揺れた。また米をはじめ、日本市場の開放をめぐるガット・ウルグアイ・ラウンド交渉などが年末ぎりぎりまで続いた。さらに92年から引き継がれたPL制度も国民生活審議会の答申がなされ、法制化の段階となった。期限表示問題は粘り強い論議の末、いよいよ来春から法的整備の段階に入った。

新ラウンド決着で食品各界が危機感
"新しい世界貿易のルール作り"と言われるウルグアイ・ラウンドが決着した。交渉が開始されてから7年、日本の聖域、米も落城した。

冷夏で米大凶作、緊急輸入の事態に
最終作柄70％台の大凶作となり、200万トンの米不足の事態となった。原料用米価は急騰し、加工米飯や冷凍米飯は価格改定を余儀なくされた。政府はタイ、アメリカからの緊急輸入に踏み切り、年末から味噌、米菓などの原料用として売却を開始。主食用も94年2月から売却された。

外食、低価格化と同時にシステムの見直しも
外食産業の市場規模は、93年は28兆2,529億円（推計）で前年比0.9％の成長となり、外食総研がデータを取り始めた75年以来、最低の伸び率となった。外食産業は93年から94年にかけて低価格へのシフトを鮮明にする一方、人件費の圧縮、食材調達ルートの見直し、厨房システムの合理化、管理部門のスリム化など、利益確保のための対策を強力に推し進めた。

事業所給食、外食企業の参入などで下克上に
集団給食の93年の市場規模は4兆525億円（推計）となり、前年比1.5％増となった。内訳は学校5,057億円（前年比3.8％減）、事業所20,883億円（同1.0％増）、病院12,836億円（同4.5％増）、社会福祉施設1,749億円（同3.4％増）と学校以外、いずれも前年を上回った。事業所給食の安定性に注目する動きが活発化して、外食企業からの参入や、外資系給食企業との提携による新会社設立の

動きも見られた。下克上の様相を帯びる中で、事業所給食は更なるサービス強化に向かった。

農水省が第1回「ゆとりと豊かさ創造優良給食施設等表彰」開催

農水省食品流通局は92年9月に「ゆとりと豊かさ創造優良給食施設等表彰制度」を発足。その第1回の表彰式を1月に開催した。これは、給食サービスの改善や食事環境の創造、厨房労働環境の改善を図る優良な給食施設等を表彰、食生活を通じた国民生活の豊かさの実現を目指すもの。

農林水産大臣賞には、施設部門でニチメン東京本社 京橋日本橋社員食堂が輝いた。京橋・日本橋の両食堂はいずれもカフェテリア方式でメニュー数は約15種類。玄米食などウエルネスメニューや有機メニューを実験導入。運営受託企業は、京橋がグリーンハウス、日本橋が一冨士フードサービス。

喫食者にゆとりある環境を与えるため、食堂スペースを広く確保し、内装は照明、植木、絵画等に配慮して明るく落ち着いた雰囲気とし、地下食堂のイメージを払拭、商談用やパブ用のティーラウンジも設置するなど、社員の福利厚生の充実に向けた食堂の改装が評価された。

厨房は、給食事業者の提案を受けて、①給食事業者の従業員の動線が短くて済むよう調理台等を配置、②食材の搬入を考慮したリフトや冷蔵庫等を配置、③冷暖房完備で働きやすい環境を実現、④スチームコンベクションオーブン等の導入⑤ドライシステム――などの特徴があった。

給食サービス部門はサンマーチが受賞

給食サービス事業者部門では、伯養軒とサンマーチが受賞。サンマーチは82年の病院給食受託開始時より、保温トレイシステム（保温・保冷性のあるフタ付きのトレイ）により、温菜は60度、冷菜は7度の基準を実現。また、食事箋に基づいて食札の指示を素早く盛り付ける方式をとり、適時・適温給食に努めている点が功績として評価された。また、成長途上の子どもにはエネルギー等の情報が必要と考え、学校、幼稚園の給食において栄養価やたんぱく質の表示を行っている点や、従業員への福利厚生に努め、年間92日の休日、最高年間20日の年次有給休暇の取得、年2回のレクリエーションなどを実施している点も評価された。

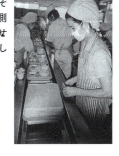

▶食事カードをトレイに乗せ、それを見ながらコンベアの両側からトレイにメニューを載せる。最後に、最終チェックをして、フタをかぶせる。

活気あふれるフード・ケータリングショー 保温・保冷配膳車やスチコンも

12月、東京国際見本市会場（晴海）で、第15回フード・ケータリングショーが開かれた。

業務用食品、食器、管理システム、サニテーションシステムのほか、食器やトレイの残飯を自動で処理し、省人化を図る下膳システムや、「特別管理給食加算」に必要な適温・適時給食に向けた保温・保冷配膳車、真空冷却器やスチームコンベクションオーブン、自動炊飯ライン、味噌汁サーバーなどの出展が注目を集めた。環境配慮の観点から「ゴミ処理設備、機器展示」もあり、特別展示として、"長寿県（長野県・沖縄県）の郷土食メニュー"が披露された。

グリーンハウス単独でケータリングショー 栄養指導ソフトやファッションショーが人気

一方、グリーンハウスは東京流通センターで11月、単独でケータリングショーを開催した。オリジナルメニューの提案や試食会、食器やユニフォームなどフードサプライの提案、食空間のインテリアなど盛りだくさんの内容で1日に約1650人の来場を集めた。同社は、食材の外販の拡大や委託先への提案強化、社内の活性化を目指して実施した。

目玉として人気を呼んだのは、コンピュータによる栄養指導プログラムソフトを使った体験モニターや即売会で、イベントとして行われた同社従業員によるユニフォームのファッションショーも注目を集め会場は満員となった。

日給、優良社員表彰 始める

日本給食サービス協会は1月に「優良社員表彰」を初めて開催し、以後、毎年実施した。また、請負型産業から提案型産業への脱皮と従業員育成を目指して「給食サービス管理士制度」が発足、認定講習を始めた。

平成時代の給食の軌跡
30年間の社会情勢や関連法の動き、業界のトピックス

平成6年 1994年

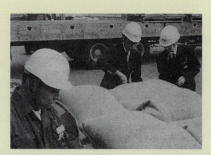

平成米騒動 米市場開放
前半は米不足が深刻化し、米価は高騰を続けた。政府は外国米の輸入を決定。

社会情勢
- 4月、ルワンダ虐殺、約200万人が難民に
- 7月、宇宙飛行士の向井千秋さんが宇宙へ
- 10月、北海道東方沖地震
- 10月、大江健三郎さん、ノーベル文学賞を受賞
- 12月、プレイステーション発売

食と栄養をめぐる動き
- 全国各地で記録的な猛暑、水不足が深刻化
- 100年に一度の大凶作で米輸入
- 外食、低価格化への移行、より鮮明に
  低価格業態店の開発、低価格メニューや割引きセットメニュー、ホテルの飲食部門の食べ放題システムなど低価格化が一段と加速した。

関連法・制度
- 健康保険法、一部改正
  基準給食制度が入院時食事療養制度に改変され、食事料は従来の「療養の給付」から「療養費」（金額制）へ移行。さらに、患者一部負担制が新たに導入されたほか、規制緩和によりこれまでの承認制から届け出制に改められた。また、選択メニュー加算や特別メニュー加算、食堂加算など患者の多様なニーズに対応する料金設定が行われた。

業界の動き

1994年（平成6年）は多難の年となった。日本の食品産業の事業展開は、素材、加工品とも国際的価格競争力を念頭に置かないと通用できなくなった。ウルグアイ・ラウンドが実施され、円高が続く中でこれから毎年関税率が下がることになり、農水産物や食品が海外から安く輸入された。大手スーパーやディスカウントストアでは、内外価格差の大きい商品ほど輸入メリットがあり、消費者にインパクトがあるので、どんどん価格破壊が進んだ。また、景気が一向に回復せず、失業率は3％台になった。食品企業の3月決算は厳しく、あらゆる食品の需要が低迷を続けた。

外食産業市場規模、28兆円台で横ばい続く

外食産業の市場規模は、94年は28兆2,939億円（推計）で、前年比1.1％増（外食総研調べ）。ここ数年は、横ばい状態を抜け出せないでいる。

自己負担で環境変化の病院給食、伸長続く

集団給食の94年の市場規模は4兆1,212億円（推計）となり、前年比2.7％増となった。内訳は学校が5,135億円（前年比0.9％減）で、事業所のうち弁当が6,842億円（同0.5％増）と停滞した。弁当給食は、工場などを中心にこれまで地域の組合、会員組織への昼食弁当が主流だったが、企業の労働力後退による食数の減少が、大きく響いた。

一方、社員食堂など対面給食は1兆4,424億円（同2.5％増）、病院13,041億円（同5.9％増）、社会福祉施設1,771億円（同1.8％増）と伸長した。中でも病院給食の成長は顕著だ。94年10月から患者が1日600円を負担することになり、病院給食に対する要求も強まった。医療法人の過半数が赤字経営と言われていることからも、病院給食の外部委託は拡大の傾向にあり、病院側はもちろん、受託給食企業もこの環境変化にどう対応していくか、が大きな課題となった。

外資系参入で活性化する事業所給食

93年10月、三菱商事、給食企業の綜合食品、フランスのソデクソ社等が出資して、新たな産業給食企業「ソデックス・ケータリング」が設立。新浪剛史 取締役仕入部長は、世界40カ国で企業や病院などの給食運営の実績をもつソデクソ社をパートナーにした理由を「デザイン力とヘルスケアだ」と語り、デザイン力は、食堂、厨房から全体のイメージづくりまで、周りの環境を色使いまで含め総合デザインすることであり、ヘルスケアはセントラルキッチンなどのノウハウだと説明した。

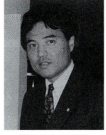

新浪剛史 取締役

給食市場参入の最大の要因について聞くと、「この業界には本当の意味での専門性は少なく、町の飯炊き屋さんとして、昔からの人海戦術でやってきたところが大きかった。そのため、現在は上位10社でも全体の10％も満たない割合となっている。しかし今後はそれが通用しなくなり、5年後には大手だけで3割を占める可能性さえありうる」と分析して、外資系の強みを次のように語った。「我々は1つのビジョンを創って、客にどんなメリットを提供できるかを考え提案できる。やはりプレゼンテーションできる会社こそ、生き残れる」。

長引く不況下、約4兆円と安定をみせる給食業界は、エームサービス、ロイヤル・マリオネット・アンド・エスシー、ガードナーマーチャントジャパンに次いで、外資系では4番目の他業種参入となり、戦国時代に突入した。

日給、「優良給食サービス施設認定事業」発足

日本給食サービス協会は4月、「優良給食サービス施設認定事業」を公示、認定事業の実施を始めた。優れた事業者・施設を認定する制度で、給食サー

マル適マーク

ビス審議委員会がまず、審査基準に基づき、給食サービス事業者を認定、これに基づき給食サービス施設を認定し、さらに農水省が認可するという2段構えの制度である。

志太勤会長は「国民の食生活の向上・改善のため本事業の目的達成に努めたい」と話し、制度推

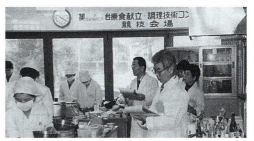

「治療食献立・調理技術コンテスト」スタート

進に関わった農水省外食産業室の岡島正明室長は「この認定制度が給食のさらなる質の向上につながってほしい」と期待をかけた。認定制度により、給食の社会的認知度が高まり、働く従業員の意識向上が図られることとなった。

日本メディカル給食協会、第1回「治療食献立・調理技術コンテスト」開催

日本メディカル給食協会は2月、東京都・台東区の華学園栄養専門学校で「第1回治療食献立・調理技術コンテスト」を開催した。全国から42作品の応募を集め、全国5ブロックで行われた予選を勝ち抜いた12チームが「糖尿病・肝臓障害の治療食」をテーマに競技した。中村清彦会長（富士産業社長）は「治療食は食事の成果が要求される細かい仕事。コンテストに参加することでレベルアップが図られることが狙い」と目的を語った。厚生大臣賞は、日本ゼネラルフード、名古屋魚国、日清医療食品の3社が輝いた。

日給連、外食品食材卸売業の取引改善へ

日本給食品連合会は3月、「外食品食材卸売業の取引改善に関する研究報告書」作成した。

全給連・八木会長「米大凶作で40％値上げ」

全国給食協同組合連合会（現、日本弁当サービス協会）は1月、新年会を開催した。八木富次郎会長（高崎共同食事協同組合理事長）は、米が100年に一度の凶作で価格が40％も上昇していることに

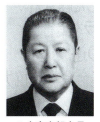

八木富次郎会長

触れて、「自由化により米の搬入問題が今年中には実現できる見込みだ」と語った。また、93年に発足した協会内、政治連盟の活動への注力を強調した。

平成時代の給食の軌跡
30年間の社会情勢や関連法の動き、業界のトピックス

平成7年
1995年

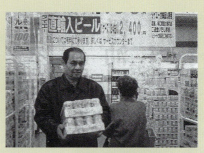

ダイエー 100円ビールも
価格破壊の極め付け、100円ビールの特売も。

社会情勢
1月、阪神淡路大震災
3月、地下鉄サリン事件
5月、野茂英雄選手がメジャーデビュー
10月、アニメ「新世紀エヴァンゲリオン」放送開始
・沖縄の米軍基地問題が紛糾

食と栄養をめぐる動き
・価格破壊収まらず
　平成大不況、個人消費の低迷、円高、ディスカウントストアの台頭などを背景に価格破壊一層すすむ。
・ミネラルウォーター異物混入、輸入量激減へ
・震災時における給食の社会的意義が高まる

関連法・制度
4月、日付表示、施行
　製造年月日の併記で賛否両論が対立した日付表記は「消費期限」（または賞味期限）一本化の方向で施行となった。

5月、食品衛生法及び栄養改善法の一部改正
（総合衛生管理製造過程の承認制の導入）。
7月、製造物責任法（PL法）施行

業界の動き
　1995年（平成7年）は阪神淡路大震災という暗いニュースで幕を開けた。その後、3月の地下鉄サリン事件と社会不安が続き、それに追い打ちをかけたのが7月下旬まで続いた天候不順。食品の消費は低迷し、中元ギフトも冷え切ったままとなった。急激な円高、そしてガット・ウルグアイ・ラウンド合意実施で食品の輸入が急増、聖域だった米の輸入がついに開始された。こうした市場開放、国際化の流れを背景に日付表示法、PL法など法の整備が目白押しとなった。食品業界にとって95年はまさに、「波乱」、「激変」の亥年となった。

HACCP導入
　厚生・農水両省は新しい衛生管理システム「HACCP（食品の危害要因・重要管理点方式）」を導入した。これは、食品について原材料から消費までの各段階で危害発生を防御する品質管理方式である。品質管理の国際的整合化の観点と、7月からスタートするPL法制度対策の1つとして、厚生省中心に導入促進の動きが活発化した。

病院給食、院外調理解禁でさらに活況するか
　集団給食の95年の市場規模は4兆1,257億円（推計）となり、前年比1.1％増。社員食堂など対面給食は前年比0.3％増の1兆4,466億円、弁当給食は同0.7％増の6,891億円と微増にとどまる一方、病院給食は同4.0％増の13,146億円と伸長した。96年の院外調理解禁で、さらに病院給食市場が活況する見込みだ。

ホテル厨房も効率化時代
　94年12月、東京のJR品川駅前に品川プリンスホテル新館が開業、厨房に大型シティホテルとして寿司ロボットが初めて導入された。人件費の削減と機械化による合理化を目指したもので、婚礼を始めとする宴会向けの寿司を製造する。製造は鈴茂器工。

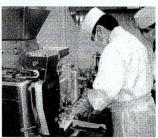

寿司ロボットを導入した厨房

日本メディカル給食協会、会員数113社に
中村会長「健康管理で社会に貢献している」

日本メディカル給食協会は5月、通常総会を開催した。中村清彦会長は「平成元年に設立して7年目を迎えた。会員数は113社。会員が受託する医療施設の合計は3200件で、37万6000床の食事を提供するまでに拡大している（全国の病床数の20％強）」と実績を述べ「健康管理こそ一番大事な社会資本だが、医療界の中で我々も社会に貢献している自負を失わずに協会として発展していきたい」と語った。協会は10月、「院外厨房方式の調査研究」や「選択メニュー加算」をテーマに、第1回技術研究発表会を開催した。

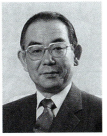
中村清彦会長

日本弁当サービス協会、誕生
八木会長「弁当業界で大同団結」

弁当業界の最大の団体である全国給食協同組合連合会と日本弁当給食協会の2団体が中心となり、日本弁当サービス協会が9月、設立された。会員数は112社。団体・賛助会員は32社。

八木富次郎初代会長は「経済界の厳しさは弁当業界も門外ではなくなっている。顧客のニーズに合わせて、多様化はますます進んでいるのに、伸び率は鈍化している中で、今年からPL法の施行が始まった。業界のために大同団結して全国組織を図ることになったがメリットは大きい」と述べ、次の4つのメリットを挙げた。①認定制度の設置による施設・従業員の資質向上、②共同購入の規模拡大による食材等の安価な調達、③保険制度を充実させて組織の資金源確保、④研修会・講習会を開き人材養成や情報交換。

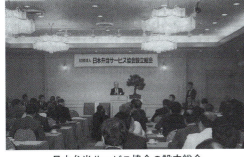
日本弁当サービス協会の設立総会

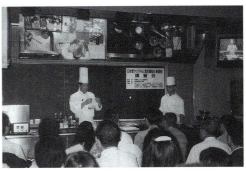
日本型クックチルと真空調理法の講習会

新調理システム推進協会、クックチルと真空調理法で厨房の省力化・効率化を提案

新調理システム推進協会は9月、日本型クックチルと真空調理法の講習会を東京・千駄ヶ谷の服部栄養専門学校で開催した。

外食企業の経営者やシェフら100名が参加。クックチルの概念を伝え、調理・実演を行った。

第一部では、「日本型クックチル」をテーマに、渡辺彰会長が講演。日本式クックチルの在り方、厨房全体の作り方、厨房での作業の仕方から料理人の教育、従業員の意識改革、衛生管理まで多岐にわたる内容を説明した。

第二部では、「新調理における素材の適合性と調理レシピの基本」をテーマに石川一男理事が給食や惣菜にも対応できる和・洋・中のメニューを、素材別に新調理システムで実演調理した。

TALK、「食堂に関する調査」を発表

「食空間と生活文化ラウンドテーブル」（略称：TALK、トーク）は、「食堂に関する調査」報告書を発表した。同団体は通産省の応援により設立され、職域、学校等の食堂をより快適にするための方策の探求を目指している。調査では「社員食堂に関する調査」と「社員食堂利用状況アンケート」の2種から成る。これによると、不景気でも食堂経費は減らさない意向の企業が多く（約80％）、食堂の課題としては、「混雑の緩和」「メニュー改善」が大きな課題に挙がった。

成人病が問題となっていることから、食事面の健康管理のため実施している項目を聞く設問では、「カロリーや栄養素の表示」が最も多く（48社）、次いで、「ポスターなどで栄養面をPR」（34社）、「ヘルシーメニューの導入」（29社）となった。

災害と給食 被災地の訪問レポート

阪神・淡路大震災発生
そのとき栄養士たちは何をしたのか!?

生きることは食べることに直面！日頃の備えと救援ネットワークこそ大切

　1995年（平成7年）の1月17日（火）午前5時47分、阪神・淡路大震災が発生した。兵庫県淡路島近くを震源とするマグニチュード7.2の大地震で、神戸市を中心にビルの倒壊や大震災によって6000人を超える人命が奪われた。ライフラインがズタズタに寸断された中で、給食事業者は大阪、京都、岡山などから車で食事を運び、提供を続けた。中には、岡山や京都からヘリコプターで食材を運び、給食を提供した企業もあった。震災時、給食担当者は何を思い、どう対応したのか。当時、本誌で掲載した被災地の訪問レポートをまとめ、奮闘の姿や工夫、課題を紹介する。

と語り、平時の備えとして、各施設で備蓄を含めた防災マニュアルを作り、備蓄食品を複数の場所に分散させておくこと、さらに、そこにどのようなものが保管されているかの把握も必要だと提案。施設の枠を越えたネットワークづくりなど連携の必要性も訴えた。

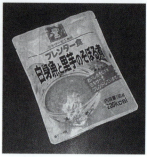

非常用ブレンダー食

レポート1
課題は非常用備蓄食品の開発・普及

　尼崎市の特別養護老人ホーム喜楽苑を訪問し、未曽有の大震災への対応を取材した。栄養士の四方静子さんは「水は地震後少ししか出なかった。洗濯やお風呂といった生活用水より食べることを優先にと、わずかな水が厨房に優先されたので、助かった」と話した。震災時、施設でなにより困ったのは職員の確保だった。被災と交通手段の寸断で出勤できた職員は、地震当日は普段の約3割。それでも給食をなんとか提供。被災後、3日目頃から続々と救援物資が届けられた。「もっとも何が届くか分からず、届いたもので何とか献立を考えるという奮闘の毎日だった」と振り返る。

　課題として、「備蓄食品は元気な人を対象にしているものが多い。施設には普通食を食べられない人もいて、そうした人への非常時の対応が必要だ」と話し、きざみ食やミキサー食を食べている人への非常用備蓄食品の開発・普及を求めた。

　また、「備蓄食品のコストと保存場所も問題だ」

レポート2
150床の病院で患者330食、毎日600食配食 職員の奮闘と大きな支援で乗り切る

　激震地の真ん中に位置する神戸市の医療法人神戸健康共和会　東神戸病院を訪ねた。病院の建物自体は半壊だったが、生死をさまよう大勢の住民が搬入され、電灯のつかない薄明かりの中で必死の救命活動を実施。それは、まさに修羅場だったという。市内源震地にある多くの病院が市衛生局に給食支援を求めた中で、東神戸病院は独自のネットワークを持ち、事態を乗り切った数少ない病院だった。

　同病院は150床だが、震災時に収容された患者は最高約330人を記録し、オーバーベットは1月29日まで続いた。こうした緊急入院患者や医療スタッフ、支援の人たちを支えたのが栄養科だった。

　栄養科長の筒井民代さんは震災翌日、家から歩き続け8時間がかりで出勤。栄養職員の中にも犠牲者があり、自宅全壊者は3人。震災当日の出勤者は3割。2日目は6割。3日目は8割というひっ

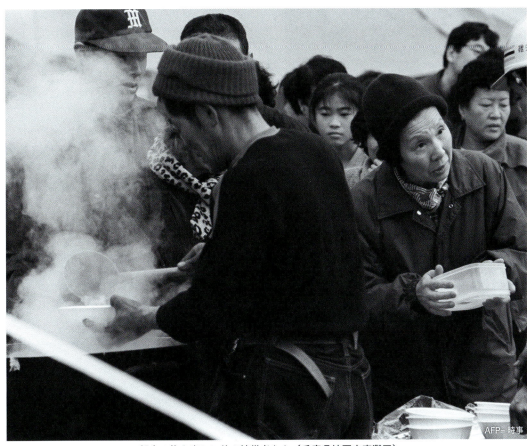

朝食の炊き出しに並ぶ被災者たち（兵庫県神戸市東灘区）

迫した状況だった。

　栄養室や調理室にある機器の破損は少なかったものの、食器棚は転倒、シンク・調理台・保管庫・冷蔵庫はごっそり移動。その惨状を筒井さんは「どこも好きなだけ、荒れるだけ荒れていたという以外、表現のしようがないほどだった」と回想する。

　本来栄養科は地下にあることが多いが、高架水槽・エレベーターなどの被害と余震で地下作業が危険となり、急きょ4階会議室に移動。支援物資置き場にもなり、同フロアにある風呂場3つも食品庫として活用された。

　震災直後の栄養科の活動の概要を紹介する。

・・・・・・・・・・・・・・・・・・・・・・・・・・・・・・・

　17日には、朝食用に用意していたパン食を11時ごろ配食。その後、近隣の生協・量販店から譲り受けた食品を提供。電気は予備灯のみ復旧。夜中から支援物資が届き、その後は物資でしのぐ。

　18日は、緊急入院の患者が急増し、入院患者330食、それに付き添い家族、職員、支援者を含め週末まで毎日600食近くを配食した。電気が復旧。暖房も一部使用可能となる。

　19日には、調理師の応援と支援されたカセットコンロの使用により、嚥下食の調理を開始。特別調理は朝1食、昼5食、夕12食。その後、体調を崩す患者も多く、嚥下食・流動食・粥食・術後食・検査食に対応し、36食を調理した。お湯で食器を消毒。トレーはウェットティッシュとアルコールでふいたという。

　20日になると、全国民医連対策本部の指導により患者給食の支援体制ができる。昼食のおにぎり、夕食の弁当給食が1月末まで配食される。貯水槽に水が貯められ、節水ながら水の使用が可能となり、手作りの1品（サラダや煮物）や汁物が提供できるようになった。

　1月末、栄養科は4階の会議室から地下に戻る。プロパンガスの配管工事が行われ、2ヶ月近く、プロパンガスで対応。2月4日、震災後19日目で自前の病院給食が始まった。10日には水道が復旧。給食がほぼ通常どおりの個別対応が可能とな

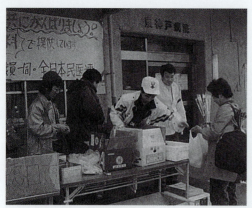
病院前で支援物資を地域の人々へ配布

る。3月末、ガスが復旧。

緊急時連絡網やマニュアルを整備
大切な災害対策は"地域のネットワークづくり"

　人手不足と不十分な調理設備の中で通常の4倍もの食数に対応できたのはなぜか。「職員の泊まり込みでの奮闘と大きな支援に支えられたからだ」と筒井さんは語る。全日本民主医療機関連合会のネットワークと数多くのボランティア支援があり、栄養科にも震災後一ヵ月で調理師や栄養士らの応援が39人（のべ81日）、その後2月末まで続いたという。

　「震災当日の夜中から届き始めた物資の支援も、患者給食を守る上で大きな支えだった」。

　震災を踏まえて、栄養科では緊急時連絡網や心構えを織り込んだマニュアルを作成。備蓄品も検討し、栄養科を地下でなく上階へ移動することを提案しているという。

　毎年1月17日を"メモリアルデー"として、賞味期限の迫った備蓄食品をメニューに組み込むこととし、大切な災害対策の1つとして、地域とのネットワークづくりも挙げた。

緊急時の患者の状況把握に
「喫食者アンケート」を提案

　また、食材調達のネットワークの観点で、筒井さんは災害対策として農家の見直しも訴えた。

　「食材取引業者がほとんど被災し、困っているときに、農民運動連合会から米・野菜・果物などの支援を受けた。全国の農家から寄せられたもので、6～7月まで助けられた。輸入食品に頼らず、日本の農家を守ることも考えてほしい」。

　さらに、腐りやすい食品の支援を災害地でコントロールする窓口の設置や、救援先の規模に見合った量の支援、支援物資の中身を（積み上げても分かるように）箱側面にマジック書きしたり、弁当の調整日時の記載も提案。「それから業者を通しての支援の場合、もらってよいものか、商品としての納入なのか確認も必要。そして、ラップは使い方次第でお皿にもなり、食事を配るのも簡単で万能」と話した。

　緊急時は患者の食生活が把握しきれない状態になる。フォローはどうすればよいのかと尋ねると、「災害時はつい給食を出すことばかりに目がいってしまうけれど、早く患者の状態をつかむこと、そして個別対応をしていくことが大事。そのためには早い時期に喫食者アンケートを行うと良いと思う」と提案した。

レポート3
救援物資を生かす食のコーディネート

　指定避難所となった西宮市立鳴尾中学校を訪問し、栄養職員の山崎容子先生に話を聞いた。

　「この辺りは倒壊した家は少ない方だったが、震災当日は『恐い、恐い』と言いながら500人くらいの人が避難所に集まってきた。体育館や格技室もいっぱいになり、その後は徐々に減ったが200人程度の状態が長く続いた」と振り返った。

　当時、ガスはすぐに停止したが電気は無事で、家庭科室に電気炊飯器があったので、御昼ごろに救援されたお米で、なんとか確保した水の分だけ炊飯した。その後、夜になってから届いた20リットルの水で炊飯器4台を次々と炊飯した。こうしたご飯の炊きだしは調理員が主体となり、その後2週間は休みなく、救援食品の配布などに追われたという。

　その後、災害救助法が適用され、配食弁当が開始されたのが2月5日。それまでは他市と同様、次々と送られてきた食料が被災者に供給された。

　「震災から3日も過ぎると救援物資に重複するものが出てくる。それで1月22日からは表を作り、物資の管理を始めた。食品を缶詰、果物、生もの等に分け、それぞれの商品名、受入れ日、数量、賞味期限を書き込み、これをもとに配布の優先順位を決定した。配食はおおよそ主食、副菜、おやつという組み合わせにして、特に腐りやすいもの

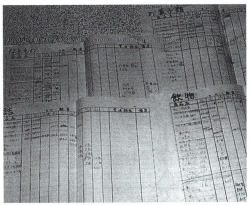
救援物資は種類ごとに表を作って管理

を優先した。また食品と人との数量バランスも考えた」と救援物資を生かす食のコーディネートを紹介。また、「食べやすいように、卵は茹で卵に、固いおにぎりはおじやに手を加え、たまたま学校に合ったカセットコンロ6台とガスボンベは重宝した。電子レンジはお弁当を温めるのに活用した」と話した。

　山崎先生はこうした体験を通し、緊急時に支援物資をうまく使う食のコーディネートを提案する。1つは、避難所では食品の質、量、食べ方の3つの視点から管理して配布すること。もう1つは、食の専門家と現場（避難所）のボランティアの人たちとが協力して救援物資の品質管理ができるシステムを作ることだ。

レポート4
震災を乗り切った病院と委託のチームワーク

　労働福祉事業団 神戸労災病院は被災地のほぼ中央に位置し、第二次救命病院として押し寄せるケガ人や病人を必死で診療し続け、給食企業の神戸食品産業との見事なチームワークで震災を乗り切った。事業団はその後、その時の協力に感謝して、総支配人の矢内寿氏へ直接お礼を述べたという。病院で栄養管理室室長を務める大多和恵子さんを訪ね、連携の模様を詳しく聞いた。

　「あの震災の朝、朝食（パン食）の用意をしていた現場で唯一、火を使っていたのはお茶専用のガス回転釜だった。グラッときたかと思ったら、その回転釜が怒涛のように波打ち、ようやくの思いで元栓を消した。想像するだけでも恐ろしい光景だった。ただ救われたのは調理室の被害が物の散乱以外には壁タイルのひび割れ、調理台の脚の破損といった程度だったこと」。

　こうした設備面の被害は別として、何よりも職員を窮地に追い込んだのは、給食に不可欠な水と熱源の停止や情報伝達の不確かさ、それに交通機能のマヒ・寸断だった。なにしろ電気はすぐに停止。病院の自動発電機が稼働したものの、エレベーターは動かず、300食あまりの食事は人海戦術で運ぶことになった。（数時間後に電気は復旧）

　そして、もっと重労働だったのが水汲み作業だった。水は院内に透析患者がいるので優先で配備されたが、調理室に給水ポンプが設置される1月26日までは水汲みは職員が担当した。（2月5日復旧）

　ガスも被災翌日には完全に停止。冷蔵庫・冷凍庫は水冷式、熱源はガス主体なので、食材保存と調理の不自由さが長期にわたって職員の負担となった。

　当初、頼りになったのは、アトピー患者用の電

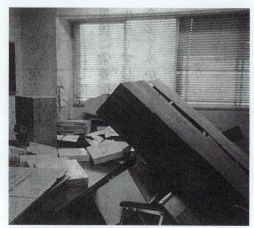
支えのないものは全て転倒、ものは散乱

気炊飯器2台と職員所有の電気調理器。その後、ガスが復旧する2月23日まで代替熱源を増やし、少しでも現場調理を多くするといった、奮闘の毎日だった、と振り返った。

献立は、届いた救援物資を、賞味期限を考えながら仕分けし、鮮度や賞味期限、提供可能な料理、それに患者の症状を合わせて考え、その場で献立を作成。しかし、病院給食で特に求められるのは医療と栄養部門が一体になった対処で「24日に、医師から患者の衰弱が激しいので、1日でも早く治療食をして欲しいと話があり、なんとかしないと、という思いだった」と話した。

その後、26日にプロパンガスを設置。28日には軟食と治療食は病院が手作りできるようにこぎつけ、「電気炊飯器で湯を沸かし、味噌汁を作り、卵を茹で、軟食用の料理もした。アルミのたらいをプロパンガスのコンロ2つの上に置き、油をはって揚げ物も作った。熱効率も良く、結構うまくいった」と調理の工夫話を教えてくれた。

治療食の早期提供を支えたのは、なんといっても病院側・受託側相互の職員のチームワークだった。受託側は犠牲者を出しながらの健闘だったという。「やはりここで頑張らなければ、という気持ちがどの職員にもあったと思う。家が全壊した職員も出勤して泊まり込みでやった。でも、雑魚寝ができたのは、幸い給食室が整備されていたおかげだ。それにボイラーがプロパンガス点火になってからは、病院でお風呂にも入れた。（当時、入浴は被災地外に出かけた）。やはり、職員が泊まる設備も大事だ」と施設整備を訴えた。

平常時にも違和感なく食べられる食品備蓄を

備蓄食品は"熱源が不要で賞味期限が長く、省スペースの上に安価で、なんとか1日の必要栄養量を満たすもの"というのが、これまでの常識だった。しかし震災を経験して「プルトップ式の缶詰など手間のかからないもの。備蓄食品の回転を考慮することも大切だから、非常時でなくても違和感なく食べられるもの。チーズやLL牛乳は日常献立に組み込んでおくとよい」と自信を持って教えてくれた。

レポート5
治療食の提供に全力投球
クックチルなど新技術もフル活用

震災時に、給食現場で培ってきた技術力と全国展開のネットワークをいかんなく発揮したのが日清医療食品だった。被災地救済ということで、特別に院外調理の許可をもらっての治療食提供には

公益社団法人 日本メディカル給食協会

会　長　山　本　裕　康

副会長　平井英司　　副会長　落合　順　　副会長　岩崎史嗣
副会長　田村　隆　　副会長　山口昭文　　副会長　中村勝彦
専務理事　千田隆夫　　相談役・理事　吉田憲史

〒101-0044 東京都千代田区鍛冶町1丁目6番17号 フォルテ神田5階
TEL03-5298-4161　FAX03-5298-4162　URL http://www.j-mk.or.jp

目を見張るものがあった。当時、同社の災害対策本部で活躍された阿部裕さんに話を伺った。

同社が提供している被災地内の医療施設のうち、院内で調理ができなかったところは13カ所。患者数は1300人にも及んだ。1月17日の地震当日、すぐに設置された京都の対策本部では、被害状況の把握と緊急対応、それに同社職員270人の安否確認が最大の課題だった。（確認完了は地震発生後4日目）

まず、院内調理は難しいと判断。近隣コンビニ等から弁当等を買い集め、被災地へ配送した。綿密な連絡を取る間もない見切り発車だったという。しかし、高速道路や家屋の破壊で道路のあちこちが行き止まりに。ひどい渋滞で京都から被災地に着くまでになんと17時間もかかったという。

「被害が思ったより大きくて、道路やライフラインのダメージで弁当配送の難しさを痛感した。京都では詳しい被害の状況を掴むのが困難だった」。

18日は携帯電話を導入しての安否確認・状況把握を実施。弁当提供といっても、患者食である以上、それにふさわしいものにしたい。同社栄養士は栄養価の管理、メニューの多様性に最大限の努力を払ったが、長時間輸送に伴う食中毒の心配があり、塩分摂取量も多いことが大きな課題だった。

安全で温かく、しかも患者の病状に合った食事の提供は、病院給食の受託会社としての使命と考え、試行錯誤が続いた。

なんとか長時間輸送を回避したい。そこで19日からはヘリコプターで弁当等を空輸。22日からは、温度帯（冷蔵と冷凍、常温と冷凍）を分けたトラックでの夜間輸送を実施。同時に、社内で治療食プロジェクトチームが結成された。

このチームの取り組みはメニューの作成・食材調達など治療食そのものの提供

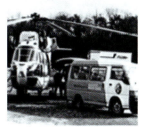

ヘリコプターで弁当等を空輸、トラックで夜間輸送も

と、プロパンガス等の整備によって多少でも現場調理を可能にしていくことだった。治療食は、パンなどドライ製品と冷凍の完調品を組み合わせたもので院外調理の許可を得て実施した。被災から2週間後の1月30日、チームを中心とした努力が結晶。温かく栄養調理された食事の提供が実現した。完調品の再加熱と現場調理等を合わせ、全粥・五部粥・糖尿病・高血圧への治療食などが患者に届くようになった。ひっ迫した事態から、予定より2日繰り上げての実施だったという。しかし、それでも対応しきれなかったのが腎臓透析患者などへの特殊な治療食だった。そのため技術の蓄積を生かし、クックチルによる提供を試み、激震地に近い神戸市西区の神出病院で調理し、真空パックで被災病院へ配送。再加熱して、患者にとって命綱ともいえる治療食が提供された。

全国給食事業協同組合連合会

会　長　秋　元　直　人

〒101-0047　東京都千代田区内神田3丁目21番6号　村越ビル5階
☎ 03(3256)9966　FAX 03(3256)5571

平成時代の給食の軌跡
30年間の社会情勢や関連法の動き、業界のトピックス

平成8年 1996年

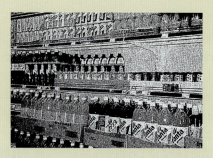

容器リサイクル活発化
再生資源の計画的な有効利用を図るため、飲料容器をめぐるリサイクル問題が白熱！

社会情勢
- 2月、羽生善治さん、史上初の七冠独占を達成
- 4月、国内初の商用検索サイト「Yahoo! JAPAN」サービス開始
- 7月、アトランタ五輪で女子マラソンの有森裕子選手が銅メダル
- 「たまごっち」が流行

食と栄養をめぐる動き
- 5月、岡山県で初めて、病原性大腸菌O157の集団感染食中毒が発生（O157集団食中毒が社会問題に）
- 世界の穀物需給ひっ迫
  中国やインドなどの発展途上国の経済成長に伴って、世界の穀物需要が増加し、穀物相場が高騰した。

関連法・制度
- 2月、改正景品表示法、施行
- 3月、厚生省、「院外調理における衛生管理ガイドライン」を通知、院外調理が解禁
- 5月、栄養表示基準制度スタート
- 医療用食品の流通販売が独占禁止法違反に
  厚生省は入院時食事療養の医療用食品加算制度を廃止。
- 集団栄養食事指導料（70点）の新設

業界の動き

1996年（平成8年）はバブル後、長期化している景気の低迷は依然回復の兆しは見られず、食品業界にとっては「忍耐」の年となった。この低迷経済に追い打ちをかけたのが全国的に猛威を振るったO157食中毒事故だった。95年の阪神淡路大震災、地下鉄サリン事件に続き、2年続いての社会不安が食品の需要を狂わせた。

O157、全国で猛威

5月末に岡山県で発生した病原性大腸菌O157はその後、全国に広がり、食品の消費を直撃した。特に堺市での大量感染者発生が国民の不安をあおり、生鮮食品の消費が減退したばかりでなく、外食産業、食材へ大きく影響した。

BSE、国際的問題へ

英国に端を発したBSE（牛海綿状脳症）は、人間に感染するとの情報が流れたことで、牛肉の輸出入をめぐって国際問題に発展。EUの輸入規制措置に続いて、日本も3月27日付けで全面禁輸措置を講じた。連日のマスコミ報道により、消費者の牛肉敬遠が表面化し、焼肉店やハンバーガーなどの外食産業は大きな痛手となった。

O157、外食・給食に大きな影響

O157食中毒の嵐が全国的に吹き荒れた96年。その感染源の1つと特定されたカイワレ大根に限らず、給食でこれまで使われてきた生野菜や牛肉、ハンバーグなどは軒並み需要が落ち込んだ。

特にファミリーレストランやファストフード店などへの影響が大きかったが、給食現場をあずかる栄養士・調理師にとっても、対応に神経をピリピリさせる1年となり、衛生管理の抜本的な見直しが図られる契機となった。

飲食店が堅調も、弁当給食、喫茶店が減少

96年の外食産業の市場規模は28兆7,982億円（推計）で前年比2.5％増となった。ここ数年1％未満の伸長率に留まっていたが、飲食店の堅調な成長により伸長した。しかし、弁当給食、喫茶店は前年を下回った。弁当給食は社会一般の雇用調整などによる客数減が大きく響いた。各種合理化

を進め、巻き返しを図った。

日給連、NKRを設立

日本給食品連合会（日給連）は4月、大阪市の大阪ヒルトンホテルで定時総会を開催した。

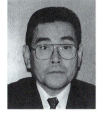
窪田洋司会長

窪田洋司会長（大京食品社長）は「食品業界も不況の影響を自身で解決するしかない」と述べ、「一般市販問屋と業務用問屋との垣根が向こうの方から壊されているいま、日給連の結束はさらに必要。利益確保や互いにメリットを感じ合える会にするため、新たな法人化を考えていく」とし、年度内に「株式会社NKR（エヌケイアール）」を設立していくことを発表した。なお、日給連は3月に「外食用食材卸売業の業界システム化の現状と将来について」報告書を作成した。

日給・志太会長「高度情報化企業へ変革を」

日本給食サービス協会は5月、通常総会を東海大学校友会館（霞ヶ関）で開催した。

志太勤会長は「給食業界も近代化が強く求められている。院外調理化など病院給食をはじめとした規制緩和、在宅給食市場の拡大、円高対策を強いられる内外価格差、そしてマルチメディアや情報発信などの高度情報化企業へ向けて、会員みんなで力を合わせ変革していかなくてはならない」と強く語った。

可能性広がる病院・介護施設給食

厚生省は96年院外調理を認可し、また高齢者を対象にした在宅配食サービスのガイドラインを策定した。これにより、病院給食と介護施設の分野に風穴が空いたことになり、民間委託による市場開拓の可能性がいっぺんに広がった。日本メディカル給食協会によれば、病院の委託率は20％強。これはアメリカの60％に比べて少ないが、病院の赤字経営問題と絡み、今後の取り組み次第では、巨大マーケットに発展する可能性が大きくなった。また在宅配食サービスの分野も、2025年をピークに増え続ける高齢社会を背景に日配弁当の産業的発展について行政の支援も行われており、注目が集まってきた。

O157、食品の需要を直撃　未曽有の事態に

5月下旬に岡山県で発生したO157食中毒はその後全国的な広がりを見せ、7月中旬の堺市学童集団下痢症の事故では感染者が5,000人を超え、死者、重症患者も多数出て、大きな社会問題となった。

堺市の学堂集団感染では、児童7,892人を含む9,523人が罹患し、3人の児童の尊い命を失った。こうした状況の中で、政府は7月16日に初めてO157対策推進会議を開き、O157の原因究明と事後対策に乗り出した。厚生省は、7月18日付けで食肉など各種食品の汚染実態調査を各都道府県に通達したほか、給食の検食保存期間の延長、感染防止対策などの対応を進めた。農水省も事務次官を本部長とする「O157対策本部」を設置し対策を強化した。

また、文部省は「学校給食における衛生管理の改善に関する調査研究協力者会議」を設置し、夏季緊急点検、抽出による食材の点検などを実施。学校給食における保存食の保存期間、保存方法を変更した。

厚生省の調査で牛レバーからO157が検出されたことから、農水省は食品関係団体に対して安全対策の徹底を要請するなど行政の対応も活発化した。また厚生省が感染源について「カイワレに疑いがある」と発表したことから、スーパーの売り場にカイワレが消えるという事態や、真夏にもかかわらず、売り場に鍋物が登場した。

しかし、感染原因の究明は一向に進まず、また感染者の抜本的な治療法も示されなかったことから国民の不安が増大し、食品の需要に大きく影響することになった。汚染源と疑われた食品を中心に需要が後退し、焼き肉や寿司をはじめ外食の需要は後退。一方、即席麺や缶詰類などの加熱殺菌済み食品、加熱調理が必要な食品の需要が強まった。

O157、衛生管理の抜本的見直しの契機に

すでに食品の安全性という面からPL法が施行されているが、消費者の安全・衛生への関心が高まったことから食品の大手企業を中心に加工食品製造工場にHACCP導入の動きが強まるなど、衛生管理強化の動きが活発化した。給食サービス事業者も食中毒防止のために衛生管理をさらに徹底した。

平成時代の給食の軌跡
30年間の社会情勢や関連法の動き、業界のトピックス

平成9年 1997年

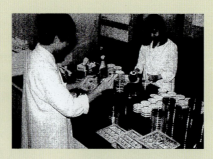

O157事件で衛生管理意識高まる
日々行う細菌検査で食中毒事故を防止。

社会情勢
- 2月、神戸連続児童殺傷事件
- 4月、消費税が3％から5％に
- 12月、映画「タイタニック」公開、大ヒットに
- 山一証券、北海道拓殖銀行など金融機関の破綻相次ぐ（平成金融危機）

食と栄養をめぐる動き
- 異物混入の苦情、増加傾向に
  国民生活センターによると、異物混入による消費者苦情が年々増加。混入の多い商品トップは菓子類。異物の種類は虫が全体の2割を占めた。
- ローソン、コンビニ初の全国展開達成

関連法・制度
- 3月、厚生省「大量調理施設衛生管理マニュアル」通知
- 4月、文部省、学校給食衛生管理の基準を制定
- 介護保険法が公布
  少子・高齢化社会に対する新しいシステムづくりが行われる。（施行は平成12年4月）

業界の動き

1997年（平成9年）は長年、日本経済を支えてきた屋台骨の金融機関に大型倒産が相次ぎ、同様に産業を育成してきた日本型行政が規制緩和の波に洗い流された。新キーワードは"グローバルスタンダード（世界基準）"。ガット・ウルグアイ・ラウンド"後の世界貿易機構WTOがこれを推進、食品産業にも大きな影響を及ぼした。一方、食品産業にとって看過できない重要課題である"地球環境"がスタートした年でもあった。工場のHACCP認可が乳業から始まり、ISO取得の動きが本格化するなど、安全・ゴミゼロ・高品質への取り組みが始まった。

安全・衛生問題で市場は低迷

外食産業全体の市場は約28兆8,000億円（外食総研調べ）で、ここ数年、横ばいの状況が続いている。30兆円の大台に迫りながらクリアできない原因は、景気の長期低迷をはじめ、猛暑による野菜不足、阪神淡路大震災の余波、金融機関の破綻、そしてO157事件などマイナス要因はいくらでも挙げられる。特に97年は、前半は消費税の引き上げなどで個人消費が低迷。そして後半に入って不況色が強まり、景気は簡単に回復基調には戻らないことを露呈した。

また、営業給食であるレストランやそばうどん店に比べ、事業所給食の伸びが良くない。本来、給食産業は不特定多数の営業給食と異なり、特定固定客を持つことで不況下でも着実な成長をしてきた。この構図が崩れたのは、リストラなどで従業員数が減少したことが要因。工場等へ配達する弁当給食の減少を招いた。また、O157事件をはじめとする安全・衛生問題もある。大量調理ではなく、町場の営業給食やコンビニ等の弁当を買う喫食者が生まれ、中食市場は拡大。O157事件を受けて、衛生管理の抜本的な見直しと強化が業界各処に求められるようになった。

また、外食にも普及してきたグローバルスタンダードの影響もある。給食産業界にも規制緩和の波が押し寄せ、異業種や外資系企業の参入も続いた。

厚生省
「大量調理施設衛生管理マニュアル」通知

厚生省生活衛生局は96年に猛威を振るった

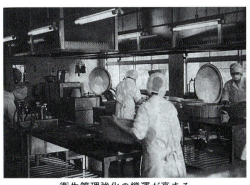

衛生管理強化の機運が高まる

O157食中毒事故の教訓に基づき、「大量調理施設衛生管理マニュアル」を各都道府県に通知した。5月には、健康政策局が「『院外調理の衛生管理指針』の実施にあたっての参考例」を示した。この「参考例」は96年の「院外調理における衛生管理ガイドライン」に基づいてHACCPを導入する具体例を調理手法別に、また管理工程の段階ごとに示したものである。なお、「大量調理施設衛生管理マニュアル」について、実際に適用する場合の問題点も多いことから、日本給食サービス協会と日本メディカル給食協会は連名で厚生省に意見書を提出した。

厚生省「学校給食施設の一斉点検の結果」6割が調理後に「常温放置」

厚生省は6月に「学校給食施設の一斉点検の結果について」を発表した。調査は全国の小・中学校の給食施設の83％にあたる14,107施設を対象に実施された。結果では、作業場と調理場、配膳時間、食材搬入方法、従業員の健康診断などを指摘している。具体的には、調理後の食品の適切な温度管理と時間の記録が実施されている施設は、共同調理場が36.7％で単独調理場は40.7％、汚染作業区域及び非汚染作業区域の区別がされている施設は全体の70％程度、使用後の調理器具が消毒後、衛生的に保管されている施設が72％となっており、食中毒対策の遅れが課題認識された。

メーカー協会・河内会長「O157は協会の課題」

学校給食用食品メーカー協会（メーカー協会）は1月、新年会を東京・千代田区のKKRホテルで開いた。祝賀会で河内釣一会長（テーオー食品社長）は、「O157問題を克服するためには、衛生管理や安全性の問題を天の声と考え、当協会に行動の課題を与えてくれたと思い、基本を見直し努力していかなければならない」と衛生管理強化を訴え、「21世紀を作る子どもたちの体づくりのために会員一同、力を合わせて頑張ろう」と意気込んだ。

全学栄・田中会長「栄養豊かな給食で、微生物に勝つ強い体に」

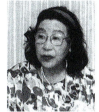

田中信会長

メーカー協会の祝賀会の乾杯を務めた全国学校栄養士協議会（全学栄）の田中信会長は、「悪夢のような嵐は過ぎ去ったのではなく、子どもが弱く細菌が強い時代になった。我々皆で栄養豊かなバランスの良い食事を提供して、微生物に勝つ健全な体を作っていこう」と力強く語った。

中村会長「ものの考え方をグローバルに」

日本メディカル協会は1月、新年賀詞交歓会を東京・千代田区の東京会館で開催した。中村清彦会長は「今年は消費増税の問題が重くのしかかり、プラス診療報酬改定など、環境は厳しい。この時こそ、ものの考え方をグローバルに、行動はローカルに乗り切っていこう」と鼓舞した。

I.F.A、設立

4月に、ウルノ商事、コーゲツ、大京食品、野口食品、関東食品が結集し、国際食品流通同友会（I.F.A）が設立された。

シダックス志太勤一社長「ニューシダックス計画」発表

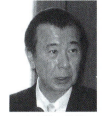

志太勤一社長

シダックスは9月に取締役会を開き、志太勤一副社長が社長に就任した。志太勤一社長は2001年を目途に、売上げ見込み541億円を1000億円へ倍増することを骨子とした「ニューシダックス計画」を発表した。具体的には、①海外（アメリカ）への事業進出による技術の導入や人材、食材の確保、②情報ネットワークの確立、パートナーシップ経営の確立、③メディカル給食や高齢者給食システムの確立——とした。

平成時代の給食の軌跡
30年間の社会情勢や関連法の動き、業界のトピックス

平成10年 1998年

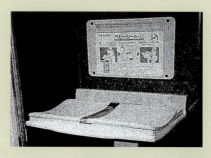

バリアフリー化 外食店で進む
ベビーベッドや可動イス、点字メニューの導入で障害のない店舗づくりへ。

社会情勢
- 2月、長野五輪、スキー・ジャンプのラージヒル団体で金メダル
- 6月、サッカー日本代表、ワールドカップ初出場
- 8月、夏の甲子園決勝で松坂大輔投手がノーヒット・ノーラン達成
- 7月、和歌山毒物カレー事件

食と栄養をめぐる動き
- ペットボトルなど分別収集すすむ
- 厚生省、卵の期限表示を義務化
- 外食店舗で生ごみの有効利用が広まる
- 中食、5兆円の市場規模に
  不況を背景に外食産業が低迷する一方、女性の社会進出を背景に中食市場が拡大。

関連法・制度
2月、厚生省「保育所における調理業務の委託について」通知。
4月、院外調理が特別管理加算適用に。
- 特定非営利活動促進法（NPO法）施行

業界の動き

1998年（平成10年）は、97年の金融機関の混乱が政府の公的資金注入で一応収束の方向へ向かい、規制緩和の波が大きなヤマを越えたとみられたが、消費不況は続き低価格志向へのシフトは顕著となった。その結果、販売数量が伸びても売上げ額と利益が減少する企業は多く、メーカーの投資効率は悪化し、消費活性化の大事な要素である新商品数も減少した。また、地球環境問題が事実上スタートした年でもあった。HACCPの認可が4業種に増え、各社のISO取得の動きも盛んに。

外食店でバリアフリー対応、すすむ

本格的な高齢化社会の到来を控え、身体障がい者や高齢者への配慮として、ファミリーレストランなど外食店が、バリアフリー（障がいを感じることなく来店、食事が可能）を進める動きが加速した。デニーズは手話ができる社員を育成、ガストはおむつの交換に利用できるベビーベッドを導入。駐車場やスロープ、段差、通路幅などのバリアフリーを進める動きが進んだ。

外食店で和食と小皿料理の導入が本格化

高齢化により、洋食を中心にメニュー構成していた外食店が、業績を上げるために祖父母から孫までの3世代家族が楽しめるよう和食を導入する動きが顕著になった。同時に、少量を望む客のニーズに応えようと小皿料理の導入も本格化した。

病院給食、価格競争招く

給食の各業態で価格競争が続いた。事業所給食ではパイが成熟してきており、取り合いが起こり、日配弁当では、工員の食数減などにより極端な低価格競争が発生。また、民営化で拡大続く病院給食も同様で、院外調理が特別管理加算に適用されることで、アウトソーシングに拍車がかかり価格競争に。その結果、低価格食材による食事の質低下が問題視され、サービス面でも人件費を抑えることで、病院からの苦情や人材入れ替え依頼などが発生した。院外調理に活路を見出そうとしたが、不況の荒波にもまれ、自由競争が新たな問題を起こしつつあった。

メーカー協会、「製品の食中毒に対する安全宣言！」を学校栄養士に配布　安全を訴求

学校給食用食品メーカー協会（メーカー協会）は5月、東京・港区の明治記念館で通常総会を開いた。内田淳会長（日東ベスト社長）は、「O157問題で食材の安全性が問われている。安全をどう確保するか。その回答の一つが小冊子『製品の食中毒に対する安全宣言！』だ。会員各社がどう対応しているか実態を資料に基づいて協会がとりまとめた。会員42社の知恵が詰まっている。すべての学校栄養士に届くよう、会員の営業マンが常に持ち歩き、安全性を訴えている」と食品の安全性を訴求した。

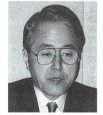
内田淳会長

内田会長「今こそ学校給食が重要」

また、文部省の「心を育む学校給食週間」に触れて、「これは中学校で多発する凶悪犯罪に対して、周りの人と栄養豊かな給食をとることにより健全な心を育むものだ。メーカーとして、工場見学・資料提供など積極的に支援し、給食週間を成功に導きたい。今ほど学校給食が重要視されたことはない」と強調した。

日東ベスト、冷食メーカー初のHACCP取得

日東ベストの主力工場の一つである九州ベストフーズは11月、厚生省より総合衛生管理製造過程（HACCP）の認証を受けた。内田淳社長は、「現代ほど食事の大切さが家族の絆・人間関係の円滑化といった観点から重視されている時はない。食材の安全性確保はメーカーの最も重要な義務と考え認証に取り組んだ」と語った。

院外調理が特別管理加算適用に

病院給食ではこれまで、院外調理に特別管理加算が適用されないことが、外部の調理システム化にブレーキをかけていた。しかし、厚生省から通達が出され、98年4月1日より、適用が決まった。院外調理拡大の狼煙が上がった。

日給・室伏会長「顧客を選ぶ時代に必要な企業改革を」

日本給食サービス協会（日給）は5月、東京・千代田区の東海大学校友会館で通常総会を開いた。室伏進会長（フジ産業社長）は「我々自身もお客様を選ぶ時代になった。そして、顧客の危機管理に対する労務管理も必要で、情報をしっかり掴んで対処していかなければならない。急速に病院・福祉、学校などの給食マーケットが開きつつあるが、それに打ち勝つだけの我々自身の企業改革が求められている」と新しいマーケットの拡大と経営の自己改革の重要性を述べた。

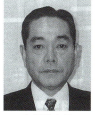
室伏進会長

中村会長「信頼できる協会として認知、定着」

日本メディカル給食協会は5月、東京・千代田区の東京会館で通常総会を開いた。中村清彦会長（富士産業社長）は「協会の会員数も130社になり、医師会はじめ社会に『信頼できる協会』として認知、定着している。最近では病院側より『さすがに業者はプロだ』と再認識いただいている状況もある」と信頼性の高まりを語った。受託施設数は4920ヶ所（前年比14.7％増）、病床数は488,038床（同11.2％増）となった。

栄養士法施行から50年
栄養士の役割が変化

日本栄養士会は6月、通常総会を東京・目黒区のこまばエミナースで開催した。藤沢良知会長は「今年は栄養士法が施行され50年の節目の年に当たる。『21世紀の管理栄養士等のあり方』の報告書をまとめ、厚生大臣に提出した。給食管理が中心の対応ではなく、栄養指導ができるよう高度化し、専門家としての役割が重要になってきている。国民のため、社会のために何ができるのか、21世紀に向けて衣替えしていく時代になった」と管理栄養士の役割を強調した。また、厚生省の生活習慣病対策室の大谷八峯室長は「少子高齢化が進み、疾病予防対策が急務だ」と課題を述べた。

平成時代の給食の軌跡
30年間の社会情勢や関連法の動き、業界のトピックス

平成11年 1999年

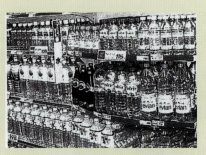

ミネラルウォーターが品薄に
水道水に対する不安感と2000年問題の備蓄需要で販売が好調。

社会情勢
3月、NATO軍がユーゴ空爆
・「だんご3兄弟」が流行
・携帯電話・PHSの電話番号が11桁に
・ノストラダムスの大予言がブームに
・ミレニアムのカウントダウンが世界各地で

食と栄養をめぐる動き
・遺伝子組み換え、義務表示を決定
　組換えDNA・たんぱく質が残る豆腐、みそ、納豆などに「使用」または「不使用」の表示を義務付ける。
・元気さ増すカレー
　和歌山カレー事件の影響が払しょくされ、4月以降、ハウス食品の2桁増をはじめ、各社順調に伸長した。

関連法・制度
7月、改正JAS法が成立
　すべての加工食品に必要事項の表示、すべての生鮮食品に原産地表示を義務付けた。
・食品循環資源の再生利用等の促進に関する法律、制定
・道路交通法が改正
　運転中の携帯電話が使用禁止に。

業界の動き

　1999年(平成11年)は、底這いを続ける経済を映して食品の需要は大きな増減は見られず、総需要が頭打ちしている中で、食品の生産・供給業界には環境、品質、表示、さらにリサイクルの供給者責任などの課題が山積、様々な形で合理化が進められた年だった。また、健康への関心の高まりから、健康をうたう商品の人気が高まった年でもあった。

事業所給食、栄養指導の充実を図る企業も

　外食産業全体の市場規模推計値は約28兆9,000億円(98年度、外食総研調べ)と足踏みが続いている。集団給食に限れば、約3兆9,900億円と病院給食の拡大でわずかながら成長している。
　学校給食は一部で給食の民間委託が導入され始めているが、児童数の減少により減少傾向にあり、事業所給食では、オフィスや工場の社員食堂である「対面給食」が約1兆5000億円で前年に比べ微減。また、日配で弁当を運ぶ「弁当給食」も減少傾向にある。企業による従業員リストラや規模縮小による食数減で倒産する企業も相次ぐ中、市場のパイの取り合いが激化したとみられる一方、うまく整理統合したり、仕入れの共同化やサービスなどの質的向上により、価格競争力や快適環境実現に優れた企業が事業を拡大した。また、単にメニューのレベルアップだけでなく、生活習慣病の予防として、栄養指導サービスの充実などで勝ち残る事業者も少なくない。
　他方、「病院給食」は約1兆1500億円と引き続き拡大した。突き進む高齢社会を反映して、99年度で約35%近くが民営化となった。

不況の嵐で業界がサバイバル化
学校・介護福祉施設に期待

　日本給食サービス協会(日給)は5月、通常総会を東京・千代田区霞ヶ関の東海大学校友会館で開催した。総会冒頭の挨拶で室伏進会長は「不況の嵐で企業の寮や保養所が閉鎖され、当社だけでも数十カ所がクローズした。企業規模の大小に関係なく、我々への皺寄せはまだこれからだと受け取っている。幸い、学校や介護福祉施設などがアウトソーシングされ、この波に上手く乗ることが

重要だ」と述べた。

任期満了に伴う役員改選で、室伏会長の後任として杉浦貞男 日本ゼネラルフード社長が新会長に就任した。杉浦新会長は「給食業界もいよいよサバイバル化し、グローバル化、市場化、情報化の3点に対応していかなければならない時代となった。会員間の結束と協調がなにより大切。情報化に力を入れ、会員の役に立つ協会をめざしたい」と抱負を述べた。

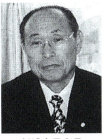
杉浦貞男会長

協会は3月、会員の衛生管理を高めることを目指し、「危害分析・重要管理点方式」(HACCP) マニュアル─基礎編─を発刊した。

外食協、情報システム構築を強化

日本外食品卸協会（現、日本外食品流通協会）と同関東支部は合同で1月、東京千代田区のKKRホテルで新年賀詞交歓会を開催した。

野口治郎会長（野口食品社長）は「大変な不況の中だが、今年も外食産業フェアを計画している。構造改革としての情報システム構築にも積極的に取り組んでいく。そして情報システムがソフトとすればハード面も。

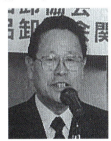
野口治郎会長

会員企業がそれぞれユーザーの複雑かつ厳しい要求に応えられるよう合理化・設備投資などにかかる資金や利子の補填事業にも取り組み、そのための情報交換や講習会を行っていく」と挨拶した。

天狗缶詰、HACCP取得　缶詰業界で初

天狗缶詰は4月、HACCPに対応した新工場として三河工場（愛知県御津町）を建設した。缶詰業界では初めての試み。

日本メディカル給食協会、「味療館」で治療食を披露、糖尿病性腎症食に挑戦

日本メディカル給食協会は、3月30日から4月8日まで東京ビッグサイトで開かれた第25回日本医学会総会"生命（いのち）の博覧会"に、設立10周年記念事業の1つとして参加した。ブース「味療館」では、「人に優しい病院給食」をテーマに、クックチル方式による治療食（糖尿病性腎症）の和風、洋風、パスタの3種から選べる試食サービスを実施。連日好評で、10日間で医療関係者など約8000人が訪れた。

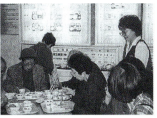
来場者で賑わう食堂風景

西会長「病院食は配膳車と、委託企業参入による民間競争で改善」

協会は5月、通常総会と設立10周年記念式典を東京会館（千代田区）で開催した。任期満了に伴う役員改選で、中村清彦会長の後任として西雅弘会長が誕生した。

西会長は「この10年間で当会の受託数は5倍を超えている。この平均年率17%というのは、『ニューマーケット』と言えるほど日本国内では珍しい市場である。以前あった『早い、冷たい、まずい』といった病院の食事は、適時適温給食を可能にした配膳車と委託企業の参入による民間競争によって質的向上が図られた。これからも更なる社会的認知を目指し努力していく」と抱負を語った。

グリーンハウス、日産コーエーを買収
M＆Aの活発化の契機に

グリーンハウスは6月、日産自動車グループの㈱日産コーエーのフードサービス事業を買収した。M＆Aはコントラクトフードサービスにおいては業界初。給食サービス業界のM＆Aが活発化する契機となった。

グリーンハウス
給食サービス業界初のISO認証取得

また、7月には日本環境認証機構（JACO）よりISO14001認証を取得した。対象施設は自社の食品流通センター（横浜市）とウェルネス研究所（横浜市）。電力・ガソリン消費量、廃棄物の削減、再生紙の導入、車輌排気ガスの低減などに取り組み、初年度3000万円の削減を目指す。日本の給食サービス業界では初の取得で、自社の食品流通センターの取得は外食産業界の中でも初めて。

平成時代の給食の軌跡
30年間の社会情勢や関連法の動き、業界のトピックス

平成12年 2000年

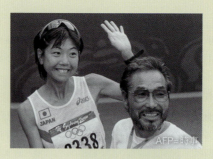

シドニー五輪 日本人選手活躍
マラソンの高橋尚子選手が金メダルを獲得。日本人選手は金5、銀8、銅5と活躍した。

社会情勢
- 7月、九州・沖縄サミット
- 7月、2000円札発行
- 9月、シドニー五輪、女子マラソンで高橋尚子選手が五輪最高記録で金メダル
- 「IT革命」が流行語大賞に

食と栄養をめぐる動き
- 6月、雪印集団食中毒事件
  近畿地方を中心に、雪印乳業の乳製品による集団食中毒事件が発生した。認定者数は14,780人にも上った。
- 11月、五訂日本食品標準成分表発行、18年ぶりに全面改定
- 厚生省、アレルギー食品表示を義務化

関連法・制度
- 容器包装リサイクル法、完全施行
- 介護保険制度がスタート
  要介護老人を社会全体で支える制度が始まる。
- 栄養士法が一部改正。管理栄養士が登録から免許になり、業務が明確になる。
- 健康日本21（第3次国民健康づくり対策）始まる。

業界の動き

コンピュータ2000年問題をクリアして迎えた2000年（平成12年）は、食料・農業・農村基本法（新農業基本法）の施行があり、そして6月末に雪印乳業の食中毒事故が世間を大きく揺るがした。その後、異物混入・製品回収が連日のように続くなど、食品業界は対応に追われ続けた。

外食市場規模、2年続けて縮小、中食拡大

外食産業の市場規模は1999年の外食総研の調査によると、個人消費の冷え込みと法人交際費の削減を背景に2年続けての縮小となり約28兆2000億円に。2年連続の前年割れは1975年の調査開始以来、初めて。一方、惣菜などの中食市場は引き続き拡大した。

長引く景気低迷で、事業所受託施設数減少

給食業界は長引く景気低迷による従業員減少に伴う食数減や、産業構造の変化、少子高齢化など社会変化の影響を大きく受けた。事業所給食では、企業の業績悪化により、給食施設そのものが閉鎖されるなど、従業員の減少は受託施設数の減少につながり、売上げ減少を招いた。その結果、固定契約から変動契約への移行、管理費契約を単価契約へ切り替えるなど、受託側への締め付けが厳しくなっている事業所もみられた。一方、顧客ニーズに基づいたカフェテリア方式や健康メニューの提供などにより、単価アップを目指し巻き返しを図る企業も多かった。病院給食では、給食業務の委託化が引き続き進展した。

日本メディカル給食協会・西会長 「10年間で5倍に成長」

日本メディカル給食協会（会長＝西雅弘東京魚国社長）は1月21日、新年賀詞交歓会を東京・千代田区の東京会館で開催した。西会長は「Y2Kで慌ただしい新年を迎えたが、99年は海外での大地震はじめ、国内では財閥やライバルの枠組みを越え金融機関が合併、また外人社長が一大リストラを行うなど地殻変動、グローバル化を実感する年だった」と述べ「幸い、当会は会員も130社から142社に増え、病院数・病院床数では10年前の約5倍に成長した。これは団体力の一つのバロメーターと考える。1992年には医療法改正による業務委託化、94年には基準給食の患者負担化、95年

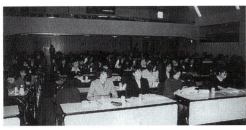
熱気うずまく「第2回技術研究発表会」

には院外調理、今年は介護保険が実施される大きな節目である。我々がプロ意識を持ち、日頃の技術を駆使し、お客様に喜ばれた結果が今日の成長と考える」と協会の成長を誇った。

「第2回技術研究発表会」で情報共有

また協会は2月24日に『第2回技術研究発表会』を東京・台東区の東食健保会館で開催した。95年の第1回以来、約5年ぶりとなったが、前回発表会では「院外厨房方式の調査研究」や「選択メニュー加算」の実例など、今日的テーマや実務課題の報告会として成功した。そこで、第二回では「行事食・イベント食」、「安全でおいしい減農薬野菜の活用」、「食文化を取り入れた食事教育の効果」、「Y2K問題への対応」、「高齢者在宅配食サービスの実践」などをテーマに、協会の全国各ブロックから選抜された各企業がチームを編成し、実際に行った事業の解決方法を発表した。約300人に及ぶ関係者が集まり、大盛況に終わった。

1都8県で「学校給食サービス協会」発足

日本給食サービス協会（杉浦貞男会長）の会員を主な母体に結成された関東甲信越（東京・千葉・埼玉・茨城・栃木・群馬・新潟・長野・山梨）の各学校給食協議会は9月7日、東京・八重洲のホテル国際観光に集結し、「学校給食サービス協会」の合同設立総会を開催した。

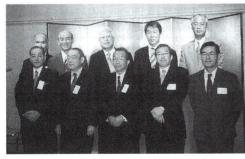
各都県の学校給食サービス協会の新会長

シダックスと国分
業界初の新物流システムを開発

シダックスフードサービス（志太勤一社長）と食品卸大手の国分（國分勘兵衛社長）は4月3日、新物流システム「SLOGIX（エスロジックス）」を共同開発し4月から本格稼働したと発表した。同システムはシダックスが進めてきた情報ネットワークを基盤に、給食事業において首都圏750の営業店が発注データを本社に送り、本社が一括して国分の専用センター「外食所沢センター（3月開設）」に転送、在庫確認、追加仕入れを行い、食材を一元配送するというもの。

事業所給食としては業界初の大規模な発注・仕入れシステムとなった。食材は生鮮を含めた冷凍・チルド・常温の三温度帯で行い、衛生面でも配送から食事提供まで「給食サービスHACCP」で対応する。仕入れ先の集約化を図り、仕入れ品目を1600程度に絞り込むことで品質・量の一定化、仕入れ価格の安定化、効率化を図る。

2000年度内に関東1都8県750店に拡大するが、これは全売上高の60％に当たる。導入店舗は、9月末までに400ヵ所、01年3月末までに250ヵ所。99年から関東の多摩地区100店舗で試験稼働させ、仕入れコストも5％削減が可能になった。

志太勤一社長はエスロジックス構想について、「これまで物流は、各営業所が指定卸問屋・食材を使い、地域単位でスケールメリットを出してきたが、今回は一歩進め、関東圏から"一元発注の一元物流"のシステムを作り上げた」と述べ「食材仕入れ先の指定と一定化による品質・コストの安定、三温度帯の物流というデリバリーの強み、HACCPによる安全性向上を実現する。営業所納品は1日1回。営業店舗の手間を大幅に省力化する」と説明した。

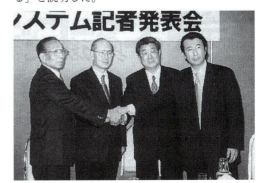
2社で新物流システムを開発・稼働

平成時代の給食の軌跡
30年間の社会情勢や関連法の動き、業界のトピックス

平成13年 2001年

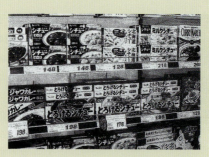

BSEに不安感つのる
BSE確認は食肉全般の不安をあおり、カレーやシチューの販売にも影響した。

社会情勢
- 1月、ジョージ・ブッシュ氏がアメリカ大統領に
- 4月、小泉純一郎内閣が発足
- 7月、ジブリ映画「千と千尋の神隠し」公開
- 9月、アメリカ同時多発テロ事件
- 12月、皇太子妃雅子さまが女子を出産、愛子さま、ご誕生

関連法・制度
- 「保健機能食品(栄養機能食品、特定保健用食品)」制度施行

食と栄養をめぐる動き
- 千葉県で国内初のBSE確認
  牛肉の消費減、牛肉不使用の学校給食メニューも。
- セブン-イレブン最大小売に
- マクドナルド、食物アレルギー表示を導入
  メニューのアレルゲン含有状況を店頭で情報提供するのは、外食大手では初めて。
- 吉野家、牛丼を280円に値下げ
  吉野家は牛丼「並盛」の価格を400円から280円へ値下げした。他社との価格競争に対抗。

業界の動き

　失われた10年を回復する希望の年としてスタートした2001年(平成13年)は、経済の停滞に同時多発テロが起こり、さらにBSE問題が追い打ちをかけた。デフレ傾向が進み、物価は70年水準に戻る一方で失業が深刻化、年金の将来不安もあり消費は低迷した。生産量が横ばいで推移する中で低価格志向が進み、製販ともに収益の確保が難しくなった。消費者の食品産業へ向ける目は、適正でより詳しい表示から安全の確保へ拡大し、食品業界はより厳しい対応を迫られた。

BSEが直撃、苦境に立つ焼肉店
　BSEの発生は外食業界に打撃を与えた。農水省が12月に公表した調査結果によると、焼肉店の売上げ高は9月第1週に比べて、10月第3週には46%まで落ち込んだ。その後、やや回復し、11月第3週には75%まで上昇。だが、2頭目の発生により、11月第5週に再び64%まで下がった。焼肉店は苦境に立たされ、農水省に相談を寄せる業者は日に5～10件に上ったという。

マクドナルド、食物アレルギー表示を導入
　日本マクドナルドは01年9月末から、全国の店舗で食物アレルギー情報を盛り込んだ小冊子の無料配布を始めた。外食大手で、メニューのアレルゲン含有状況を店頭で情報提供するのは初めて。小冊子にはアレルギー情報のほか、成分表示、食材に関する情報などを盛り込んだ。
　厚労省は02年4月、アレルギー食品表示制度を開始するが、対象は加工食品のみで外食メニューは適用外となり、食物アレルギーの患者団体から、外食メニューへの表示を求める声が強まっていた。

世界の大手3社が給食業界に参入完了
　01年は外資系の進出が際立った。すでに米国アラマーク社と合弁した三井物産系のエームサービスは堅調だが、英国のコンパス社が伊藤忠と組みコンパスジャパンを設立。また仏国のソデクソが病院給食のメディカルサポート及び三菱商事と組んでソデッソジャパンをスタートさせた。

学校給食の民営化、全国で徐々に拡大
　学校給食は少子化による生徒数の減少と自治体

の税収減の対策から、給食調理業務の民営化が全国的に進展し始めた。神奈川学校給食サービス協会では、県下で「試し校」が始まり、行政と給食事業者で合同セミナーを開催するなど、提案の動きが活性化した。

清水会長「民営化は安くたたく道具ではなく、豊かな学校給食を実現する近道」

神奈川学校給食サービス協会（会長＝清水敦夫国内フードサービス社長）は10月10日、「第1回神奈川学校給食講習会」を横浜市のホテルリッチ横浜で開催した。この講習会はニーズ高まる学校給食の民営化を

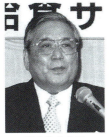

清水敦夫会長

背景に、学校給食の独自性を勉強するため、会員企業で働く調理師・調理補助・栄養士及び現場管理者を対象に実施されるもので、参加者には講習会終了証を発行すると共に、02年に実施される「学校給食従事者（仮称）」資格を付与することで、マル適マーク制度を基盤に行政や教育委員会への認知及び民営化の加速を狙いとする新事業。

清水会長は「当協会は2年前、全国の都道府県に先がけて協議会を発足させた。アウトソーシングの流れの中、神奈川県の公立校では小学校で876校・44万7963人、中学校で417校・20万5176人、合計約65万3000人の児童生徒がおり、さらに76の幼稚園で5271人、盲学校やろう学校など含めると66万人強の児童・生徒が給食の対象となる」と実績を語り「現在、数市で試行的な民営化が進んでいるが、02年以降は大半の自治体が温度差はあっても試験的に動き出す予定だ。それらの自治体は経験のある会社に委託を望むため、今回このような講習を行うことにした。ただ、民営化を安く叩く道具には考えて欲しくない。21世紀を担う66万人の子どもたちに我々は何をなすべきかを皆さんと共に学び合い、優れた人材育成で良質な給食を実現していきたい」と抱負を語った。

JFSA・佐藤正治会長
「後継者が育ち、組織も構築」

日本外食流通サービス協会（JFSA）は4月21日、仙台市の江陽グランドホテルでJFSA総会・㈱ジェフサ方針発表会を開催した。

総会に先立ち開かれた記者会見で、佐藤正治前会長は「後継者が育ち、組織もしっかり構築できたので交代する」と挨拶。中村三男新会長（トワニ社長）は「佐藤会長が39年前、協会をスタートさせて会員企業27社・会員市場占有2100億円・共販884億円という大組織に育てられた。我々会員は創業時の基本理念を守りながら更なる発展を目指し、当たり前のことを当たり前にしっかり実行し、市場占有3000億円・共販1000億円以上を乗り越えていきたい」と話した。

エームサービス、台湾の給食事業に進出

エームサービスは台湾の食品製造・流通・小売業界最大の統一グループの中核企業である統一企業股份有限公司（台南縣栄康市、呉修齋董事長）、三井物産の3社と12月から台湾における給食受託事業会社「統一安盟服務事業股份有限公司」（台北市、黄憲彦董事長）を設立することで基本合意に達したと11月8日発表した。同社が海外の企業と合弁企業を設立するのは初めて。台湾においても給食受託事業分野で外資が進出するのは初。

アイビス、業界初のHACCP対応
セントラルキッチンを竣工

アイビスは3月27日、セントラル・キッチン『HACCPシステム千葉工場』（千葉県印旛郡富里町中沢宇木戸970）の竣工式を行った。食数は約1万食まで製造可能。給食サービス業界初のHACCPシステム工場となった。

惣菜協・堀内会長「情報産業へ」

日本惣菜協会（堀内昭宏会長）は1月24日、新春懇談会を開催し、関係者約100人が出席した。堀内会長は「『3こう』の時代となった。3こうとは健康・旅行・学校。この3つはモノが全然ない。今までモノを売ることはいいことで、モノ以外を売ることは悪いこととされていた。情報を売るということはスパイ行為。サービスを売るということは風俗営業。今は情報を売ることがビジネスとなった。我々惣菜屋は情報の付加価値をいかに付けるかが重要となる。元気のいい企業はそれを先取りしている。協会は情報産業に切り替える」と語った。

平成時代の給食の軌跡
30年間の社会情勢や関連法の動き、業界のトピックス

平成14年
2002年

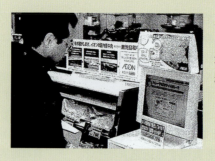

スーパーでもトレサビ
食肉の偽装、偽表示問題により、スーパーでのトレーサビリティ対応も。

社会情勢
5月、サッカーワールドカップ日韓大会
10月、ノーベル賞で日本初のダブル受賞。東京大学の小柴昌俊名誉教授に物理学賞、島津製作所の田中耕一さんに化学賞
- 学校週5日制「ゆとり教育」スタート
- 多摩川のアザラシ「タマちゃん」人気に

関連法・制度
4月、アレルギー食品表示制度、本格的に施行
- 道路交通法が改正、飲酒運転の罰則を強化

食と栄養をめぐる動き
- 牛肉偽装事件
複数の食肉卸売業者が、BSE対策事業の国産牛肉買い取り事業を悪用し、輸入牛肉を国産牛肉と偽って国に買い取りを要請、補助金を搾取した。4月には、雪印食品が廃業、解散した。
- 国産牛肉のトレーサビリティ始まる
- 日本企業の中国進出進む
- ビールから発泡酒へシフト化、不況からか
- 中国野菜から残留農薬検出
- マクドナルド、ハンバーガーを59円に

業界の動き

まさに激動の年となった2002年（平成14年）。1月には雪印食品がBSE対策の緊急保管・処分事業を悪用し輸入牛肉を国産と偽る偽装事件が発覚。その後、他企業も同様の操作を行っていたことが分かった。さらに、メーカー・流通など複数の企業が外国産を国産と偽り、一般の牛肉や豚肉を銘柄品に仕立てる偽表示が次々と明るみに出た。食肉業界は消費者の信頼を大きく損ね、雪印食品は解散。日本食品は倒産に追い込まれ、偽装偽表示問題を起こした企業は、消費者の信頼回復に苦慮した。また中国産冷凍野菜の残留農薬事件、非認定物質を使った香料事件も発生。中国製のダイエット食品で死者も出た。消費者の食に対する不安が高まり、企業のコンプライアンスが強く求められた1年となった。

日本企業の中国進出進む
中国の経済発展に伴い、13億人といわれる巨大市場に世界の注目が注がれた。日本の食品業界ではビール業界、即席めん業界などがいち早く対応。上海市場などで確固たる地位を築いた。02年は、しょうゆ、レトルトカレーなどの大型工場が竣工するなど中国国内での販売に各社が本腰を入れた。

外食産業市場規模
5年連続で前年実績下回る
02年の外食産業は、家庭での1人当たりの外食支出額が対前年で5年ぶりに増加したものの、長引く不況の下で法人交際費は依然として減少を続けた。このような状況から、02年の外食産業市場規模は5年連続で前年実績を下回り、前年より1.1％減の25兆5749億円と推計された。
「集団給食」の市場規模は、3兆7926億円で前年とほぼ同じ（対前年増減率0.0％）で、全体の14.8％を占めた。①「学校給食」（大学の学生食堂は含まない）は、児童数の減少から引き続き前年実績を下回り前年比1.1％減少。②「事業所給食」は、就業者数の減少、飲食店等との競合などにより「社員食堂等給食」は同0.9％減少、「弁当給食」は同2.9％減少。
一方、③「病院給食」は、外食総研の調査によると2.8％増となった。④「保育所給食」は、園児数の増加により前年より3.1％増加した。

外食チェーンで低価格競争
マクドナルドが8月に客離れを防ぐためハンバ

ーガー59円を打ち出した。競合各社は価格競争を避け、セット品の提案で対抗した。

事業所給食で外資系3社、際立つ

不況化下に事業所給食では、企業の倒産やリストラ等による従業員の減少から、食数減は著しく、契約方式の変動制への移行や単価契約への切り替え等、受託側へのしわ寄せが強力になった。

一方、02年は外資系企業の台頭が際立った。エームサービスの成長は堅調で、コンパスジャパン、ソデッソジャパンも業績を拡大、M&Aも増加した。

病院給食、50％の大台に乗るか

病院給食では依然、アウトソーシングが進展。全国の大・中規模の病院における民間委託率は40％を超え、数年のうちに約50％の大台に乗る勢いを見せる。

日給・杉浦会長、ローコストオペレーションによる信用失墜を危惧

日本給食サービス協会は5月22日、通常総会を東海大学校友会館（千代田区）で開催した。

杉浦貞男会長は「デフレの影響が厳しく風向きは依然変わっていない、未だサバイバルの中にいる。給食業界は景気の悪い時も良い時も、常に一歩遅れて響いてくるため、競争は激化し、契約改定や値下げ、またリストラによる事業所閉鎖が続く状況だ。各社が今こそ知恵を出し、汗をかいて、ローコストオペレーションを作っていくことが求められ、集約化で規模を拡大し仕入れのコストダウンを図る機運が高まっている」と述べつつ「確かにローコストオペレーションシステムを成功させ、お客様へ喜んでいただくことも必要だが、しかし一方で、それらの波に乗せられているうちに顧客第一主義、安全で良質な商品提供はじめ心のこもったサービスが難しくなることを危惧している。顧客の信頼を裏切り、信用を失墜させた結果、マーケットが縮小するならば、我々は提案方法を改める必要も出てくるだろう」と見解を示した。

ジェフダ・松尾会長「メーカーとの商材開発と物流管理で生き残る」

全日本外食流通サービス協会（ジェフダ）は01年12月、品川プリンスホテル新館（港区）でジェフダ忘年懇親会」を開催した。

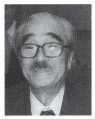

松尾文博会長

松尾文博会長（松尾社長）は「顧みれば戦後の復興を経てようやく景気が良くなってきたと思ったのもつかの間、また歴史を巻き戻したかのように不況に陥っている。こういう時には何より信用が大切である。厳しい環境で、日本の食品産業は空洞化が進んでおり今後さらに進行するであろう。淘汰される企業も増える中、なんとか生き残っていかなければならない」とし、「外食産業は品質と信用が第一。企業も人も姿勢が大切だ。問屋業は経費がかかるわりには利益が少ない業種で、物流・管理・人材がよほどしっかりしていないと利益は出ない。これから大切なのはメーカーと一緒になった商材開発と物流管理チェックである。これをしっかりやらないと生き残れない。そのためにも利益を上げていかなければならない。メーカーとのチームワークと協力をお願いする」と連携を求めた。

首都圏業務用食品卸協・熊倉理事長「異なる経営資源を持ち寄り、団結を」

首都圏業務用食品卸協同組合は1月8日、グランドヒル市ヶ谷（東京新宿区）で新年賀詞交歓会を開催した。熊倉健二理事長（クマクラ社長）は「売上げを中心とした多様な連携組織の力を最大限に活用し、異なる経営資源を持ち寄り、新たな展開を図ることが重要である。中小企業の我々の基本姿勢は連携・闘争・挑戦で"新世紀にはばたけ中小企業"のテーマで団結していきたい」と熱く語った。

第3回技術研究発表会のテーマは「衛生管理」

日本メディカル給食協会は2月、00年より続く食中毒事故やBSE問題などを踏まえて、安全、安心な給食環境を創るための「衛生管理」をテーマに「第3回技術研究発表会」を開催した。

日本介護食品協議会が誕生

02年4月26日、36社が参加した設立総会で日本介護食品協議会が発足した。

平成時代の給食の軌跡
30年間の社会情勢や関連法の動き、業界のトピックス

平成**15**年
2003年

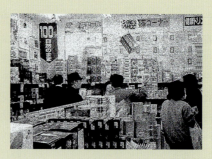

健康ブーム持続
消費者の健康志向の高まりを受けて、健康を謳う商品が好調。ドラッグストアや量販店の売り上げも上昇した。

社会情勢

- 3月、イラク戦争勃発
- 4月、フセイン体制崩壊
- 4月、六本木ヒルズがグランドオープン
- 9月、阪神タイガース、18年ぶりにリーグ優勝
- 新型肺炎（SARS）が世界中で猛威ふるう

食と栄養をめぐる動き

- 輸入農産物から再度残留農薬検出
- 冷食業界で合併・統合相次ぐ
- パートへの保険適用拡大に外食業界反対
  JFなど外食関連6団体は04年度から導入予定の「年金改革に伴うパートタイマー社会保険適用拡大」に反対。1店あたり200万円の経費増と試算。

関連法・制度

- 健康増進法、施行
  健康づくりの基本法として健康増進法が施行。栄養改善法が廃止となる。
- 食品安全基本法が制定。
- 内閣直属の食品安全委員会が発足。
- 生鮮野菜衛生管理ガイド、発表。

業界の動き

　ここ数年、食品業界に相次いだ大事件・事故はなかったが、2003年（平成15年）は冷夏・暖秋で打撃を受けた分野が多く、デフレの継続もあって厳しい年になった。リスク評価を行う食品安全委員会が発足、酒類販売の自由化・発泡酒の増税、さらに04年からは消費税の増税表示、パートの社会保険適用拡大など新たな時代へ向けて、制度・組織の改革が目立った。

「社会保険適用拡大」の動静が最大の課題に

　厚生年金の適用拡大の議論は、非正規雇用者の増加が加速した00年頃から本格化した。外食産業のみならず、パート労働者を抱える多くの産業外に波紋を広げ、産業界からはコスト負担、パート労働者は収入減などの理由で反対の声が上がった。

　JFはいち早く絶対反対の狼煙を上げ、「反対声明を発表、9月には関連6団体による緊急決起集会を開催、反対運動を起こした。JFの声明では基準の引き下げによって、外食産業ではこれまでの5倍以上のパートタイマーが新たな保険料納付対象になると試算。外食企業にとっては、保険料負担は平均でこれまでの3.1倍に膨れ上がり、店舗の中には、コスト増で赤字転落、閉店、撤退に追い込まれる事態も起こり、多くの企業が倒産の危機さえありうると危惧した。

　決起集会で、日本給食サービス協会の中垣英男会長（アイビス社長）は「政府は年金の財源を確保する支え手を増やすため社会保険の適用拡大を目指しているが、特に"週20時間以上"と"年収65万円以上"が問題。当協会は400万人の短時間労働者を雇用しているが、国民の健康や活力の源として毎日、食事を提供するという使命感でやってきたのに、このまま通っては外食・給食の灯が消えてしまう」と問題視した。JFは、他業界団体と連携して、改正案に反対する運動として、100万人の署名活動を展開。12月に厚生労働大臣宛に提出した。こうした世論の声が反映されたためか、翌04年1月になって政府案の先送りが必至となり、法案化はされなかったが、5年後を目途に再検討する旨が規定された。

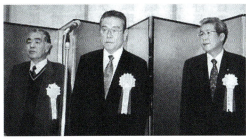

卸3団体の各代表

窪田会長「消費者の不安払しょくが課題、メーカーと協力し安全対策に努める」

　日本外食品卸協会（窪田洋司会長）、全国給食事業協同組合連合会（宇留野弘義会長）、首都圏業務用食品卸協同組合（熊倉健二理事長）の業務用食材卸3団体は1月17日、合同による初の賀詞交歓会を東京の経団連会館で開催した。

　窪田会長は「景気が低迷し外食の環境は厳しく、毎年の前年対比売上減は深刻だ。しかし、30兆円に迫る外食産業は国民の食生活に不可欠であり、我々の果たすべき役割は重要である。一方、この間、食品業界はBSE、偽装食肉、無認可香料、残留農薬問題などで消費者の不信を買い、これをいかに回復させるかが重要な課題である。流通部門の我々もさらに努力しなければと痛感している。国は今年、食品安全確保法案などを成立させ事業者の責任を明確化するが、メーカーとともに安全対策に努めたい」と挨拶した。

給食企業6社が共同購買を目的に「アライアンスグループ」結成

　シダックス（志太勤一社長）は10月22日、魚国総本社（田所伸浩社長）など給食大手6社による食材の共同購買を主目的とした「アライアンスグループ結成」記者会見を東京・千代田区の帝国ホテルで行った。長期不況によるリストラ等を背景に、事業所給食市場は縮小し、外資系企業が参入する中、業界再編成につながるアライアンスグループの結成は業界内外に激震を与えた。

　アライアンスグループ6社を代表して志太代表は概要次のように説明した。

　「今回、若手2代目企業6社が結束し共同購買事業を行うことになった。背景には4つの共通した問題意識がある。①不況の長期化により1社でのコストダウンの限界が出ている②食材の安全安心に対して、受託企業としても組織的な力で顧客

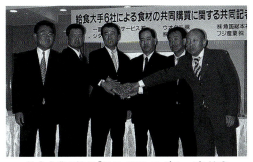

給食企業6社が「アライアンスグループ」結成

に責任を持つ必要がある③外資系企業の台頭により、食材原価への競争力強化が重要度を増している④委託先の福利厚生縮小による受託形態の条件悪化等で、外食産業との垣根が低下し、外食とのスケールメリットに関する競争力が必要になった。こうした状況から、従来型の経営努力を越えた仕組みづくりを行うべきと考え、高い志を持った企業が結集した。その意義は大きい」。

　「参加6社の外食業界に占める売上高は上位15社以内に入り、6社総売上（給食事業のみ）は1809億円。そのうち食材購入総額は約724億円で、売上高の約40％を占めている。共同購買額は初年度50億円、3年後に200億円（約30％）を目標にしたい。新事業のスタートは6社で始めるが、年内中に骨格をつくり具体的に落とし込み、04年以降は志の高い企業を新しい仲間に入れて拡大していく。6社は日頃、給食業界の将来性をどうあるべきか討論しあってきた仲間だ。グローバル化の大きな流れの中で給食業界の将来を考えれば、外食と負けない内容で顧客を引き込み、自信を持ってアピールできる華やかな"場づくり"こそ不可欠と思う。従って、共同販促を通して質量共に底上げを行い、3兆9000億円の給食市場の中で特に事業所給食に強力なメスを入れていきたい」。

学流協選定品が3300万食の大台に

　学校給食物資開発流通研究協会（学流協）は3月13日、東京大手町経団連会館で通常総会を開催した。中村成朗会長（中村角社長）は「02年の理事会で、総会で議決権のない協力会員に正会員となることを要請し、生産会員34社、流通会員116社、計150社の正会員となった。超優良選定品事業も年々評価が高まり、02年は3300万食の大台に乗せることができた」と拡大する選定品の実績を紹介した。

平成時代の給食の軌跡
30年間の社会情勢や関連法の動き、業界のトピックス

平成16年
2004年

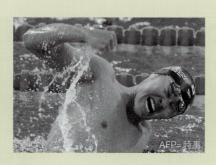

アテネ五輪 日本勢大健闘
水泳の北島康介選手が金メダルを獲得。日本勢は金16、銀9、銅12と活躍した。
AFP＝時事

社会情勢
4月、営団地下鉄が民営化、「東京メトロ」誕生
8月、アテネ五輪で北島康介選手が金メダル
10月、新潟県中越地震
11月、新紙幣発行（1万円札：福澤諭吉、5千円札：樋口一葉、千円札：野口英世）
・「冬のソナタ」がブームに

関連法・制度
4月、消費税総額表示方式、始まる
・「健康食品」に係る制度のあり方に関する検討会の提言」を公表

食と栄養をめぐる動き
・米国でのBSE発生で米国産牛肉が禁輸
・「鳥インフルエンザ」発生確認
　（日本国内では79年ぶり）
・消費税総額表示方式で売上にも影響
　スーパーは新システム導入コスト増、買い上げ減に。中小メーカーは対応に苦慮。
・日清オイリオグループ、J-オイルミルズが新生発足
・ライフ、サミットなどスーパー、深夜営業の導入拡大
・ダイエーが産業再生機構へ支援要請

業界の動き

2004年（平成16年）は猛暑、度重なる台風、暖秋など異常気象に左右された。飲料やアイスクリームは猛暑で好調だったが、秋以降は野菜の高騰が各方面に影響を及ぼした。一方、消費税の総額表示移行に伴い、販売側・メーカー側とも苦慮した1年だった。デフレの継続もあって、菓子・ビール業界が取引制度改革に着手。食用油業界や酒類・食品卸の再編など新たな時代へ向けて制度・組織の改革が目立った。BSE問題・鳥インフルエンザは畜産関係のみならず、外食にも大きな影響を及ぼした。

不況下で、受託側へのしわ寄せ強まる

不況の中、04年も米国BSEや鳥インフルエンザ等による社会問題が相次ぎ、消費者の食品に対する不信感は高まった。事業所給食では、企業倒産やリストラによる食数減に加え、福利厚生の考え方自体の低下により食堂自体が廃止、あるいは契約方式の変更、単価契約への切り替えなど受託側へのしわ寄せが強まった。このため、M＆Aも相次いだ。

村田会長
「新しい価値創造を持った栄養改善が急務」

日本メディカル給食協会は1月23日、新年賀詞交歓会を東京・千代田区の東京會舘で開催した。

村田士郎会長（日清医療食品社長）は、「設立15周年を迎え、180会員、施設数8600ヵ所、ベッド数80万床と大きく成長した。また外部委託率を見ても病院48％、老人施設63％、特別養護老人施設39％と非常に大きい伸びがある。我々協会の責任は重大と改めて感じている。診療報酬改正では食事療養費は見送りになって少しほっとしたが05年の介護保険見直し時が心配。これからは患者個人の食事としても治療の一環と考え、新しい価値創造を持った栄養改善が急務である」と挨拶した。

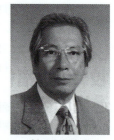
村田士郎会長

メーカー協会、「学給の未来を語る」を冊子に

学校給食用食品メーカー協会は1月20日、東京・

文京区の椿山荘で新年祝賀会を開催した。

祝賀会で河内釣一会長（テーオー食品社長）は「03年は牛に始まり牛で終わった。今年は鶏が出た。メーカーは安全安心が第一。従来は買った素材と工場の安全確認が柱だったが、今は農水畜産業にまで入り込み、安全安心を確認しなくてはならない。120％の安全確認が求められる」と食の安全に触れ「協会は今年30周年を迎えるが、安全安心の次に大切な食育について学校給食はどうあるべきかを考え、『学給の未来を語る』をテーマに冊子としてまとめる」と話した。

日給が業界初の「トレーサビリティ」実証実験

日本給食サービス協会（中垣英男会長）の会員であるグリーンハウス（田沼千秋社長）は、2月16日から本社・東京オペラシティタワーにある18階食堂店舗で、2週間にわたって「トレーサビリティシステム」実証実験を行った。これは、食堂入口の献立ショーケース横にパソコンを設置し、喫食者がタッチ操作で、その日のメニューに使われた食材の生産・栽培の情報と流通履歴の両方の情報を、ICタグを使って簡単に確認できるもの。食材の生産・流通履歴を食堂で確認できることで喫食者の食への不安払しょくにつなげる。

日給、設立30周年記念式典開催

日本給食サービス協会（中垣英男会長）は11月11日、協会設立30周年の記念式典及び祝賀会を東京・千代田区の帝国ホテルで開催した。会員はじめ賛助会員、関連団体など関係者ら約300名が出席し、食品産業界30年間と共に発展してきた協会を祝福した。

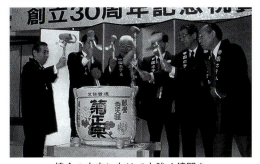

協会の未来に向けて力強く鏡開き

共同購買機構「ファンズエーピー」が発足

03年10月に結成した給食企業5社による「アライアンスグループ」は5月19日、5社が発起人となり、45社を集めて「共同購買機構」発足式を東京・千代田区の帝国ホテルで開催した。共同購買機構の名は「FunsAP」。45社の年間売上高の合計は3737億円でこれは03年度の外食全体の売上ランキングで日本マクドナルド（3873億円）に次ぐ第2位となる。

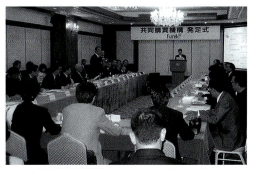

共同購買機構「ファンズエーピー」が発足

シダックスの志太勤一社長は「スケールメリットを徹底的に追求し、メーカーに対するバイングパワーを強化する。今後、21世紀型企業群として社会問題の解決を合言葉に、相互に役割を補完し合い、連帯し合って事業を進めていきたい」と抱負を語った。長期不況を背景に、事業所給食そのものの市場が縮小傾向にある中、大同団結による共同購買機構のバイングパワーの誕生は業界内外へ様々な影響を及ぼした。

第4回技術研究発表会のテーマは
「嚥下摂取障がい者に対する食事の工夫」

日本メディカル給食協会は2月16日、東京台東区にある東食健保会館で、「第4回技術研究発表会」を開催した。今回は高齢化社会を見据え、「嚥下摂取障がい者に対する食事の工夫について」をテーマに、発表会員はそれぞれ嚥下食調理への取り組み等を具体的に発表した。

日清医療食品
一冨士フードサービスを子会社化

日清医療食品は11月16日、更生計画に従い一冨士フードサービスの全発行済株式を取得して子会社化した。取得価格は50億円。今回の子会社化によって、同社は基幹の病院給食に加えて、事業所給食や学校給食も手がける総合給食事業会社化を進める。

平成時代の給食の軌跡
30年間の社会情勢や関連法の動き、業界のトピックス

平成17年 2005年

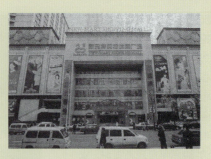

中国進出企業の生産販売加速
大衆消費社会を迎えた中国に進出企業が増加した。(写真は大連にある大型商業施設)

社会情勢
- 3月、愛知万博「愛・地球博」開幕
- 4月、JR福知山線脱線事故
- 8月、郵政解散、総選挙で自民党が圧勝
- 10月、ディープインパクトが無敗でクラシック三冠制覇
- 日本の人口、統計開始以来初の自然減に

食と栄養をめぐる動き
- 北米産牛肉、2年ぶりに輸入再開
- 冷食メーカー、海外生産拠点の増強進む
- メタボリックシンドローム診断基準まとまる
  日本内科学会をはじめとする8学会が合同で、日本人にあったメタボリックシンドロームの診断基準を設定した。

関連法・制度
- 栄養教諭誕生
  4月、教職員免許法、学校給食法等の一部が改正され、栄養教諭制度が導入された。
- 食育基本法、施行
- 農水省「外食における原産地表示に関するガイドライン」通知

業界の動き

2005年(平成17年)は北米産牛肉輸入の再開、鳥インフルエンザの動向、06年5月実施の残留農薬などのポジティブリスト制など、消費者の食の安全・安心への関心が一層強まった年となった。一方、総務省の人口推計月報によると、外国人を含む日本の総人口は05年1月に前月比マイナスとなり、人口減少時代に突入した。

病院給食の民間委託、50%を突破

病院給食分野では、医療施設の経営悪化によるアウトソーシングが加速し委託化が進展。全国の大中の病院における民間委託率は50%を超えた。

一方、学校給食分野では、少子化による生徒数の減少と自治体の税収対策などから、給食の民営化が全国的に進展した。

食の信頼回復、外食産業の再構築が必要

日本フードサービス協会(JF)は1月19日、東京のホテルオークラで新年会を行った。冒頭、横川竟会長があいさつに立ち、今年のJFの課題について概要を次のように述べた。

「まず、情報開示を正しく早く行うことによる食の信頼回復。この間、残留農薬、無許可添加物、BSE、牛肉偽装、鳥インフルエンザなど多くの問題があったが、消費者に正しく情報が伝わっているかどうかは疑問。情報開示の内容やシステムの差が今後企業の優劣差に表れる。2つ目に消費税問題。もし上げるのであれば公平なものでなくてはならない。例えば、テイクアウトは5%で、店舗で食べると10%などというのでは公平な競争はできない。外食産業は食品産業全体の40%シェアであり、その中での税金が違うのは公平ではない。差別には絶対反対する。3つ目に外食産業の再構築だ。外食市場は7年前の29兆2000億円が04年は25兆円を割り、4兆数千億円落ちている。店が増えて売り上げが落ちるのは既存店の客数が減り続けているため。経営者は反省すべき。既存店の客数が減っては企業の存続はない。30年前と変わらない商品や仕組みでモノを売っている。一方、中食は7兆円産業といわれているが、すでに10兆円に到達して

いるとも見られている。中食は年間1兆円ずつ成長している。主流が中食に移りつつある中で、外食が何をするのか明確にする必要がある」。

日給、安全な食事を提供するため「わかりやすいドライ運用システムマニュアル」発刊

日本給食サービス協会は、厨房のドライ化を正しく理解するための『安全な食事を提供するために わかりやすいドライ運用システムマニュアル』を3月に発刊した。この本は、5月の総会で退任した中垣前会長の協会責任者としての最後の作品で、協会安全衛生管理

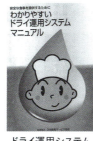

ドライ運用システム
マニュアル

委員会の山本裕康委員長（メーキュー社長）が実行責任者として制作したもの。企画にはサラヤが全面協力しており、ものづくり大学の野村東太学長が監修した。

この本の前文で、中垣前会長は「（これを）活用することで、品質管理のレベルアップに大いに貢献し、更なる技術力・サービス力の向上につながる」と述べた。

熊谷会長「厨房機器の標準化を推進 認定制度の策定目指す」

日本厨房工業会は1月13日、新春賀詞交歓会を東京港区のメルパルク東京で開催した。熊谷俊範会長（フジマック社長）は「当協会は今年も厨房機器の各種標準化を推し進め、認定制度の策定まで漕ぎ

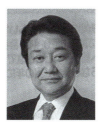

熊谷俊範会長

着けたい。また、組織を拡大し地方支部の活性化をしていくことが業界のレベルアップにつながる」と抱負を語った。

奥脇会長「学校給食のニーズに対応 メーカーの責任を果たす」

学校給食用食品メーカー協会は定時総会を5月20日、東京・文京区の椿山荘で開催した。ヤヨイ食品の奥脇裕社長を新会長に迎え、新たな体制で各種事業等を行うこととなった。奥脇会長は「新会員7社も加わり、一緒に活動していく。学校給食に

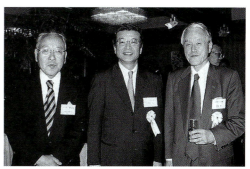

左から、河内釣一前会長、奥脇裕新会長、内田淳副会長

対する時代の要請にメーカーとしてきちっと責任を果たし、存在感を強めていくことが我々の役割である」と挨拶した。

日本メディカル給食協会、病院の食事サービスの現状と課題についてシンポジウム開催

日本メディカル給食協会は3月8〜11日にかけてフードケータリングショーのキッチンステージにおいて、「これからの病院・介護福祉施設で求められる食事サービスとは」をテーマにシンポジウムを開催した。

村田士郎会長は「外部委託が認められてから15ほど経つが、協会は今や190社となり9200箇所の施設で1日87万人に食事を提供、1年で約300万食を提供している」と実績を語り「外部委託のメリットは情報交換をしながら向上でき、食材も良いものを安く仕入れられる点」と訴えた。

また協会設立に貢献した内藤病院の内藤賢一院長は「医者は栄養について勉強する機会があまりない。管理栄養士がうまく生きる場所を作るべきであり、栄養士が患者さんのところへ行くシステムを考えて

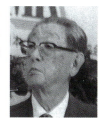

内藤賢一院長

いかないとダメ。病院単体ではなく、国民全体のことを考え、今後の対処をシステム化していく必要がある」と見解を示した。

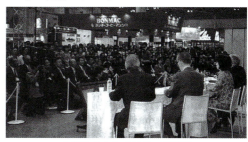

会場はあふれるほどの超満員

平成時代の給食の軌跡
30年間の社会情勢や関連法の動き、業界のトピックス

平成18年
2006年

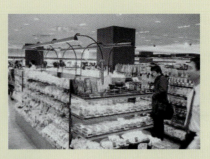

高齢社会に対応した店作り進む
什器を引くし全体を見渡せる売り場も。

社会情勢
- 3月、第1回WBCで王ジャパンが優勝
- 9月、秋篠宮紀子さまが男子を出産、悠仁さま、ご誕生
- 9月、第1次安倍内閣が発足、戦後生まれ初の首相
- SNS「Twitter」「Facebook」サービス開始

食と栄養をめぐる動き
- 企業再編、提携が活発化
- 高齢化で高級志向商品がヒット、二極化に
- 飲酒運転規制強化が酒類、外食に影響
- メタボリックシンドロームが流行語選出
- ノロウイルスの食中毒が多発！

関連法・制度
- 食育推進基本計画がスタート
  毎月19日を「食育の日」、6月を「食育月間」に。
- 医療制度改革関連法が成立。
- 栄養マネジメント加算の創設
- 入院時食事療養費が改編(1日あたりから1食単位へ)
- 特別管理加算、選択メニューの廃止
- 栄養管理実施加算の新設

業界の動き

2006年（平成18年）は食品業界企業再編が進んだ。これまで製油、精糖、中間流通で推進された企業再編が、06年は日清食品が明星食品を、キリンビールがメルシャンをそれぞれ子会社することが決まり、流通でもイオンがダイエーの再建支援優先交渉権を獲得、阪急百貨店と阪神百貨店の業務提携もあった。一方、高齢化で高級志向商品がヒットした年でもあった。高齢社会の到来に合わせるように「プレミアム」「ブランド化」「こだわりの材料・製法」など高級志向の商品が目立ち、量より質で高齢者の需要を掴む商品が増え、社会状況を反映してか二極化が顕在化した年となった。

メーカー協会、食育とグローバル活動に注力

学校給食用食品メーカー協会は1月10日、東京文京区の椿山荘で新年祝賀会を開催した。講演会では「これからの食品メーカーの経営について〜変化への対応〜」をテーマに、理研ビタミンの永持孝之進名誉会長が基調講演を行った。

祝賀会で、奥脇裕会長（ヤヨイ食品社長）は、「政府の見通しより2年早く日本は少子高齢化を迎え、転換期に立っている。知育・徳育に続き05年より食育が見直され食育基本法が成立、栄養教諭制度が始まるなど具体化に向けた2年目となった。当協会も学校給食を中心に会員メーカーと流通など各関係者の皆

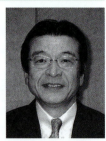

奥脇裕会長

さんと共に努力したい。また、グローバルな視点からは国際連合世界食糧計画WFP活動にも協会としてしっかり取り組んでいく。ものづくりの責任や使命はますます重要となった。強くたくましい日本の子どもたちづくりに向け食育を共に進めたい」と抱負を語った。

乾杯は、全国学校栄養士協議会の田中信名誉会長が行い、「今年は栄養教諭として決意を新たにしている。管理と指導の両立は大変だが、貴協会と一緒に頑張りたい。日本の将来を案ずるが、子どもは大人のするようにしかしないもので大人の責任は大きい。"早寝・早起き・3度の食事・運動"を当り前としていきたい」と乾杯した。

第1回学校給食甲子園、開催

全国学校給食甲子園実行委員会は12月5日、東京・豊島区の女子栄養大学で第1回「全国学校給食甲子園─地場産物を活かした自慢料理─」を開いた。47都道府県の小・中学校、給食センターから1514校が参加し、2回の選考を経て12校が出場。長野県チームが優勝した。

青木会長「製販会員の努力で4000万食へ」

学校給食物資開発流通研究協会は3月16日、通常総会・会員研修（講演）会及び「設立30周年記念式典」を東京・千代田区の経団連会館で開催した。懇親会で、青木昌博会長（名給社長）は、「これまで製販会員の安全安心で優れた商品づくりへのたゆまぬ努力で選定品を普及させ、3500万食を超えるまでに発展してきた。これから4000万食に羽ばたくよう頑張ろう」と挨拶した。

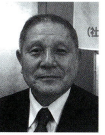
青木昌博会長

荻久保会長「最新の衛生管理で安全・安心」

東京学校給食サービス協会は7月31日、東京都・江戸川区にある江戸川区立タワーホール船堀で06年夏季講習研修会を開いた。この講習では安心・安全な給食を提供するために、食中毒発生防止ならびに安全衛生管理の向上を目的とし、会場には学校給食関係者をはじめ学生も多く集まった。

開催にあたり、荻久保英男会長（東洋食品社長）は「学校給食で一番心配なのは衛生管理である。食中毒が発生すると会社はもちろん、協会のイメージダウンや会員などにも被害が及ぶ。だから、しっかりしなければならない。年毎に変わっていくので今回は最新の衛生管理を伝える」と衛生管理の必要性を訴えた。

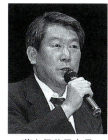
荻久保英男会長

エヌケイアールがタイ国視察研修

エヌケイアール（日本給食品連合会＝田中耕太郎会長）の日給連情報事業委員会（上野秋芳委員長）は人手不足や人件費高騰等の諸課題を抱えた中国食品事情に対し、中国の次の食品供給国状況を調査するため2月23日～26日、全国5ブロックの情報事業委員会及び記者団など計22人によるタイ国視察研修を行った。

日給連など4団体、廃棄物処理意見書を送付

日本給食品連合会など学校給食業界の卸業者とメーカー4団体は3月、「給食現場から出る廃棄物の適正処理のお願い」意見書を全国の自治体や小中学校に送付した。

日給、「原産地表示指導者育成セミナー」開催

日本給食サービス協会は7月13日、「原産地表示指導者育成セミナー」を開催した。野々村禎之会長（ウオクニ社長）は冒頭、「協会では原産地表示の普及、食事バランスガイドの配布、食育の促進、食の安全・安心を軸に事業を進めている。会員企業は少しでも原産地表示に取り組まれ活動してもらいたい」と期待をかけた。

日清医療食品、アイビスを完全子会社に

日清医療食品は1月12日付で、アイビスの買収、完全子会社化を発表した。17日付で、アイビス社長、筆頭株主の中垣英男氏などから全株式を買い取り、同日付で中垣社長は代表取締役会長に、日清医療食品の熊谷佳明中部支店長が代表取締役社長に就任した。

日本メディカル給食協会、『第1回MK栄養学会』開催 "臨床のできる栄養士"を目指して

日本メディカル給食協会は臨床の栄養管理のできる管理栄養士の育成を目指して、協会内に栄養士会を創設。2月17日には有楽町朝日ホール（東京）で「創造～技術と知恵の道標～」をテーマに、『第1回MK栄養学会』を開催した。

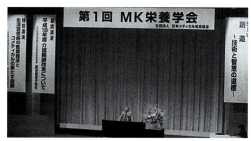
第1回MK栄養学会

平成時代の給食の軌跡
30年間の社会情勢や関連法の動き、業界のトピックス

平成19年
2007年

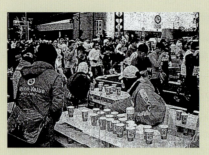

東京マラソンに3万人
初開催となった東京マラソンに約3万人が参加。大塚製薬が「アミノバリュー」を配布した。

社会情勢
- 2月、東京マラソン、初開催
- 6月、iPhone発売
- 7月、新潟県中越沖地震
- 動画共有サイト「ニコニコ動画」サービス開始

関連法・制度
6月に改正食品リサイクル法が公布、12月に施行。

食と栄養をめぐる動き
- 食品偽造事件
  食料品の小売・卸売や飲食店の食品提供において、生産地、原材料、消費期限・賞味期限などを偽り、流通・市販した。「不二家」「赤福」「船場吉兆」など相次いだ。
- 酒類・飲料にも本格的に健康志向の波
  糖質ゼロやカロリーオフの商品がビールや清酒で発売。
- 農産物の国際価格が急騰し食品価格上昇
- 世界に広まる日本食ブーム
  寿司に代表される日本食が欧米、アジアなどでブームに。

業界の動き

2007年(平成19年)は農作物の国際価格が急騰し、相次いで食品の価格改定が行われた。シカゴ商品取引所の国際価格は小麦が9ドル台、とうもろこしが4ドル台、大豆は11ドル台(各ブッシェルあたり)と史上最大値の水準となった。加えて海上輸送料は120ドル/t(米国ガルフ-日本)と06年の2倍に跳ね上がり、日本到着価格の一層の上昇につながった。農産物だけでなく、乳製品、畜産物、魚介類も上昇。食料自給率が39%に低下した日本にとっては他国より重要な影響を及ぼし、食品メーカーは次々と値上げを発表。小麦粉関連品、畜産・乳製品、味噌・しょうゆ、菓子、菓子、冷凍食品など値上げ発表が続いた。一方、寿司に代表される日本食が健康志向などから欧米・アジアなど世界でブームに。日本酒、しょうゆなどの海外事業は好調に推移した。

日本メディカル給食協会・小野寺会長
「6つの委員会を中心に理にかなう事業を」

日本メディカル給食協会は1月19日、新年賀詞交歓会を東京・千代田区の東京會舘で開催した。

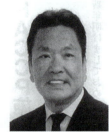

小野寺眞悟会長

小野寺眞悟会長(レオックジャパン社長)は「最近、ノロウイルスが多発しているが、会員企業は真正面から取り組んでいる。協会も19年目に入り、安全で安心が使命と食事提供を充実させてきた。反面、06年から医療機関や福祉施設の診療報酬や介護保険が見直され、経営が苦しく、そのしわ寄せが会員企業に来ている。このため6つの委員会が中心となり各種事業を行い、地固めを行う。今後も理にかなうことをやっていく」と抱負を語った。

JFSA、佐藤最高顧問の「卒寿」祝う会開催

日本外食流通サービス協会(JFSA)は4月20日、仙台市で第45回総会および方針発表会を開催した。開催あいさつにたった佐藤正之会長(サトー商会社長)は「当会は45周年を迎えた。45

年前に想いを馳せると、佐藤正治現最高顧問がサトー商会を立ち上げて12年目のこと。私が中学生のとき、めったに会えない父が会社を急に辞めると言い出した。幹部の多くがクーデターを起こし、他社が間に立って事なきを得たのが45年前だった。それから同志を求め、コールドチェーンを作り、大企業に負けない組織を作るためJFSAの理念実現のため東北エリアで働いた」と振り返り「モノもカネも信用もなかった時代に共感してくれた会員に感謝したい。当会は創業者の強烈な信念・志に共感する方々の集まりである。佐藤最高顧問は今年の5月で満90歳を迎えるため、今総会後の祝宴を『卒寿を祝う会』とさせていただきたい」と述べた。

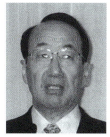

佐藤正之会長

日給・野々村会長「資格認定事業を一本化し学校給食の業務代行保証を充実」

日本給食サービス協会は5月17日、総会・講演会・懇親会を東京・霞ヶ関ビルの東海大学校友会館で開催した。

野々村禎之会長は「食育基本法成立や食育推進会議など新たな時代の中で、協会の取組みも従来の事業を見直していく。資格認定事業については『給食サービス管理士資格認定事業』と『学校給食受託管理士資格認定事業』を一体化し、業界の底辺拡大を図り人材確保に努めるとともに、現場責任者のレベルアップに努める。また、学校給食では受託業務の代行保証を取り入れ人材育成と業務代行保証を充実させるよう努める。なお、パート労働者に対する厚生年金の拡大適用問題では断固反対に取り組む」とあいさつした。

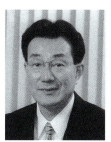

野々村禎之会長

メーカー協会・三島会長「学校におけるメーカー協会の存在感強める」

学校給食用食品メーカー協会は定時総会及び講演会・懇親会を椿山荘（東京）で開催した。三島豊新会長（三島食品社長）は、「年明け早々、菓子メーカーで食の安全・安心に関わる事故があり、しっかり対応していかねばと、改めて思った。作る人、届ける人、栄養管理する人、調理をする人、食事をする子どもたち…こうしたフードバリューチェーンをしっかりつなげていくことが我々の使命と思う。学校給食に対するメーカーの存在感を強めていくために協会の役割を強化していきたい」と意気込んだ。

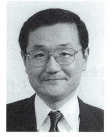

三島豊会長

給食業界初？ エームサービスが映画タイアップのメニューを提供

エームサービスが業界に先がけておもしろい試みを行った。210万部を超える大ベストセラー『東京タワー オカンとボクと、時々、オトン』（リリー・フランキー著）を映画化した作品が、4月中旬から全国で封切られたが、これに合わせ同社が受託運営する社員食堂などで原作や映画のシーンに使用された料理を再現、イベントメニューとして提供したのだ。

同作品に登場する「オカン」は自分の手料理を大勢の人に食べてもらうことが大好きで、著者が成長する60年代、70年代のレトロな食事や故郷筑豊の郷土料理がたくさん登場している。そこで、同社の総合研究開発部門IDSセンターでは、これらの料理を再現することに挑戦。撮影で使用したメニュー情報を基に郷土食をリサーチするなど再現できるまで改良を重ね、製作委員会の承認を得てイベントメニューの展開ができることになった。提供されるメニューは「オカンのお弁当」と「ボクが育った筑豊の味」の2品。

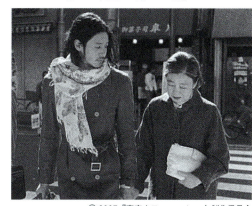

©2007『東京タワー〜o.b.t.o』制作委員会

平成時代の給食の軌跡
30年間の社会情勢や関連法の動き、業界のトピックス

平成20年 2008年

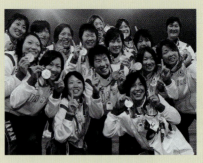

北京五輪・喜びの日本チーム
女子ソフトボール決勝、日本は米国に勝利し、悲願の金メダルを獲得した。中央は連投でチームを優勝に導いた上野由岐子選手。

社会情勢
- 8月、北京五輪で、女子ソフトボールが金メダル
- 9月、リーマン・ショック
- 10月、日経平均株価、バブル後最安値の7162円を記録
- 12月、新宿コマ劇場が閉館

食と栄養をめぐる動き
- 中国製冷凍ギョーザ事件
  中国製冷凍ギョウザによる食中毒事件。ギョウザから農薬「メタミドホス」を検出。中国製食品への不安高まる。
- 事故米の不正転売が発覚
  カビ毒や基準値を超えた残留農薬が検出された米を食用に不正に転売する事件が発生した。

関連法・制度
- 特定健診・特定保健指導 スタート
  医療保険者に義務付け、メタボリックシンドロームの概念を導入したプログラムにより実施。
- 栄養ケア・ステーション開設
- 改正パート労働法、労働契約法施行
- 文科省、「学校給食衛生管理の基準」を一部改訂

業界の動き

　2008年（平成20年）は、07年から続く原燃料の上昇によるコストアップが企業努力の限界を超え、食品各分野で値上げが実施され、家庭の食生活、量販店の商品構成・販促などにも影響を及ぼした。また、食品の安全・安心を損なう事案が続出した年でもあった。数人の中毒患者が出た1月の天安食品事件から始まり、メラミン混入乳製品、農薬入りインゲン、トルエンつぶ餡など薬物混入事件が続き、冷凍食品や中国産食品の需要が一時、激減した。また、事故米は全国各地に飛び火し、原産国表示を偽る事例も多発。消費者の食品に対する信頼を損ねる事例が相次いだ。

内食化傾向強まる
　食品価格上昇と食の安全・安心をめぐる事故が多発した結果、家庭内調理の比率が高まった。家計消費支出によると生鮮品と調味料などを合計した素材（内食）系の支出が明確に上昇した。

外食産業、「生活防衛意識」に苦戦
　外食業界は消費者の「生活防衛意識」に苦しめられた1年となった。大手チェーンのかじ取りは年々厳しさを増しており、特にファミリーレストラン業界で表面化した。「すかいらーく」グループや「デニーズ」といった老舗郊外型店舗を中心に大規模な店舗閉鎖が行われ、中堅チェーンも不振が続いた。節約志向が高まる中、低価格と高価格志向の二極化が進み、消費者による業態の選別化が加速した。

打倒メタボ！給食サービス事業者が健康メニューを強化
　国は「特定検診・特定保健指導」を4月1日からスタートした。40～74歳において、メタボリックシンドローム（内臓脂肪症候群、以下メタボ）の該当者は約920万人、予備軍は約980万人、合計約1900万人と推定されている。
　対策には生活習慣の改善や運動も大事だが、「食事」も大きなポイントとなる。給食産業界各社でも、メタボ検診を追い風と捉え、さまざまな取り組みを行った。
　『「STOP！ざ・メタボ」キャンペーン2008』

を計画しているウオクニでは、2007年にメタボメニューコンテストを実施した。08年度からは、出品されたメニューの提供を開始。ポスターなどでのメタボに関する情報提供や、アンケートによる健康意識調査の実施、

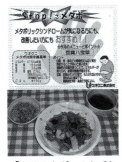
「STOP！ざ・メタボ」

社員からお客様へのメタボ指導の実施なども。

　一方、葉隠勇進では委託先従業員の健康相談や米穀安定供給確保支援機構とのタイアップで「食事バランスガイド」を活用したメニュー提供を4事業所で実施した。健康診断の結果を見てからではなく、日頃から食事に関心を持つことが大切との認識が喫食者に広まり、献立を工夫し、ヘルシーな食事ができるようになったと受託先からも高評価を得た。

脇本会長
「学校給食を支える大切な使命がある」

　神奈川学校給食サービス協会は8月18日〜25日、第8回夏期講習研修会を開催した。8月18日に横浜市西公会堂で開催された衛生管理に関する研修会で、脇本実会長（ハーベスト社長）は「8年目となる今年は、5

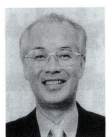
脇本実会長

会場で2100人が参加する大規模な研修会となった。現在神奈川県では委託率が25％だが、これが100％になれば8000人規模での開催となる。今、大きな課題は"食育"だ。特に子どもの学校給食を支える皆さんは大切な使命を担っている。今日はしっかり勉強してほしい」と期待を込めた。

全給協、創立30周年記念式典開催

　関東給食会など全国の業務用卸が会員の5つの給食会で組織する全国給食事業協同組合連合会（全給協）は5月30日、「創立30周年記念式典」を東京・港区の品川プリンスホテルで開催した。会員・取引先・行政関係者ら約150人が参列する中、加藤孝彦会長（コーゲツ社長）は「食育への取り組み強化、環境への対応、IT活用で情報提供に努め、連携と共生を目指し、まい進する」と意気込んだ。

全日本外食流通サービス協会
㈱ジェフダ設立

　全日本外食流通サービス協会（＝ジェフダ、富永征男会長）は6月5日、第28回総会を東京・港区のホテルオークラ東京で開催した。開催後の報告会で、取引先関係者ら190人出席の中、新会社㈱ジェフダを5月21日に設立したことを報告。共販・PB商品の販売事業において食の安全・安心、コンプライアンスの徹底や取引の明確化を図るとした。

業務用食品4団体、学校給食状況を調査

　給食業界の業務用食品4団体協議会（日給連、全給協、学流協、メーカー協会）は06年と07年（廃棄物関連の補強調査）の2回にわたり、全会員に業務用諸問題に関するアンケートを実施。その報告書を07年12月に発表した。アンケート内容は全て学校給食に関するもので、①廃棄物引取り実体調査②受注後の突然のキャンセル問題の状況③海外製品忌避問題の状況④アレルギー問題の状況の4点。「廃棄物引取り実体調査」では、「現在も引取っている」7418カ所に対し、「06年時点で引取りをしていない」7929カ所、「06年以降是正されたため引取りを行わなくなった」2001カ所となり、適正処理率は57％となった。アレルギー問題では、物質使用不可の学校（割合）が、そば29％、卵8％、牛肉8％、乳・落花生・大豆が7％となった。

中国製餃子事件もあり業務用食品価格が高騰
尾家社長、メニュー革命を提案

　世界的な原材料価格の上昇に加え、中国製餃子事件を契機とした中国の対日輸出停止により、業務用食品の価格が高騰した。尾家産業の尾家啓二社長は「輸出中止状態はいつまで続くのか。国産品は絶対量が不足しており、取り合いになる。高い原材料、取り合い、欠品…」と懸念。「食材の値上げでメニュー単価が上がれば客離れも起こる。思い切ってメニューを刷新するメニュー革命が命運を分ける」と話した。

平成時代の給食の軌跡
30年間の社会情勢や関連法の動き、業界のトピックス

平成21年 2009年

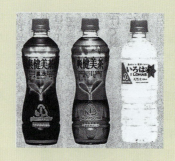

サステナブルな商品開発も
コカ・コーラが植物由来素材次世代PET開発。環境への配慮を強化した。

社会情勢
- 1月、バラク・オバマ氏がアメリカ大統領に
- 2月、映画「おくりびと」がアカデミー賞最優秀外国語映画賞に
- 5月、裁判員制度がスタート
- 6月、マイケル・ジャクソンさん急逝
- 8月、民主党が衆院選で圧勝、政権交代へ
- 9月、鳩山内閣が成立

関連法・制度
- 消費者庁、発足
  第1回「健康食品の表示に関する検討会」が開催。

食と栄養をめぐる動き
- 低価格志向加熱の一方で消費の二極化も
  消費者の低価格志向が一層進み、スーパー各社ではNBやPBの値上げが相次いだ。その他、200円台の弁当投入、ディスカウントストア業態の開発なども各社で進んだ。一方、高質だが値ごろ感ある価格に設定した商品もヒットした。
- 内食化で簡便調味料、新ジャンルが好調
- 冷食の弁当商品が健闘
- 居酒屋業態で「均一低価格業態」の競争が激化
- ハイボールブームでウイスキーが復権

業界の動き

2009年（平成21年）は、近年の原燃料価格の高騰はひとまず落ち着くも、それでも高騰前に比べれば高値で推移し、消費マインドは冷え込んだまま、節約志向で内食化が定着した。そのような中、冷凍食品では惣菜類などの弁当商品が健闘した。内食化が進む中、割引販売が奏功。キャラクター弁当もメーカーがコンテストを開くなど盛り上がった。

居酒屋業界で「均一低価格業態」の競合激化

外食市場は景気後退の影響が大きく、各社が価格訴求に走った。特に居酒屋業態では、もともと均一価格業態で好調な業績をあげていた鳥貴族を筆頭に中堅規模の三光マーケティングフーズが既存業態の均一価格バージョンを次々に展開。モンテローザやコロワイド、大庄など大手チェーンも参入し、「均一低価格業態」による競合が激化した。

日給、メタボ改善活動発表会を開催

日本給食サービス協会は2月25日、メタボ改善活動発表大会「～お客様の健康の手助け！～給食会社のメタボ対策の実践活動発表大会」を東京ビッグサイトで開催した。発表企業は、藤江、テスティパル、トモ、グリーンハウスの4社。

協会は給食事業者の人事労務担当者に向けた質問＆回答スタイルの『人事・労務問題のあれこれQ＆A』を発刊。3月に「労働契約法」が新たにスタートしたことや、4月から「改正パートタイム労働法」が施行されたことを受け、就業形態の多様化に対応した労働法制の激変を見越し、制作した。

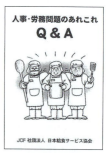

『人事・労務問題のあれこれQ＆A』

志太新会長
「公益法人化と学給受託業務に注力」

また、協会は5月の総会で役員改選を行い、新会長にシダックスフードサービスの志太勤一社長が就任した。志太会長は「新たな公益社団法人に向けての取組みと学校給食受託業務の推進の取組

みを重点課題に行う」と力強く就任あいさつを行った。

日給連創立50周年
岡村会長「推奨・PB・選定事業をさらに推進」

日本給食連合会は5月13日、総会、特別講演並びに「日給連創立50周年記念式典・祝賀会」を東京・文京区の椿山荘で開催した。新会長に就任した岡村純モリレイ会長は「日給連は50周年を迎え、厳しい状況の中ですばらしい業績をあげた。全体として推奨品事業は107.3％、PB商品事業は111.5％、選定品事業は104％となり、選定品とPB品の総食数も3984万食、105％となった。これは会員の意識向上と努力、メーカーの支援による。50年の実績のもと、08年度も事務局の拡充、会員の社員教育の充実、業界内の団体等の連携に努め、今年度も柱事業の推奨・選定・PBの各事業を推進していく」と抱負を語った。

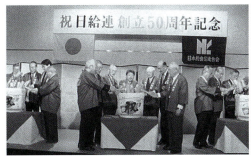

盛大な鏡割り

東京学校給食サービス協会、一般社団法人に　荻久保会長「食育や環境問題にも対応」

東京学校給食サービス協会は5月27日、「一般社団法人東京学校給食サービス協会設立記念パーティ」を東京・港区の明治記念館で開催した。

荻久保英男会長は「東京都の学校給食の調理委託業務は、まず足立区と台東区で5社からスタートした。そして協会設立の2000年には委託380校、委託率19％に。それから9年が経ち、現在は会員45社で1080校、東京都全体では約58％、23区では70％弱までが民間委託された。これはまさに会員のレベルアップの成果であり、今や病院と並びもっとも伸長する業界となった」と実績を誇り「協会事業は、主に調理技術の向上と各社の協調を目指し努めてきた。調理以外の物品でもコストを抑え質の良いものを提供し、また夏期講習会は10年目を迎えるほど各自治体にも好評だ。特に衛生管理講習会は業界では常識にまでなっている。今回、一般社団法人化されることで自治体にアピールでき、信頼され、各種相談もできる。そして縁のなかった自治体にも幅広い繋がりができるなど法人格として対応できるメリットは大きい。今後は食育や環境問題など自治体からの様々な要求に応えていく」と意気込みを語った。

グリーンハウス、女子栄養大学と産学協定
「あすけん」の栄養アドバイスを強化

グリーンハウスと女子栄養大学は1月29日、女子栄養大学で健康管理に関わる取り組みについて産学協定調印式を行った。

協定内容はグリーンハウスの子会社ウィットが開発運用する健康プログラムアプリ「あすけん」において、会員に向けた栄養指導の監修を女子栄養大学が行うというもの。またデータを活かした共同研究の企画を立て、学術的な研究成果の発表や健康関連商品の開発もしていく。

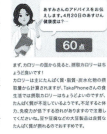

「あすけん」画面（例）

グリーンハウスの田沼千秋社長は「協定を結ぶことにより、お客様の健康に関してより役に立つ情報を提供できる。健康管理プログラムだけでなく、時間をかけて案内できるものを作っていきたい」と今後の期待を話した。

エームサービス、「Smart Diary」を開発

エームサービスは日本ソフト開発とタニタの3社共同で、食堂から健康管理をサポートする新システム「Smart Diary」を開発、企業向けに販売を開始した。食べたものや栄養のバランス、身体データ運動量を、エームサービスの食堂やタニタの体組成製品を使うことにより、自動的にデータを蓄積し、ネットで簡単に見ることができる。またエームサービスの栄養管理マネジメントシステムと組み合わせることにより的確な栄養や運動のアドバイスを受けることができる。食事や運動の情報を簡単に、楽しく、わかりやすく管理するのが開発のコンセプトだ。

平成時代の給食の軌跡
30年間の社会情勢や関連法の動き、業界のトピックス

平成22年 2010年

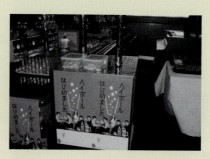

ハイボールが人気
09年のサントリーの角ハイボールの仕掛けが奏功し、引き続き販売が好調となった。

社会情勢
- 6月、サッカーワールドカップ南アフリカ大会で日本ベスト16
- 6月、小惑星探査機「はやぶさ」が地球に帰還
- 8月、AKB48「ヘビーローテーション」がブームに
- 9月、尖閣諸島中国漁船衝突事件
- 「もしドラ」がベストセラーに

関連法・制度
- 多職種協働による栄養サポートチーム加算の新設

食と栄養をめぐる動き
- 歴史的猛暑が業種間で明暗分ける
- 低価格志向の中にも節約疲れ見られる
  低価格志向が進むも、プレミアムデザートが伸長しているほか、惣菜分野では「ハレの日」のごちそうも好調で、消費の二極化が一層進んだ。
- 政府、TPP協定に参加検討を表明
- 新商品のヒットでファストフードが好調
- 買い物弱者へ新形式店舗やWEBなど活発化
- 介護食市場、2ケタ増へ
  UDF生産実績が前年対比15.2％と拡大。

業界の動き

2010年（平成22年）は、今年の漢字に「暑」が選ばれるほど、夏の暑さは記録的に。飲料やアイスなど好調な業種もあるが、ビール、カレー、焼肉、牛肉などは伸び悩んだ。また、高温により野菜の生育不良から、秋は野菜高となり、秋口は鍋つゆやサラダ調味料に影響が出た。デフレ不況により、外食・給食産業が過酷な価格競争で悪戦苦闘の中、学校給食において調理業務の民営化が進んだ。特に東京都では、10年前の委託率10％から、10年は23区で78％、東京都全体でも60％まで拡大。今後、全国（委託率2割程度）に広がることが予想される。

荻久保会長「食中毒事故を教訓に従業員の質的向上と衛生管理徹底に努める」

東京学校給食サービス協会は1月19日、新春賀詞交歓会を東京・飯田橋のホテルグランドパレスで開催した。荻久保英男会長（東洋食品社長）は「1986年に足立区で学校給食の調理業務が委託化されて以来、今や区内で917校（73％）が委託化され、都下を含めれば1080校（64％）まで進んでいる。これは会員企業のレベルアップの賜物と深く感謝したい。平均して全会員で毎年90～100校はカバーしており、09年度も106校が委託化された。千葉県（47％）や埼玉県（34％）も委託化が進んでいる。関東のマーケットはまだまだ大きく、発展する余地は今後も大きい」と更なる委託拡大の意気込みを語った。

また、「我々受託企業にとってのポイントは、従業員の質的向上と衛生管理徹底の2つといえる。この充実のため、これまで毎年研修会を行ってきたが、09年末、会員の1企業が足立区でノロウイルスの食中毒事故を起こしてしまった。これは1会員の問題ではなく、今後の民営化の流れに大きなブレーキがかかってくるため、協会は独自に足立区内の関係する全従業員にノロウイルス検査を行い、該当企業より詳しい経過説明をしてもらい、今回の事故を教訓に2度と起こさぬよう全会員に訴えていきたい。なお、09年5月には一般社団法人を立ち上げ、自治体ニーズの食育と従業員の講習等を強化した。こうした実績のもと、一般社団法人化を生かし、より一層の協会会員のレベルア

ップを図っていく」と語った。

脇本会長「夏期講習研修会をきっかけに衛生管理強化」

神奈川県学校給食サービス協会は8月18～23日、第10回夏期講習研修会を開催した。協会に加盟する会員各社の学校給食業務に関わる調理師・栄養士・管理者・経営者らに向けて、児童・生徒に安全・安心でおいしい給食を提供するため、最新の食中毒情報や学校給食における衛生管理をテーマとした講義が4会場で行われた。8月20日に神奈川県民ホール（横浜市）で開催された研修会で、脇本実会長（ハーベスト社長）は「当研修会は2001年に始まり、今年で10回目となった。この間、学校給食の民間委託化が急速に進んできた。現在、神奈川県では民間委託率が32.8％となり、この動きは一層強まると考える」と述べ「食中毒が起きると、一会社、協会のみならず、学校給食全体の安全・安心に疑問符が投げかけられるため、当研修会をきっかけに、より一層注意を払って業務に取り組んでほしい」と述べた。

関東給食会、農地のない地域の学校・病院へ農畜水産物を導入促進

関東給食会は5月19日、通常総会・懇親会を東京・港区の品川プリンスホテルで開いた。今年度の事業計画では地産地消の推進委託事業において、農地のない地域の学校や病院等での都内産食材の使用を一層促進するために地産地消システムの構築を進め、都内生産地から都心部の学校や病院等の給食への都内産農畜水産物の導入促進を図るとした。

懇親会で平井一男理事長（日栄物産会長）は「協会事業は、東都産業労働局の指導に始まった東京都地産地消給食導入事業が墨田区、品川区、目黒区に拡大している。初期の目的を果たし、成功裏の内に収め、今年3月に報告書を東京都に提出することができた。担当組合員の努力に敬意を表したい。また、第4回カンボジア・カンキュー学校は視察団を派遣し、ボランティア活動を予定していたが、世界

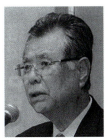

平井一男理事長

的規模の新型インフルエンザ流行で延期となってしまった。今年は万全を期して実行したい」とあいさつした。

三菱商事系の食品卸4社統合により、三菱食品誕生

三菱商事は7月29日、子会社の菱食、明治屋商事、フードサービスネットワーク（FSN）、サンエスの4社と経営統合に向けた協議を開始すると発表。三菱食品が誕生した。4社統合で売上高は約2兆2000億円となり、国内食品卸1位となった。

国分、物流・卸事業で中国進出

国分は中国の三通グループと合弁会社を設立し、物流・卸事業で中国へ進出した。合弁会社、三通国分商貿（中国東部・山東省の青島市）有限公司は、国分と維坊（いぼう）三通経貿有限公司、三通国際商事とともに設立。低温物流事業を中心に「1～2年のうちに10億円の事業規模を目指す」（国分）。

日清医療食品、株式公開買い付けにより上場廃止　上場企業はシダックス1社に

日清医療食品はJASDAQ市場に上場したが、筆頭株主のワタキューセイモアの子会社であるティ・エフ・ダブリュが株式公開買付を実施、残りの株式を取得するため上場廃止となった。

その背景には、病院・介護施設給食市場が成熟し、また業界のボーダレス化が進んで価格競争の激しさが増す中、業容の拡大推進が減速している点が挙げられる。今後、さらに介護保険制度や医療保険制度の改正、デフレ低価格の進行、外資系の参入、人口減など経営環境の厳しさが増していく中、グループ・シナジー創出により競争優位の維持や安定性・持続的な企業価値を向上させるとともに、効果的にワタキューグループ全体で共通理念や戦略を立て、経営資源の選択と集中を図り、経営戦略を実践していく方向として子会社による公開買付実施となった。

デフレ低価格競争の激化や市場自体の縮小等を理由に、エームサービス、グリーンハウス、レオックジャパン等が次々と、上場するメリットより廃止するメリットを選んだ。

日清医療食品が上場廃止になることで、給食業界における上場企業はシダックス1社となった。

平成時代の給食の軌跡
30年間の社会情勢や関連法の動き、業界のトピックス

平成23年 2011年

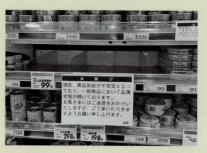

東日本大震災 業界に大きな影響
日本各地で備蓄商品を中心に欠品、品薄となった。

社会情勢
3月、東日本大震災、東京電力福島第1原発事故
7月、地上波テレビのアナログ放送終了、地上デジタル放送に移行
7月、女子サッカー「なでしこジャパン」がW杯初優勝
・世界人口が70億人突破

関連法・制度
3月、第2次食育推進基本計画が決定

食と栄養をめぐる動き
・東日本大震災、食品業界に大きな影響
・原料の国際価格高騰で対策に苦慮
　穀物等の国際価格が夏以降やや調整段階に入るも、12月時点で5年前と比べ小麦が1.5倍、大豆が2倍、トウモロコシが2.6倍と高水準に。円高とはいえ、食料品・飼料の輸入物価指数は前年比2ケタ以上、上昇している。
・ユーロ不安による円高が各業種に影響
・ジュレ状食品が外食、コンビニ、小売でヒット
・ユッケで5人死亡、生肉提供へ規制強まる
・短時間労働者への社会保険適用拡大か

業界の動き

　2011年（平成23年）は3月11日に東日本大震災が発生、食品業界各社は全力で商品を製造・輸送し、小売業界は施設が被災しながらも1日も早い営業再開を目指した。被災地の食料不足の状況や、これに対応した食料品、飲料水などの支援活動をみて、災害時における食の重要性と平時の備えを再認識することとなった。

日本メディカル給食協会・西脇会長
「病院給食は付加価値が問われる時代に」

　日本メディカル給食協会はHCJ（三展合同展示会）内で2月22日、「第6回栄養学会」を開催した。「『躍動』〜確かなる歩みを求めて」をテーマに、過去の学会と趣向を変えて、ワークショップ方式で実施。約1000人が参加した。

　受託企業代表者と直営管理者、それぞれの立場で講演を行い、それを受けて受託実務責任者、直営実務責任者の立場からそれぞれ2名が意見を述べた。様々な立場から本音で語り、意見交換、交流することで、委託・受託側が抱えている問題点をあらわにし、提起することを目指した。

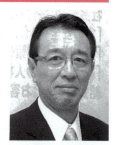

西脇司会長

　開会にあたり、西脇司会長（日本ゼネラルフード社長）は「メディカル給食という産業は団塊の世代の高齢化に伴い、将来の成長が約束されている業態である。健康志向と食への関心の高さを感じるなか、様々な付加価値が問われる時代になった。その実現のためには業界全体で連携をとり、知恵や工夫を駆使し、サービスを提供していくことが必要だ。栄養管理の専門職であり、食事管理・食生活指導に従事し、また医療現場においてもNST（栄養サポートチーム）などのチーム医療が普及している今、栄養士はその役割がより期待され活躍の場が用意されている。今後も医療機関、介護施設の経営者・職員の方とともに、協会一同、利用者の方々の笑顔が見える『安全で安心な食事』と心地よい『サービス』の充実に努め、現在はもちろん将来にわたって信頼できるメディカルフードサービス事業を展開する次第だ」と述べた。

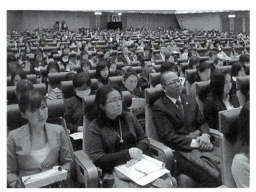

広い会場に約1000人が参加した「第6回栄養学会」

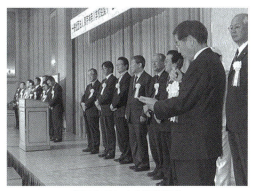

飯田会長による役員紹介

学流協・泉会長「公益法人化に注力」

学校給食物資開発流通研究協会（学流協）は3月10日、経団連会館（東京・千代田区）で通常総会を実施した。任期満了に伴う役員改選で泉平の泉平一社長を新会長に選出した。泉会長は「学流協の活動を誠心誠意努力し、遂行していく。また、公益法人化の移行にも注力していく」と語った。

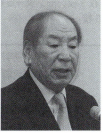

泉平一社長

会長退任のあいさつに立った青木昌博前会長は「東京都の学校給食に選定品を使ってもらうことを夢見てきた。その夢が夢でなく、現実になる可能性がようやく見えてきた。今後、泉会長のもと、新しい東京都の学校給食が生まれるかもしれない」と新体制への期待を語った。

東京神奈川学校給食サービス協会、誕生
飯田会長「自治体の信用力高める」

東京神奈川学校給食サービス協会（前、東京学校給食サービス協会）は5月25日、神奈川学校給食サービス協会との合併後初となる総会・懇親会を開催した。会員企業は54社に。

飯田五郎会長（ニッコクトラスト社長）は「合併により、東京と周辺9県の業務委託増加を狙っていくことが大命題である。そのためにも調理技術の向上、会員間の協調を主に、資材の共同購入、そして最も高い評価を受けている『衛生管理講習会』の実施に力

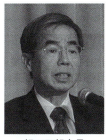

飯田五郎会長

を入れていく。合併は社会的にも大きな信用力となり、関東地区における幅広い対応が可能になるだろう。今後も食育や環境対応、それから危機管理対応など、学校給食の高いニーズに配慮し、各地方自治体に対して信用力を高めるための会員各社のバックアップを協会として精一杯活動していく」と意気込みを語った。

東京学校給食サービス協会と神奈川学校給食サービス協会は、実質的には4月から合併し船出することとなった。11年4月時点で、東京都の学校給食調理業務委託の件数は1,190校で委託率は62.4％。00年の協会設立当時は約360校で委託率は19％だったことから、約10年で破竹の勢いで委託が拡大した。23区では民間委託率が80％以上となったが、その90％以上を同協会会員が受託している。

日給、公益社団法人に

日本給食サービス協会は10月20日、内閣総理大臣から公益社団法人として認定され、11月1日に登記した。これにより協会は、「給食サービスの果たす役割の重要性に鑑み、引き続き①食の安全・安心、健康などについて正確・適正な情報を消費者に提供し、②食中毒予防対策等の保健衛生等の普及、啓発、相談を行い、③給食従事者の人材育成等を行う――ことを相互に関連して行うことにより、国民の食生活の健全な向上に貢献する。さらに今後は一般消費者・国民の利益の増進を念頭に、協会としてできる限りの取り組みをする」とした。

協会の会員数は216社（11年11月1日時点）、1日当たりの提供食数は約870万食（10年6月時点）である。

災害と給食

東日本大震災発生、給食企業・団体の様々な被災地支援
～日本給食サービス協会加盟企業と日本栄養士会の取り組み～

2011年（平成23年）の3月11日（金）午後2時46分に発生し、日本の観測史上最大のマグニチュード9.0を記録した東日本大震災。東北地方の太平洋沿岸部に壊滅的な被害をもたらした。また、地震とそれに伴う津波による複合的なダメージによって福島第一原子力発電所の設備が損傷し、大規模な原子力事故が誘発された。その他にも東北地方の各原子力発電所や火力発電所も損害が出たため運転を停止せざるをえず、電力不足が問題になり東北電力及び東京電力の管轄地域で計画停電が実行された。

未曾有の大惨事でライフラインが窮地となる中、給食事業者は都市ガスがダメならプロパンガスで、厨房設備が損壊したら炊き出しで対応し、食事提供に奮闘した。多数の企業がいち企業としても、加盟する業界団体としても、食品・飲料、毛布など支援物資を被災地に送り支援活動を実施。中には、震災翌日に対策本部を設置して担当者を送り、食材を新潟経由で運び食事を提供した企業や、被災地で本当に必要なものをリサーチして、自社でトラックをチャーターし運搬した企業もあった。

日給、おにぎり13万個や弁当2万食など救済活動を展開

日本給食サービス協会（志太勤一会長）は3月17日に地震災害対策本部を設置後、調査活動・情報提供・支援活動等を積極的に展開した。

3月28日までの救済活動の取組みとしては、協会全体で会員37社が取り組み、おにぎり13万6000個、弁当2万食、炊き出し6万食、カップ麺6万食、米3,500kg、食材15万食、冷凍食品・缶詰など2万5,000食、非常食・菓子類2万5,000食、水4,000ケース、アレルギー食品130ダース、そのほか毛布4,000枚、布団100組、下着2万6,000枚、使い捨て食器5,000点などを支援した。

また、協会義援金については、会長自ら仙台まで届けた。

被災地の会員企業や協会賛助会員も

支援の中には被災地の会員企業による活動も行われ、山形給食センターでは宮城県警察本部の要請で仙台市におにぎり約6,000個、東松島市に弁当5,000個を提供、岩手給食では北上市災害対策本部の要請でおにぎり450食を提供、栄研（青森）でも自治体の要請で弁当200個を提供し、キョウワプロテック（福島）では自社施設（指定管理施設）の活用を県・福島市に申請し、二本松市の宿泊研修施設の体育館を避難場所として提供するなど、被災者側からの救援も目立った。また、協会の協賛会社も様々な形で支援活動を行った。

シダックス、地方自治体からの委託を受け避難所住民へ食事提供

給食会社は各社、被災地に対して素早い対応を行った。阪神・淡路大震災以降、リスクマネジメントの強化に取り組んだ結果といえる。震災発生後半年が過ぎても、避難所で食事や救援物資を提

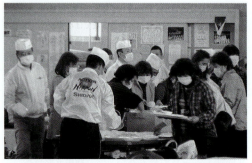

「シダックス・そうま方式」による食事提供
1日3回、各1,500食を提供

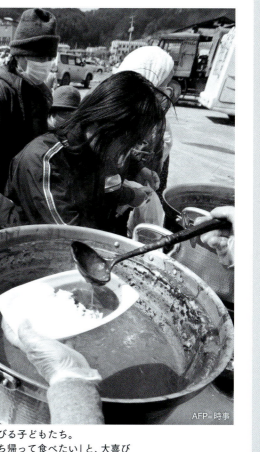
炊き出しのカレーを待ちわびる子どもたち。
久しぶりのカレーに「(避難先に)早く持ち帰って食べたい」と、大喜び

供するなど、献身的な支援活動を実施した。

シダックスが実施している救援活動の一つを例にすると、同社は福島県相馬市から委託を受けて、避難所で生活する相馬市民を対象に給食施設を利用した食事提供システム「シダックス・そうま方式」を共同開発、4月18日から90日間の予定で食事を提供した。避難所住民への食事提供を地方自治体が民間委託するのは全国初の試み。

相馬市では、1,228人（11年4月16日時点）の被災者が避難所での生活を余儀なくされていた。

相馬市より委託を受けたシダックスは、避難所に指定されている市内6箇所の小中学校の給食施設を活用し、相馬市役所職員、市内の地元業者と連携して、市内8箇所の避難所住民に1日3回、各1,500食の食事を提供するシステムを同市と協働で開発した。

この取り組みは、避難所で生活する住民に毎食温かい食事を提供し、栄養面と健康面に配慮したいという同市と、「Action for Nippon」を旗印に、東日本大震災発生以来、グループ店舗・施設での義援金募金や支援物資の搬送など、支援活動を積極的に進めるシダックスの想いが一致し、実施に至った。

葉隠勇進有志28人、避難者へ炊き出し

また、葉隠勇進は3月30日、東京の等々力アリーナ避難所で夕飯の炊き出し支援を行った。喫食対象は同施設に避難している方及び職員、ボランティアの方々。福島原発の被災を避けるため自主避難している家族や宮城県・岩手県からの避難者数は105人だった。（当日集計データより）

提供食数は約150食。提供したメニューはカレーライス、けんちん汁、フルーツ、ドリンクなど。

提供メニューのコンセプトは、「温かい食事の提供」「野菜を多く摂取できる食事」「新鮮なフルーツの提供」「お替わり自由（たくさん食べて欲しいという思いから）」の4点で、参加メンバーは大隈太嘉志社長、社長ファミリー（夫人・令嬢）、会長、常務、幹部スタッフ、学校事業部有志、系列企業社員など総勢28人が対応した。

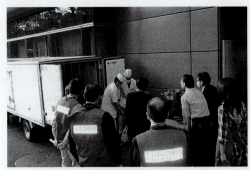
葉隠勇進有志28人が避難者へ炊き出し

受託施設の厨房を借りて調理を行い、運搬して提供した。会場外ではプロパンガスを持ち込み、けんちん汁は再加熱し、カレーライスは保温容器にて運搬した。食器は使い捨ての皿、椀、箸、スプーンを用意した。

同社は「小さな子どもから老人まで喫食いただいた。野菜たっぷりのアツアツのけんちん汁とカレーライスは皆さんに喜ばれ、みんなお替わりをしてくれました。束の間の笑顔を見られて嬉しかったです」とコメントした。

その他、各給食会社では主にクライアント企業へのレトルトカレー、カップ麺、米、ミネラルウォーター、ライスパックなどの緊急食材の支援などを行い、先方からは感謝の声が寄せられているようだ。これらの取組は一般の外食と異なり、従業員が契約先施設で働いている給食会社ならではの行動といえよう。今後も巨大地震の発生の可能性があると言われているなかで、給食会社が示した機敏で適切な対応は、これからのリスク対応にも生かせるはずだ。

日本栄養士会の活躍
被災地の食事環境の実態と課題

日本栄養士会は東日本大震災発生直後の3月15日に中村丁次会長を本部長とする「災害対策本部」の設置を決め、管理栄養士・栄養士の派遣等を通じ被災地の食事改善活動に取り組んだ。震災発生から半年後、同会の迫和子専務理事に被災地の食事環境の実態と課題を訪ねた。

震災1ヶ月後も十分な食事が
提供できていない避難所も

避難所での食事について聞いたところ、「震災から1ヶ月が経つ4月に入っても朝ご飯はなく、昼ご飯はおにぎりと菓子パン、夜ご飯はおにぎりとみそ汁だけというような状況もあり、1日の食事の回数が1日1回しか提供できていない避難所もありました。もちろん、多くの避難所では1日3回の食事を提供できてはいたのですが、質や量などの避難所間での格差が見受けられました」と実態を話した。

強化米で栄養改善

食材が十分でないことが分かり、どのように対応したのか。「震災後、約1ヶ月後の調査で分かったことは、食事が炭水化物に偏っていて、たんぱく質や野菜・果物が不足していたことです。そこでビタミンB_1、B_2が強化された強化米の導入を実施しました。特にビタミンB_1は炭水化物を身体の中でエネルギーに変える働きがあります。つまりビタミンB_1が不足していると炭水化物をいくら摂っても、身体の中でうまくエネルギーに変わらないということです」と栄養改善のための強化米の導入を説明した。被災した地域のほとんどが米所で、米にビタミン剤などを入れて炊くという風習はない。そのため、強化米に抵抗を持つ方が多くいたが、まず試験的に導入し、おいしさや風味などに問題がないことを確かめ、被災者の方にも理解してもらった上で導入。実際に提供したところ、非常に好評で様々な避難所で導入され、栄養改善に大いに役立ったという。

その他、同会は支援物資として、食物繊維やビタミン類のサプリメント、ミネラルふりかけ、スキムミルク、牛乳、高たんぱく食、食器など2億円相当の支援物資を届けた。「しかし、ただ送るだけではなく重要なのは、必要な人に届くことです。嚥下障害を持つ高齢者のための"とろみ調整剤"を見て、それが何のための物なのか分からない人が仕分けをすると、あっさりと倉庫に眠ってしまいます。信じられないことかもしれませんが、そういったことがあちこちで起こっていました。物があっても、それを必要とする人の元に届かないのです。そのようなことが起こらないためにも、需要者の把握から固めていきました」と支援物資の提供の課題を述べた。

「公平」という言葉に縛られる

その他、被災地をみて感じた問題点を尋ねたところ、いびつな「公平」の問題が挙がった。

「先述のとおり、避難所によっては1日2食、3食の所がありました。そういった中で『避難所での格差が生じている。不公平は良くないので全部2食に合わせよう』とおかしな話が持ち上がっていました。『3食に合わせよう』なら分かりますが、3食提供できている避難所をわざわざ2食に減らすという、おかしな提案です。もちろん栄養の専門家として『NO』と言いました。1日3食、食べることが人間の基本であり、全ての避難所でそれを実現できるよう努力することが重要です」。

例えば、1,000人いる避難所に900個の配給物が届いても配れないということもありえるという。「少しでも足りないと『公平』ではないということで、人数の少ない避難所に送られます。結果として大規模な避難所の栄養状態は低下してしまいます」。

また、避難所では救急医療が優先され、比較的優先ではない方への栄養改善が見過ごされてる問題もあったという。「食欲がない方、低栄養の方、脱水症状の方、もしくは慢性疾患の方－糖尿病、高血圧、腎臓病などの緊急を要さない方－が見過ごされていました。そしてアレルギーを持っている方、食事管理の必要な方への対応も十分ではありませんでした。もちろん時間が経つにつれ解決はされていくのですが、決して早い対応とは言えませんでした」。

そして、「調査」も難しかったという。「避難所の状況が知りたくて伺い、調べるのですが、そういった調査に反発される方が少なからずいます。『そんなことする暇があるなら助けてくれ』といったような声も耳にしました」。

備蓄すれば安心ではない

最後に、迫専務理事に早急にできる課題を聞いたところ、平時の備蓄が挙がった。

「震災発生当日から数日間、流通や交通が復旧する前の食事が必要で、それを備蓄で賄う必要があります。備蓄にはいくつか種類がありますが、備蓄のメリットは言うまでもなく"震災時すぐに、その場で手に入る"点です。デメリットは"備蓄するための費用がかかる""賞味期限""保管場所の確保（保管場所が被災したら意味がない）"といった点です」。

今回の震災では、建物の1階に食料を全て備蓄していたため津波で流されてしまったという事例があるという。では、最上階に備蓄すればいいのかと言えば、それもまた完璧とは言えない。例えば、阪神淡路大震災では、建物の3階に備蓄した食料が建物が壊れてどこに何があるのか分からず、使えなかったという話もあった。「備蓄場所に関しては、想定される被害によって、全く違う対応が必要です」。

また、「備蓄している食品の賞味期限が近づいた際は、ぜひ食べてみて下さい」と提案する。「その理由は、震災後、人は非常にストレスが溜まり、そのような状態で一度も口にしたことのない物を食べるのは辛く、抵抗があります。また備蓄食品を食べておくことで、必要量なども把握できるので、賞味期限に関わらず、一度食べてみることは重要かもしれません」。

備蓄食品の選び方を尋ねると、「炭水化物に偏らないことです。肉、魚などのたんぱく源、そして野菜が入っていると、さらに良いでしょう。もちろん日持ちがよくて、調理ができるだけ必要としないことも重要です。また、食器やラップフィルムなども備蓄しておくことも重要です」と提案した。

日本栄養士会の対応

物的支援

ビタミン強化米、サプリ米、マルチビタミン、ミネラルふりかけ、牛乳、スキムミルク、スポーツ飲料、野菜ジュース、果汁飲料、ほうじ茶、青汁、離乳食、幼児食、アレルギー源除去離乳食、ゼリー飲料、とろみ剤、高たんぱく食品、流動食、濃厚流動食、糖尿病用食品、肝臓病用食品、食物繊維食品、食器、ポット、使い捨て哺乳瓶、衛生対策セット、マスク、キャップなど。

給食施設への支援
- 給食施設（病院、介護福祉施設等）に対する支援として、相談窓口を設置。
- 献立作成支援のみ実施。

その他の対応
- 被災者用リーフレットの作成。
- 災害時の栄養・食生活支援マニュアル作成

（国立健康・栄養研究所・日本栄養士会作成）

日本給食サービス協会、12年2月22日に
「～安全・安心に取り組んでおります～『東日本大震災対応発表大会』」を開催

被災地企業等の生の声から、給食企業が災害時にできることを探る

　日本給食サービス協会（志太勤一会長）は12年2月22日、協会主催「～安全・安心に取り組んでおります～『東日本大震災対応発表大会』」を開催した。東日本大震災を喫緊の最重要課題と考え、碁石給食、紅谷、一冨士フードサービス、ニッコクトラスト東日本の4社の震災対応を共有した。その中から、被災地の碁石給食と紅谷の取り組みを紹介する。

碁石給食
震災直後の行動と給食会社の使命

　碁石給食（岩手県大船渡市）は、給食業務の受託事業、ハローランチ南三陸店という弁当事業、仕出しの他、出前、テイクアウトの寿司屋などの事業を営んでいる。「津波が街を飲み込んだ後、委託を受けている施設を回ったが、もう、見てられない。言葉では言い表せない状態だった」と濱守豊秋代表取締役は当時を振り返った。

　震災直後、各受託施設の安否確認及び家族の安全確認に奔走し、ひと通り確認を終えると、17時30分頃に会社に戻り、従業員に「これからが大変だぞ。我々の出番だ」と激励したという。

　その夜、従業員を集めて対策本部を設置。ライフラインは完全に断たれ、ガスはもちろん使えない。（ガスの復旧は3月15日）そのため、火はかまどを作り薪で対応し、水は会社から3km先にある沢水を使用した。（水道の復旧は3月31日）電気の復旧は3月17日で電話の復旧は5月19日だった。震災が起こる2年前にクックチルシステムとオール電化を備えたセントラルキッチンをオープンさせたが、「電気がないので全く役に立たなかった」という。

　それでも、震災翌日から炊き出しを開始した。「急場でこしらえた材料とかまどで米を炊き、おにぎりを作り、『おにぎりを無料で差し上げます』と書いた看板を掲げ、車で街中をゆっくり走った。それを見て、多くの人が集まってきた」。

　3月12日～4月21日の間に、おにぎりを2万個、簡易弁当を4万個作り、提供した。

　炊き始めてから3日後、ラジオを聞いていたら、陸前高田市のある所で、1日1個のおにぎりを家族3人で分けて食べた、という話が耳に入る。すぐにそこで炊き出しをしようと思い立ち、翌日、おにぎり500個を持っていったところ、「予想以上に感謝されてしまい、こちらが恐縮してしまった。あくる日は弁当1000個。一段落するまで何日か炊き出しを継続した」と語った。

　濱守氏は「行政・自治体が緊急避難場所を設定しているが、今後はそれだけではなく、緊急時に被災者及び、それに携わる方々の食事提供が即座にできるシステムを構築しなければいけない。その食事を提供できるのが我々、給食会社だ。そして自治体が管理する給食設備を緊急時に、食事提供事業所として選定する必要がある」とし、「例えば、今回のような震災では、即座に炊き出しができるシステムを作り、それを行う業者を指定して、国は責任を持って、事業所に対して自家発電装置を設置する必要があるだろう。そして、井戸水を掘っておくことも重要だ。電気と水があれば、なんとか生き延びられる」と提案した。

おにぎり1個の重さ、食の重さ

　震災がひと段落し炊き出しを終了してから、濱守氏は実際に食べた人々と顔を合わす機会が何度かあったという。「その方々は私や従業員の顔を見ると、『震災後、あなたの会社のおにぎり、お弁当に私は生かされた』といったような言葉をかけてくれた。おにぎりくらいで…と思いながらも、自分の行動が正しかったことを確信し、涙した。おにぎり1個の重さ、食の重さを改めて思い知っ

た激動の日々だった」。

紅谷
緊急災害時のメディカル給食の対応

「宮城県では宮城県沖地震が近い将来、発生するだろうと言われていたので、我が社では非常食を含め、ある程度は備蓄をしていたつもりでした。しかし、震災に直面すると、やはり不十分な点、用意していたのに使えなかった、など修正しなければならない点が多々出てきた」。

紅谷（宮城県仙台市）の門間弘子栄養管理室室長はこう振り返った。震災が起こる前の備蓄は、常食や全粥で、備蓄量は3～9食（3日分）の事業所がほとんど。しかし、震災が起きてみると、やはり足りない。「非常食は常食、全粥食だけでなく、きざみ食、ミキサー食のメニューも備蓄し、一目見て、その非常食が何か分かるように、食事一覧を作成することも大事だ」と教訓を話す。

例えば、朝昼晩で9～15食（3～5日分）の食事を用意していても、実際に震災が起きると、どこから、どのように、何を出せば良いか分からなくなる。そのため、「写真を使って、1食目は○○を提供します、と決めておくとよい」と提案した。

震災後、同社では、備蓄量を9～15食（3～5日分）に増加し、非常食は施設内に備蓄することを基本と考え、主食の備蓄は、お粥の缶詰、ご飯のパックなど個食提供が可能な食品とした。「以前は1kgで用意していたが、震災時に一人ひとりに分けるのが難しいことが分かり、個食ですぐに渡せるものに変更した」と理由を語る。また、6食目以降は、アルファ米を含む食品で対応する。「ただ実際にアルファ米を食べてみたら、ちょっと芯が残るなど食べづらかった。お湯を入れれば、食べやすくなることが分かったので、アルファ米の使用は熱源が復旧してからの方が良い」。

支援物資で気づいた点

震災時の食事対応については、次のように語った。「まずは在庫食品を活用する。今回、不幸中の幸いとも言えるのが、震災が起きたのが金曜日の昼だったため、納品された食品が多かったという点だ。在庫食品、納入された食品、支援物資全てを合わせた在庫一覧表を作り、それをもとに献立を作成して食事提供を行った所もある。基本的にはこのような形で、今後対応する」。

支援物資については、協会など様々な方からの支援に感謝の言葉を綴り、そこで気付いた点を4つ挙げた。
① 非常食や救援物資は基本的に、高齢者、入院患者向けではなく、誤嚥の可能性がある食品が多かった。
② 地震により、水・排水が使用しにくい状況になるため、米の支援物資は無洗米に統一してもらえるとありがたい。協会などからいただいたものは全て無洗米だったと思うが、通常の支援物資の中には普通の米もあり、時間が経ってから使わせてもらった。
③ 停電だったため、冷凍食品を送ってもらっても使えなかった。
④ 後日、各事業所の献立を見たが、たんぱく源が乏しいことが分かった。宮城県はかまぼこ工場が多く、かまぼこを支援してもらい、たんぱく源をまかなった。

今後の危機管理体制の整備については、「震災が起き、宮城県内で物が動き始めたのが、3月17～18日くらいだったので、最低でも5日間ほど耐えられれば、支援物資が届くことが見込める」と分析して「各事業所で、3～5日は何があっても食事を提供できる体制の整備、非常食の確保が必要である」と話した。

災害を想定したシミュレーションを

今後の課題について、門間氏は対応規定の策定、マニュアル等の整備・検証を挙げた。「災害・食中毒・停電・衛生等各種マニュアルをどこの施設でも用意していると思うが、実際、危機に面した場合、使えないこともあると思う。そのため、災害を想定したシミュレーションの実施を研修の中に、各施設、会社として取り入れておくことが必要だ」と提案。また、「被災地では、モノが届いてもそれをどう振り分ければ良いか分からず、混乱している状況だ。そうすると、せっかく送ってもらったのに、必要な所に必要な状態で届けることが難しい場合もある。せっかくの物資を無駄にしないために、被災地の手前で高齢者用、病院用、一般用などと分けることができるようにすることも今後の課題だろう」と、支援物資を振り分ける場所を求めた。

平成時代の給食の軌跡
30年間の社会情勢や関連法の動き、業界のトピックス

平成24年 2012年

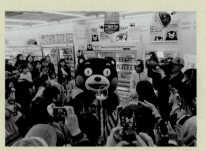

くまモンの人気過熱
くまモン関連商品が25億円突破。スーパーや外食チェーンで熊本フェア開催。

社会情勢
- 5月、東京スカイツリーが開業
- 7月、ロンドン五輪、史上最多となる38個のメダル獲得
- 10月、山中伸弥教授が「iPS細胞」の作成でノーベル医学・生理学賞
- 12月、自公が政権奪還、第2次安倍内閣が発足

関連法・制度
- 栄養管理実施加算の廃止
- 栄養サポートチーム加算の対象拡大

食と栄養をめぐる動き
- 食品メーカーの震災支援続く
- 価値再認識で冷食が順調な伸び
  テレビ番組での露出効果や、震災時に冷食の簡便性・保存性といった価値が再認識され、リピーターが定着する動きも
- メタボ報道で空前のトマトブーム
- ヨーグルトの生産販売金額が過去最高に
- 厚生労働省、牛レバーの生食用提供を禁止
- 嚥下調整食分類2013（学会分類2013）公表

業界の動き

2012年（平成24年）は長引くデフレを背景に低価格志向と価格競争が激化した。西友とイオンを皮切りに、年末にかけてユニー、ダイエー、イトーヨーカ堂と大手スーパーの100品目単位のNB（ナショナルブランド）の値下げが相次いだ。集客力回復を狙ったものだったが期待どおりの効果は上がらず、景気低迷による節約志向の高まりとコンビニやドラッグストアなど異業種との競争激化が背景にあった。トマトや塩こうじ、ヨーグルトなどがブームになった。

日給、公益法人として初の総会を開催
パート従業員への社会保険適用拡大に反対

日本給食サービス協会は1月19日、公益社団法人として初めてとなる総会及び優良社員表彰式、賀詞交歓会を東京・千代田区の東海大学校友会館で開催した。

議事に入る前に、志太勤一会長（シダックス社長）は「11年11月1日に公益社団法人日本給食サービス協会の設立登記を行った。今後、責任意識を一層持って協会活動を行いたい。大震災による復興を切に願うが、協会や各会員が行った支援活動が全体として公益法人としての活動と認められ、結果的に大きな機会となった。今後も協会らしい活動を皆さんとともに考え方向を確立したい」と意気込み、パート従業員への社会保険適用拡大について、「社会保障と税の一体改革の中にその適用が盛り込まれ、12年度通常国会へ提出されるようだが、これが実施されると会員全体で年間120億円の人件費が増大する。一人当たり年間12万円で人件費倒産も危惧されるため、事の重大さを鑑み皆さんに最大限の支援をお願いする」と求めた。

安倍議員（現、首相）「子どもの心を開くには、栄養バランスのある食事提供が不可欠」

来賓から、第90代内閣総理大臣の安倍晋三衆議院議員（現、首相）は「昨年この壇上で、広島にある荒廃した小学校を新校長が大改革し、トップレベルの教育に高めたことを説明し、給食をまず美味しくすることで学校に行きたいと思わせて変わっていった経緯を報告した。私は育児放棄や

児童虐待への対応や、子どもの心を開いていくためには良い食事、栄養バランスある食の提供が不可欠と考えており、皆様の活動に敬意を表する。このため難しい公益法人の資格を得られたのだと思っている。大災

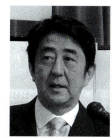
安倍議員（現、首相）

害により、大事なもの、守るべきものは何か、損得勘定から損得を超える価値を知った。家族を守る、地域も国も守る、公益を守るということはそういうこと。昇り竜としてさらなる発展を祈る」と祝辞を述べた。

日給、会員企業4社の東日本大震災の対応を共有

日本給食サービス協会（志太勤一会長）は2月22日、協会主催「〜安全・安心に取り組んでおります〜『東日本大震災対応発表大会』」を、東京ビッグサイトで開催中の「三展合同展示会」会場に隣接する会議棟6階で行った。東日本大震災を喫緊の最重要課題と考え、碁石給食、紅谷、一冨士フードサービス、ニッコクトラスト東日本の4社が震災対応について発表を行った。

日本メディカル給食協会・西脇会長「公益法人として、食の質的向上、障がい者雇用、災害時の支援を図る」

日本メディカル給食協会は5月9日、公益社団法人移行後初となる総会、講演会、懇親会を東京會舘（東京・千代田区）で開催した。西脇司会長（日本ゼネラルフード社長）は「公益法人として、多くの人のために公益事業を展開していく」とし、「①病院等における患者への食の提供の質的向上、安全安心と時間・経理の効率化②病院等の食の提供の場における障がい者の雇用促進③災害時の支援——を図る」と説明した。

タニタのレシピ本がブームに

レシピ本「体脂肪計タニタの社員食堂500kcalのまんぷく定食」（大和書房）が10年発売以来、売れ続け、大ベストセラーに。そのヒットを受け、1月には東京・千代田区に「丸の内タニタ食堂」がオープン。社食ブームの火付け役となった。

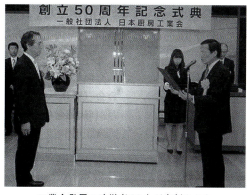
工業会発展の功労者80人が表彰された

日本厨房工業会、創立50周年記念式典開催 福島会長「食の安全安心を守る使命がある」

4月に一般社団法人に移行した日本厨房工業会は6月6日、創立50周年記念式典・祝賀会を明治記念館（東京・港区）で開催した。福島裕会長（福島工業社長）は、「当会は1962年6月25日に全国厨房機器工

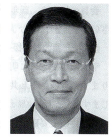
福島裕会長

業会として発足し、本年50周年を迎えることができた。振り返ると、当会は日本の産業化とともにスタートを切り、ともに成長してきた。私たちは、日本の食文化を機器や設備のハードで支えることを仕事としているが、これは当会の発足当時から長い時を経た現在まで変わっていない。時代が変わり、食文化もそれを支える技術も変化を遂げてきたが、食の安全安心を守ることは常に変わらぬ、私たちの最も重要な使命である」と強調し、「本日、50周年の大きな節目を迎えることができたのも、食の安全安心を守るという使命を果たしてきた先人たちの努力があってのこと。先人たちの功績に感謝を申し上げるとともに、次の100周年に向けて、これからも同じ使命を胸に歩んでいくことを誓う」と抱負を語った。

日清医療食品、「食宅便」スタート

日清医療食品は、4月から在宅配食サービス「食宅便」を始めた。同社に在籍する約7,500人の管理栄養士・栄養士の意見を反映し、エネルギー約320Kcal、塩分2.5gを目安にした栄養バランスの良いメニュー（おかずのみの栄養価）を開発した。

平成時代の給食の軌跡
30年間の社会情勢や関連法の動き、業界のトピックス

平成25年 2013年

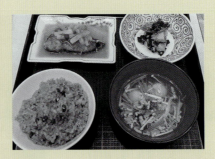

和食が無形文化遺産に登録

外国人への食提供はもちろん、学校給食でも和食給食（写真）の提供が増える。

社会情勢
- 5月、長嶋茂雄氏と松井秀喜氏が国民栄誉賞を受賞
- 6月、富士山が世界文化遺産に登録
- 9月、2020年夏季五輪開催地に東京が決定
- 11月、楽天が初の日本一に
- 「コンビニコーヒー」がヒット

関連法・制度
- 健康日本21（第二次）スタート

食と栄養をめぐる動き
- 10月、阪急阪神ホテルズによるメニュー表示問題発覚
- 12月、「和食；日本人の伝統的な食文化」がユネスコ無形文化遺産に登録
- 12月、アクリフーズ農薬混入事件
- 急激な円安による原料高、エネルギー高が直撃
  12年の円ドル平均為替レートは80円を切っていたが、新政権の円安誘導で平均が97円台、12月時点では104円と急速な円安となった。これにより、原料コストは大幅に上昇、加工食品全体に影響した。
- 外国人入国者が年間1000万人を超える

業界の動き

　2013年（平成25年）は、急激な円高が原料高、エネルギー高をもたらし、加工食品全体に大きな影響を及ぼした。12年の円ドル平均為替レートは80円を切っていたが、13年平均は97円台、13年末には104円と円安が進んだ。小麦粉製品、油脂、畜肉、乳製品、輸入冷食、清酒、マヨネーズなどが値上げとなった。12月には、アクリフーズ農薬混入事件が発生。従業員の犯行という衝撃な事件に、食品メーカーは外部だけでなく内部も含め抜本的な安全対策を進めることになった。また、非正規労働者の労働条件の改善の必要性も叫ばれるようになった。

日給、40周年を節目に、作文コンクールと日本給食経営管理学会との共同研究を始動

　日本給食サービス協会は5月23日、総会・講演会・懇親会を東京・千代田区の東海大学校友会館で開催した。任期満了に伴う役員改選を行い、会長に魚国総本社の田所伸浩社長が就任。志太勤一前会長（シダックスフードサービス社長）は相談役理事に就任した。

　総会後行われた新旧会長会見で、田所会長は「協会は14年11月に創立40周年を迎える。創立以来、公益社団法人を取得した志太前会長まで歴代の会長が一貫して協会体制を築き上げてきた。今後、さらに信頼される団体・協会になることを目指し、まい進していく」と意気込み、「食の安全安心への対応や各種マニュアル化の徹底、人材育成に努めるとともに、新たに、『心に残る給食の思い出作文コンクール』と日本給食経営管理学会との共同研究をしっかり軌道に乗せる。国民に信頼されるために何をすれば良いのかを考えながら取り組んでいく」と新事業を説明。その上で「給食は、幼稚園・保育園から社員食堂、病院・老人保健施設まで提供する、公共性と社会性の高い仕事であり、その仕事に高い使命感を持って取り組む企業の集まりが当協会である。もっと外に向けて情報発信し、もっと学術的に高みを望むような、それに相応しい協会活動を行っていく。自分の会社に自信と誇りを持ち、高い意識で仕事のできる環境づくりに全力を尽くしたい」と熱く語った。

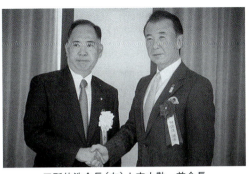
田所伸浩会長（左）と志太勤一前会長

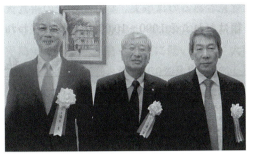
左から、脇本実会長、三澤一重副会長、荻久保英男相談役理事

学流協・泉会長「原点に立ち返り、さらなる公益性を追求する」

学校給食物資開発流通研究協会（学流協）は3月7日、経団連会館（東京・千代田区）で公益社団法人移行後初となる通常総会を実施した。

泉平一会長は「公益社団法人となったことを機に、子どもたちのために何ができるのかを改めて深く考え、原点に立ち返り、さらなる公益性を追求する活動に努めていきたい」と述べた。

シダックス、ベトナムの給食企業ギャラクシー社と提携

シダックス（志太勤一社長）は、12年からベトナムの大手給食企業ギャラクシー社（本社＝ホーチミン市）と資本提携で合意していたが、ベトナム政府より3月5日、投資許可が下りたと発表した。ベトナムで外資がケータリング事業に参入するのは、世界貿易機関（WTO）正式加盟後、初めて。シダックスグループのアジアへの進出も初の試みであった。

東京神奈川学校給食サービス協会が受託拡大で、関東学校給食サービス協会に

東京神奈川学校給食サービス協会（脇本実会長）は6月1日付で、「関東学校給食サービス協会」に名称を変更した。

5月14日に明治記念館（東京都・港区）で開かれた総会・懇親会で、脇本実会長（ハーベスト社長）は「東京学校給食サービス協会と神奈川学校給食サービス協会が合併した当初から議論を重ね、ようやくこの名称に落ち着いた。"関東"の範囲は1都6県だが、当協会の受託範囲は甲信越も含めた1都9県とさせていただく」と説明。また、「新体制となり気持ちも一新し、頑張っていく。学校給食における昨今の重要課題の1つはアレルギーだが、当協会では、2013年2月に会員各社の幹部約150名を集め、アレルギーに関する勉強会を実施した。また、7月末より開催予定の夏期講習研修会でもアレルギーの問題を取り上げ、協会全体のレベルアップを図る」と挨拶した。

日弁協、東京・神奈川支部会員で弁当プレゼンテーション

12年に一般社団法人に移行した日本弁当サービス協会は3月22日、東京・神奈川支部の研修会を開催した。同研修会は、会員各社が弁当のプレゼンテーションをして、その後試食と意見交換を行うもの。12年に初めて開催し、好評のため2回目の開催となった。プレゼンテーションを行ったのは、奥原商事、多摩給食センター、武蔵野給食センター、人形町今半、町田給食センター、田無給食センター、秦野給食センターの7団体。プレゼンテーションの後、試食会を行い、質疑応答も含め、活発に意見交換がされた。

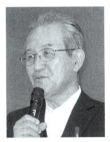
奥原榮佑副会長

開催にあたり、奥原榮佑副会長（奥原商事社長）は「弁当業界では、付加価値が低い弁当もあれば、その一方で付加価値の高い弁当もある。大量販売でも顧客の嗜好の変化に合わせていかなくてはならず、その対応に皆さん苦労していると思うが、本日は各社が持っている素晴らしい弁当の良い所を学び、また悪い所があれば、それを反省できるような学びの場となれば幸いだ。会員同士、互いに親睦を深め、語り合える場として次のステップに望めるような場になることを願う」と期待をかけた。

平成時代の給食の軌跡
30年間の社会情勢や関連法の動き、業界のトピックス

平成26年 2014年

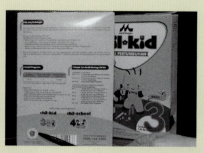

注目集まるハラール食品
インバウンドで需要拡大するハラール食品。（写真はハラール認証マークのついた小児用ミルク）

社会情勢
- 2月、ソチ五輪、男子フィギュアで羽生結弦選手が金メダル
- 3月、「笑っていいとも！」が放送終了
- 4月、消費税が5%から8%に 17年ぶりの消費増税
- 6月、IS（イスラム国）国家樹立を宣言
- 9月、御嶽山噴火

関連法・制度
- 6月、「不当景品類及び不当表示防止法等の一部を改正する等の法律」が成立

食と栄養をめぐる動き
- 7月、マクドナルド賞味期限切れ生肉使用事件
  問題発覚以降、マクドナルドはチキンナゲットの製造を行っていた中国産を全てタイ産に切り替えた。中国産食材の使用を中止し、全て国産に切り替えるチェーンもあるなど、外食各社に余波が広がった。
- 11月、介護食品の愛称が「スマイルケア食」に決定
- 外食・小売で外国人旅行者需要活性化
  外食・小売でインバウンドの取り組みを強化する動きが活発化した。ハラールメニューの導入や「日本食」を積極的に売り込むため訪日ツアーが行われた。

業界の動き

　2014年（平成26年）は、4月の消費税増税（8%）の影響が6月までには回復すると見られたが、7月以降も増税による割高感から消費減退につながった。また、新興国の需要拡大や干ばつなどの天候不順により国際原料価格が上昇し、また円安が急速に進んだことで、コスト上昇に伴う製品値上げがラッシュに。一方、外食と小売では、過去最多となった外国人旅行客の取り込みを強化する動きが目立った。外食では「日本食」を積極的に売り込むため、訪日ツアーやハラールメニューの導入など受け入れ体制を拡充した。

日本の総人口3年連続で減少
65歳以上の高齢者が25%を突破

　総務省は4月、13年10月1日時点の日本の総人口が前年比21万7000人減の1億2729万8000人となり、3年連続で減少したと発表した。15～64歳の生産年齢人口は前年比116万5000人減の7901万人で、32年ぶりに8000万人を下回る一方、65歳以上の高齢者の割合は25.1%となり、初めて総人口の25%を超えた。

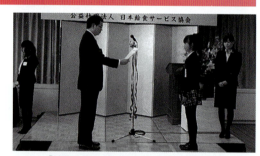

「給食の思い出」作文コンクール表彰式

日給、第1回「心に残る給食の思い出」作文コンクールの表彰式を開催

　日本給食サービス協会は1月16日、協会初の開催となった「心に残る給食の思い出」作文コンクールの表彰式を行った。協会は13年7月～9月、文部科学省と農林水産省の後援のもと、小学校4年生から6年生を対象に、給食で学んだ食と食事習慣の大切さ、作り手への感謝の気持ち、日本の風土・文化などをテーマにした作文を募集。全国の教育委員会、小学校の協力を得て2,008作品の応募を集めた。文部科学大臣賞1点、農林水産大臣賞1点をはじめ計9点の作品を表彰し、子ども

と保護者の出席で賞状授与が行われた。

メーカー協会
全国学校栄養士協議会との座談会を開催

学校給食用食品メーカー協会は1月22日、新年祝賀会にあわせて、塚本哲夫会長（六甲バター社長）と全国学校栄養士協議会の長島美保子会長による「新春座談会」を開催した。

塚本哲夫会長は「食品メーカーの役割は食材だけと思われがちだが、学校給食を向上させたいという願望は本当に強いものがある。給食は児童・生徒に夢を与えるもの。栄養だけでなく付加価値の付いた商品開発が大事」と述べ「健康で明るく楽しい給食文化を作るという基本理念を持って、今後も全国学校栄養士協議会の皆さんとの連携を深めていきたい」と強調した。

長島会長は「学校給食のもっともよい点は、毎日あること、確保されていることで、信念をもって繰り返し伝えることができる点だ。伝聞ではなく、地産地消の食材なども含め、食べて体験して伝えることができる点が本当に大きい。私たちも食の大事さを伝えられるよう、公益的にも様々な活動を行っていきたい」と語った。

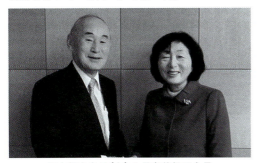

塚本哲夫会長（左）と長島美保子会長

農水省、「和食給食応援団」プロジェクト始動

農水省は13年度より和食推進事業を始めた。これは若手の和食料理人が小・中学校を訪問し、和食を中心とした食生活やその魅力を子どもたちに伝えるもので、14年度は全国の小・中学校約28校で「和食」推進セミナーを行う『和食給食応援団』プロジェクトを開始した。10月7日には、東京・渋谷のシダックスホールで『和食給食応援団』事業発足式と和食調理講習会を開催。

和食給食応援団の笠原将弘氏（賛否両論）は「今回の取り組みを通じて、日本には魚や野菜など豊

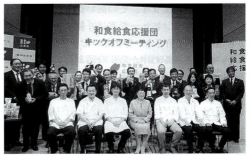

和食給食応援団の皆さん

富な食材があり、かつおと昆布を合わせると非常においしい出汁がとれることや、しょうゆ、みそ、みりんなどすばらしい調味料があることを子どもたちに分かってもらいたい。そして、子どもたちから、お母さん方に『和食を作って欲しい』と言ってもらうことで、和食が普及拡大することを願う」と期待をかけた。

農水省、新しい介護食品「スマイルケア食」を発表

農水省は11月11日、介護食品に関するシンポジウム「みんなで考える"介護食品"」を時事通信ホールで開催した。抵抗感や拒否感がある「介護食品」に代わる愛称として、「スマイルケア食」を発表。パネルディスカッションも行われ、東口髙志氏（日本静脈経腸栄養学会理事長）は「スマイルケア食は在宅への移行期や、入院前段階の食を助ける武器になる。普及すれば、お年寄りや病気の方が社会の中でいきいきと生きるすばらしい国ができると信じている」と語った。

また、夫、大島渚映画監督の介護体験がある女優の小山明子さんは「介護していた時は介護食品を知らず、たいへん苦労した。『スマイルケア食』はすごくおいしい。数も豊富ですばらしい」と太鼓判を押して「介護者の負担が少しでもなくなるように普及して欲しい」と期待をかけた。

魚国総本社、創業100周年記念式典を開催

魚国総本社は創業100周年を迎えた。5月9日には創業100周年記念式典を開催。記念事業の一環として、未来を担う子どもたちへの支援として、海外と国内の子ども向けに食の支援活動を展開した。セーブ・ザ・チルドレン・ジャパンの活動を通じた支援とともに、同社によるチャリティ活動による支援も始めた。

平成時代の給食の軌跡
30年間の社会情勢や関連法の動き、業界のトピックス

平成27年 2015年

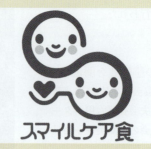

スマイルケア食が誕生

14年11月に発表された介護食品の愛称「スマイルケア食」。普及に期待。

社会情勢
9月、2020年東京五輪エンブレム問題、再公募へ
9月、ラグビーワールドカップ、日本代表が南アフリカを破る
10月、渋谷区、同性カップルに「パートナーシップ証明書」発行
11月、パリ同時多発テロ

関連法・制度
・労働者派遣法が改正
・食品表示法が施行
4月、機能性表示食品制度スタート

食と栄養をめぐる動き
・TPPが大筋合意、食品業界は新たな時代へ
・円安・原料高等でコスト上昇、製品値上げラッシュ
・ミラノ万博で日本館、日本食が人気に
・好調なインバウンド需要に対応すすむ
　インバウンドは年間1900万人を越え、「爆買い」が流行語になった。
・外食、量販、物流などで人手不足がさらに深刻化
・ファミレス、牛丼チェーン等で"ちょい飲み"流行
・アマニ油、えごま油、ココナッツ油など健康な油がヒット

業界の動き

2015年（平成27年）は、TPPが大筋合意に。参加国で関税など貿易だけでなく、投資や労働、知的財産など多くの分野で従来とは異なる国際関係が成立する。発行により、食品業界にとっては輸入食料の関税が即時または経時的に無税になるなどプラス面もあるが、国産農産物への打撃は大きい。一方、海外製造、海外市場開拓、輸出についてはチャンスでもあり、食品業界は新たな時代へ突入した。

一方、外食・給食、量販、物流など労働集約型産業で人手不足が深刻化した。店の人員を減らす、ヘルプ体制を強化するなどのほか、外国人技能実習生の受入れで人員を確保する動きも出てきた。

日給、14年11月11日に40周年記念式典・祝賀会を開催

日本給食サービス協会は14年11月11日、創立40周年記念式典・祝賀会を開催した。田所伸浩会長（魚国総本社社長）は、「1974年（昭和49年）11月に49社で発足した協会も現在では会員数が216社に、賛助会員数も81社となった。全会員の年間売上高は9,700億円まで成長し、1日の提供食数は約960万食、受託数は約38,000事業所を数えるまでに発展した」と実績を述べ「業界の情勢は厳しいものがあるが、先人が築いたこの協会の歴史と伝統を汚す

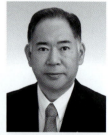

田所伸浩会長

ことなく、公益目的3事業のもと、皆様から『安全・安心、健康に配慮するなら、何といっても給食だね』と言って頂けるよう国民の食生活向上にまい進していきたい」とあいさつした。

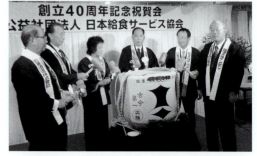

日給・40周年記念式典・祝賀会の鏡開き

日本人の食事摂取基準2015運用開始
食塩相当量が18歳以上女性7g、男性8gに

厚労省作成「日本人の食事摂取基準（2015年版）」の運用が4月から始まった。日本人の食事摂取基準は、健康増進法に基づき国民の健康の保持・増進を図る上で摂取することが望ましいエネルギー及び栄養素の量の基準を定めるもので、5年毎に改定される。15年度から5年間使用する本基準では、エネルギー摂取量の指標としてBMIを採用。ナトリウム（食塩相当量）については、高血圧予防の観点から、18歳以上の女性で7.0g未満/日、男性で8.0g未満/日と、男女ともに基準が低めに変更されたことが注目を集めた。

日本栄養士会、「食べることは生きること～2025年問題を食から支える～」シンポ開催

日本栄養士会は4月7日、ヤクルトホール（港区）で世界保健デー記念「健康づくり提唱のつどい」シンポジウムを開催した。テーマは、「食べることは生きること～2025年問題を食から支える～」。来る2025年問題を食から支えるためにはどうすれば良いのか、医療や摂食嚥下、在宅訪問栄養指導の専門家の講演と意見交換が行われた。

はじめに開会挨拶として、日本栄養士会の小松龍史会長は「近年、いわゆる"2025年問題"がクローズアップされている。25年は団塊の世代が75歳以上の後期高齢者になる年。25年以降は急速に高齢者が増加し、4人に1人が75歳以上という超高齢社会が到来する。そのとき、医療も介護も受け入れ施設が不足し、在宅医療・介護が大きなウエイトを占めることは言うまでもない。地域包括ケアシステムの整備など、できるだけ住み慣れた地域で、医療や介護サービスを受けながら安心して過ごすことができる社会の構築に向けた国の取組みも加速化している」と在宅医療・介護の必要性を訴えた。さらに「地域でいきいきと心豊かな人生を過ごすためには、高齢になってもしっかり食べることが大切である。しかし、高齢になればなるほど、長年の持病が重症化し、介護状態や食べる機能や認知機能が低下するなど、食生活をめぐる心身機能の低下や生活環境の問題などが出現する。これらの事が結果的に栄養状態を低下させ、健康寿命を短縮させる要因になる。今後、管理栄養士・栄養士が食をめぐる課題に取り組み、医師、歯科医師など関係専門職と積極的に連携し、専門職としての責務を果たすことが必要である」と話した。

農水省とNHK、スマイルケア食シンポ開催
中村管理栄養士、アレンジメニューを提案

農水省とNHKプロモーションは12月1日、新しい介護食品に関するシンポジウム「どう活用する"スマイルケア食"」を科学技術館（東京都・千代田区）で開催した。14年11月に発表した「新しい介護食品」"スマイルケア食"の認知度向上及び利用促進を促す様々な取組みを紹介するとともに、各界で活躍する4人のパネリストによるディスカッションと研修会・講習会を行い、普及の必要性を訴えた。

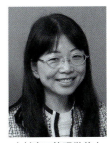
中村育子管理栄養士

登壇者の中村育子管理栄養士はマルハニチロのメディケア食「豆腐と卵のあんかけ」に、はんぺんを加えたアレンジメニューを披露。「スマイルケア食をそのまま使っても良いが、ひと手間加えて、その方の好みの味に近づけることをお勧めしたい。喫食率が上がり、栄養価も高まる。スマイルケア食を普及させるためには、メーカーが製品と一緒にアレンジメニューを提供するとともに、料理をきれいな器によそうなど、食べる意欲を引き出す仕掛け作りや声掛けが大事」と提案した。

増田禎司商店、50年の節目に新社屋落成

医療・介護福祉施設向けに特化した業務用食品卸の増田禎司商店（増田太郎社長、増田禎司会長）は1月15日、新社屋の落成披露祝賀会を開催した。増田禎司会長は「創業50年を迎え、売上げも53億円となった。当社の顧客である病院・高齢者施設の皆さんのニーズに応えてコツコツと50年間積み上げてきたが、こと何か事故が起きればいっぺんにひっくり返ってしまう。優れた建物ができても信用が大切だ。社員教育が一番大事で社員は宝。ソフトの面でも充実した会社確立が必要である。皆さんのアドバイスをいただきながら、より良い建物にしてきたい」とあいさつした。

平成時代の給食の軌跡
30年間の社会情勢や関連法の動き、業界のトピックス

平成28年 2016年

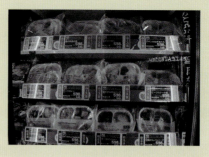

介護食の販路が徐々に拡大
高齢化に対応して、介護食を並べるスーパーも。(写真は「VIERRA 岸辺健都」の冷食売場)

社会情勢
- 4月、熊本地震
- 6月、イギリス、EU離脱を問う国民投票で離脱派が勝利
- 7月、小池百合子氏が女性初の東京都知事に
- 8月、リオ五輪、史上最多の41個のメダル獲得
- 12月、アイドルグループ「SMAP」解散

食と栄養をめぐる動き
- トランプ政権発足でTPP暗雲
- 熊本地震や台風で食品業界の支援活発化
- 外食で低価格メニューが人気
- インバウンド需要は「爆買い」からコト消費へ
  インバウンドは年間2400万人に拡大。
- 「子ども食堂」が全国的に増加

関連法・制度
- 3月、第3次食育推進基本計画が決定
- 10月、パート労働者に対する社会保険の適用が拡大
- 12月、厚労省、「食品衛生管理の国際標準化に関する検討会」最終とりまとめを発表、HACCP制度化へ
- 認定管理栄養士・認定栄養士制度開始
- 「栄養の日」(8月4日)、「栄養週間」(月1日〜7日)を制定
- 診療報酬改定、20年ぶりに栄養食事指導料増額
  栄養食事指導料初回が260点、2回目以降130点に。指導の対象にがん、摂食・嚥下機能低下、低栄養が加わる。在宅患者訪問栄養食事指導料算定要件から、調理が削除。

業界の動き

2016年(平成28年)は、ヨーグルト、コーヒー、無糖茶、チーズ、食酢、オリーブ油・アマニ油などの植物油といった健康価値を訴求する商品の売れ行きが好調だった。一方、4月14日、同16日に発生した熊本地震は、熊本県と大分県に大変な被害をもたらした。物流の寸断で商品供給ができなくなることや、受け入れ側の被災で建築物破損や厨房機器の故障などから、通常の給食提供ができない等の問題も発生。業界各社は様々な支援を行った。

日給、熊本県に義援金を贈呈

日本給食サービス協会は6月7日、田所伸浩会長(魚国総本社社長)が熊本県東京事務所の渡邉純一事務所長に、「義援金284万円」の目録を贈呈、ゆうちょ銀行の「熊本県の義援金受入口座」に全額振り込んだ。渡邉事務所長は、「熊本県では、いまだ8000人の県民が避難生活を送っており、40000人以上の県民が被災し生活に支障が出ている。この尊い義援金は、避難生活など被災している県民に対し、直接の生活支援対策に使わせて頂くことを約束し、熊本県を代表して責任を持って受け取る。ありがとうございました」との感謝の言葉を述べた。

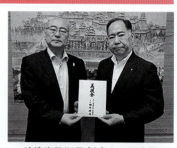

渡邉事務所長(左)と田所会長

シダックス、キッチンカーによる食事提供ボランティアを実施

シダックスは、熊本県高森町の要請を受け、熊本県高森町の役場や西原村の2カ所の小学校(避難所)で、キッチンカーによる食事提供ボランテ

ィア活動を行った。4/24（日）～ 5/10（火）まで、計17日間、毎日昼食のみ、1日あたり200 ～ 400食を提供。メニューは、焼きそば、さばの煮付、つくね、小松菜のおひたし、ハンバーグ、味噌汁、デザートなど。同キッチンカーは、東日本大震災における被災地支援活動の一環として同社が企画・設計し、11年に福島県相馬市へ寄贈したもの。車内に厨房施設を完備しており、11年8月から15年5月までの約4年間、調理スタッフを相馬市に派遣し、被災者に食事提供を行ってきた。熊本地震発生後、福島県相馬市が当キッチンカーを熊本県高森町に派遣。同社は調理スタッフ、運転サービス士などを現地に派遣するとともに、献立作成、食材、食器などの備品手配、配送も含め、食事提供を通して、熊本県高森町および西原村での支援活動を行った。

日清医療食品、病院・介護施設へ白粥や業務用缶詰を空輸

　日清医療食品は、4月15日16時45分にヘリコプターで池の窪展望台駐車場（阿蘇郡南阿蘇村）に白粥（336パック）、業務用缶詰（120缶）を空輸し、同社契約先で支援が必要と判断した熊本県内の病院、介護施設12ヵ所に配送した。また、19日13時にヘリコプターで合志グラウンド（熊本県合志市）に白粥（180パック）、業務用缶詰15ケース（総重量約300Kg）を空輸し、契約先で支援が必要と判断した熊本県内の病院、介護施設36ヵ所へ配送した。

日本メディカル給食協会・吉田会長
「ヘルシーな病院食として完全に認知」

　日本メディカル給食協会は5月20日、定時総会・特別講演・懇親会を明治記念館（東京都・港区）で開催した。吉田憲史会長（九州フードサプライセンター会長）は懇親会で「我々のメディカルフードサービス

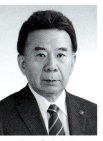

吉田憲史会長

は和食を中心としたヘルシーな病院食として完全に認知されており、治療食としても健康を作る食事の基本となっている。協会会員はそのことを誇りに思っている」と述べ、2年前会長就任時に掲げた4つの重点目標、①会員数増加、②医療関係団体や給食関係団体との連携強化、③会員の情報交換の促進、④本部事務局と支部事務局の連携強化──が順調に進んでいることを報告した。

集団給食協会、創立50周年記念式典開催

　東京都の公益社団法人 集団給食協会（西剛平会長）は創立50周年を迎え、11月18日に創立50周年記念式典・祝賀会を開催した。西剛平会長（レパスト社長）は「この50年間で、会員の活動は工場給食から事業所給食、学校給食、病院・施設給食と拡大した。それは時代の流れとともに、私どもの給食を必要とする業種・業態が増えていることを物語っている。1966年（昭和41年）の会員数はたった12社だったが、いまや80社に昇る勢いだ。50年を一つの節目として、さらに協会を発展させていきたい」と抱負を語った。

ジェフダ・金森会長
「良いことは継承し、新しいことにも挑戦」

　全日本外食流通サービス協会（ジェフダ）は6月6日、総会を東京・港区のザ・プリンス パークタワー東京で開催した。今年度会長に就任した金森武会長（大光社長）は、「ジェフダは1980年に松尾元会長が

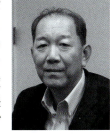

金森武会長

設立した。私は87年に縁あって松尾に入社した。3年間の勤めの中で一番の出会いがジェフダだった。当時はアイテム数や価格の優位性はそれほどなく、各社がPBを販売する流れもない時代だったが、楽しさや誇りを持って販売する良い経験をした。大光に戻り、当時の金森前会長にジェフダブランドを勧めると、メーカーに迷惑がかかると言われた。しかし、売上げが伸び始めると、先頭に立って販売するようになった。同業のすばらしい経営者の皆さんとも出会い、ジェフダとともに成長する中で、売上げは入会した当時の10倍になった。全てはジェフダのおかげと思い、恩返しをしたく会長に就任した。良いことは継承し、新しいことにもどんどんチャレンジしていく」と意気込みを語った。

平成時代の給食の軌跡
30年間の社会情勢や関連法の動き、業界のトピックス

平成29年 2017年

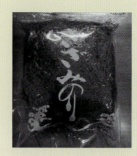

ノロウイルス食中毒事故発生
ノロウイルスの原因物質は、なんと「きざみのり」だった。

社会情勢
1月、ドナルド・トランプ氏がアメリカ大統領に
2月、プレミアムフライデーが発足
12月、大谷翔平投手、エンゼルスに移籍
・ブルゾンちえみが大流行
・藤井聡太棋士が大活躍、将棋ブームに

関連法・制度
9月、原料産地表示制度の改正が施行
11月、技能実習法が施行
・雇用保険の適用拡大
　65歳以上の方も雇用保険の適用対象となる。

食と栄養をめぐる動き
1月・2月、和歌山(御坊市)と東京(立川市)でノロウイルスを原因菌とする大規模食中毒事故発生
9月、ポテトサラダで中毒死、食の安全へ緊張感
　群馬・埼玉県の惣菜店で食中毒事故が発生。惣菜の量り売りの方法の改善など、食の安全対策に緊張感走る。
・日EUのEPAが大筋合意、19年開始か
・業務用の米が不足で高騰
・魚から肉への転化すすむ
・中食市場規模が10兆円を突破
・HACCP義務化で対応すすむ

業界の動き
　2017年(平成29年)は、HACCPの制度化の対応が進んだ。厚労省が1月に18年の通常国会で成立を目指すと公表。基準内容や対象事業者の線引きは各業界団体が手引書を作り、技術検討会で認定することとなった。また、外食・中食・給食業界で大きな問題になったのは、業務用米の高騰だ。飼料米奨励策により、外食等業務用に利用される安価な米の生産が減少し、高騰した。各業界は人手不足と二重パンチとなった。一方、運転手不足やガソリン高などで、物流費も高騰した。16年から続くが17年はより顕在化した。食品メーカーが合同で物流会社を作る動きも見られた。

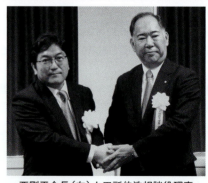

西剛平会長(左)と田所伸浩相談役理事

日給・西会長「働きたいと思える業界へ」
　日本給食サービス協会は5月18日、定時総会・懇親会を東海大学校友会館(千代田区)で開催した。西剛平レパスト社長が会長に、田所伸浩前会長(魚国総本社社長)は相談役理事に就任した。
　西会長は「給食業界は、食材費と人件費の高騰が続く厳しい環境にあるが、一番の問題は人手不足だ。これを解決するためには、働きたいと思える魅力ある業界にしなければならない。我々の仕事が多くの人々の幸せのために役立っていることを世間の人に理解してもらうことが必要だ。働くことを誇れる業界にしたい」と意気込みを語った。

市川会長「学校給食に必要な総合的なサービスの実現に向けて全力を尽くす」
　関東学校給食サービス協会は5月15日、定時社員総会・懇親会を明治記念館(東京・港区)で開催した。市川敏一前副会長(日本国民食代表)が会長に、脇本実前会長(ハーベストネクスト社

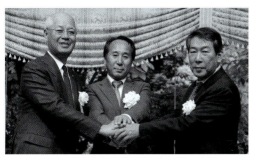

左から、脇本実相談役理事、市川敏一会長、荻久保英男前相談役理事

長）は、相談役理事に就任した。

市川敏一会長は「学校給食の調理業務の民間委託が始まったのは1986年（昭和61年）4月なので早、30年が経とうとしている。2000年（平成12年）の設立当初は全国に先がけ、都内で380校、委託比率19％からスタートした民間委託も、ここ近年は23区の90％を始め、センター調理場、PFIと受託の形を変えながら関東近辺のみならず、更に全国に広まりつつある。設立当初より衛生講習会等を通じた人材育成や運営技術の高度化研究、何よりも安全性向上への努力の積み重ねは変わらず、信頼を得てきた実績がある。調理業務のみならず施設設備、維持管理など学校給食として総合的なサービスが求められる時代にあって、協会こそがそれを提供できる企業・人材育成の専門的集団としての自負を持って、更なる努力を続けていかなければ、と決意を新たにしている。まだまだ力足らずではあるが全力を尽くす所存だ」と就任挨拶を述べた。

日給連、一般社団法人化
野口会長「4つの事業を強力にすすめる」

日本給食品連合会は5月10日、沖縄県那覇市のホテルで、一般社団法人 日本給食品連合会として第1回定時会員総会を開催した。野口昌孝会長は概要、次のようにあいさつした。

「国際情勢は激動し、国内では残業時間の制限、人手不足、物流問題が深刻化し、今後も大きなテーマになっていくのは間違いない。2025年には生産労働人口が500万人も減少する。一般社団法人化した日

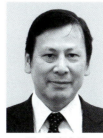

野口昌孝会長

給連は、これから主に4つの事業を強力に進めていく。①一般社団法人化をスムーズにしていくため、各支部の経理の統一を行う。②選定品事業として、新たな商品開発にまい進していく。③夏季研修会など経営者向け・管理者向けの研修会を新たに行っていく。④2年後の60周年に向けて準備をしていく──。これらを通し、会員の役に立てる日給連を目指す」。

日清医療食品、「ヘルスケアフードファクトリー亀岡」を竣工、CK方式へビジネスモデル転換

日清医療食品は8月26日、京都府亀岡市に完成した日本最大級の医療食の新工場「ヘルスケアフードファクトリー亀岡」を報道関係者に公開した。加熱・冷却・包装などの製造過程を自動化し、無人搬送車や立体倉庫・自動仕分け機など省力化機器も導入した。クックチル商品「モバイルプラス」を日産10万食製造する専門工場として、高齢化に伴う需要拡大や人手不足に対応する。

菅井正一社長は「ヘルスケアフードサービスのリーディングカンパニーである当社には、人手不足でも朝・昼・夕3度の食事を継続して提供する社会的責任がある」と使命を語り「急速な高齢化と人口構造の変

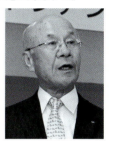

菅井正一社長

化により、弊社が提供する食事サービスのニーズがさらに高まっている。労働人口減少でも事業を継続するため、セントラルキッチン（CK）方式へのビジネスモデル転換と拡大に社運を賭け総力結集で取り組んだ」と建設理由を語った。

LEOC、社員・契約社員約4,500人を対象に「80歳定年制度」を導入

LEOCは「一億総活躍社会」の実現に向けて、17年4月1日から、75歳の定年を80歳とする「80歳定年制」を導入した。対象となるのは、社員および契約社員を含めた従業員の約4,500人。パート従業員は13年4月より定年制を廃止している。なお、同社は13年から定年を70歳、16年から75歳とし、シニア層が働きやすい環境づくりを目指しており、70歳以上の従業員が1,000人以上活躍している。（17年4月時点）

平成時代の給食の軌跡
30年間の社会情勢や関連法の動き、業界のトピックス

平成30年
2018年

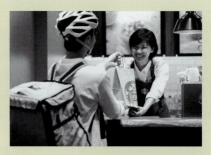

ウーバーイーツが普及

外食各社の中食への取り組みが活発化。スターバックスも「ウーバーイーツ」を導入開始。

社会情勢
- 5月、映画「万引き家族」がカンヌ最高賞
- 6月、働き方改革関連法が成立
- 7月、サッカーW杯ロシア大会、日本は16強に
- 7月、西日本豪雨
- 9月、大坂なおみ選手が全米オープン優勝
- 11月、2025年万博、大阪で開催決定

食と栄養をめぐる動き
- 自然災害相次ぐ、BCP見直し、物流混乱
- 海洋ごみ対策で、資源循環の取り組み広がる
- 日EU EPAが19年2月、TPP11は12月発効
- サバ缶、オリーブ油などがヒット
- 無人レジ、キャッシュレス化が加速
- 「健康な食事・食環境認証制度」が4月からスタート

関連法・制度
- 6月、働き方改革関連法が成立、7月に公布
  20年4月から労働者派遣法改正。(同一労働同一賃金)
- 健康増進法の改正、受動喫煙対策強化
- 食品衛生法の改正、HACCP制度化へ
- 診療報酬・介護報酬同時改定、栄養情報の提供が評価
  地域包括ケアシステムを推進する観点から、医療機関、介護保険施設間の栄養管理に関する情報提供について評価されるようになる。
- 認定栄養ケア・ステーション制度スタート

業界の動き

2018年(平成30年)は、今年の漢字に「災」が選ばれるほど災害が多かった。食品業界は製販ともに支援活動が順調に進んだが、北海道の停電や交通網の寸断などでBCPの見直しを検討する企業も多く、物流網の混乱も目立った。一方、人手不足が深刻化し、無人レジやキャッシュレス化が進んだ。人件費や物流費の高騰に加え、原料や包装資材の価格も上昇。18年は年初から外食メニューや業務用の小麦など様々な食品で値上げが相次いだ。また、様々な業態で中食の取り込みが活発化し、外食は新たな成長の柱に宅配・テイクアウトを据える企業が増加した。

日本栄養支援配食事業協議会、設立

日本栄養支援配食事業協議会(NSD)は5月7日、設立総会を都内で開催した。加盟企業26社50名が見守る中、全ての議案が全会一致で可決。会長にヘルシーネットワークの黒田賢社長が就任した。黒田会長は「高齢者の60～70%が低栄養と言われ、厚労省も、80・90歳を過ぎた方を手術や薬で治すことは無理があると考え、健常者を対象とした従来の医療ではなく、食事面からベースを整えることが大事と捉えている。高齢者などへの適切な食事提供が課題

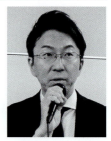

黒田賢会長

である一方、外食業界では人手不足により、高齢者の家に食事を届ける体制をどう築いていくかが問題となっている。人手不足は価格高騰も招くため、経済的に疲弊している高齢者に食事を安く届けることも大事だ。そのような課題を整理するため、本会は設立された」と設立主旨を説明した。

具体的な活動として、①厚労省が17年に作成した「地域高齢者等の健康支援を推進する配食事業の栄養管理に関するガイドライン」の普及、②特別用途食品制度に対して、腎臓病や糖尿病など疾患を持つ方に対応したお弁当の提言――の2点を

挙げ「宅配事業の課題を整理し、国民の生活に貢献できる団体を目指したい」と意気込みを語った。

日本スポーツ栄養協会、設立
鈴木理事長「スポーツ栄養を普及啓発」

2020年の東京オリンピック大会に向けて、アスリートを心身ともに支える食事に注目が集まる中、6月14日に、日本スポーツ栄養協会が設立された。鈴木志保子理事長は、「協会活動を通じて、理論を実践に結び付けたスポーツ栄養の考え方を普及するとともに、公認スポーツ栄養士の活躍の場を広げることで、国民に対して普及啓発を行っていきたい」と意気込みを語った。

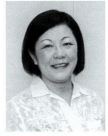
鈴木志保子理事長

メーカー協会・大沼会長
「学校栄養士が見やすいホームページへ」

学校給食用食品メーカー協会は5月23日、第44回定時総会をホテル椿山荘東京（文京区）で開催した。協会ホームページ（HP）をさらに充実させて学校給食関係者にとって使いやすいツールに仕上げることや、HPを活用した全国の学校栄養職員・栄養教諭へのPR活動の強化、全国学校栄養士協議会（全学栄）・文部科学省との連携強化等を決定した。

総会の冒頭、大沼一彦会長（日東ベスト社長）は「会長になって3年が経つ。2年前に3つのワーキングチームを結成し、一番注力したのがHPのリニューアルだ。見にくかった問題を改善し、学校の先生方が手軽に情報を取得できるよう努めた」と成果を語り「この協会でいいなと思うのは、会員同士で情報が共有されている点だ。1社ではなく、会員で手を取り合いながら進めていくのが重要である」と語った。

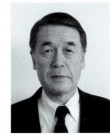
大沼一彦会長

日本メディカル給食協会
山本会長、外国人技能実習制度導入に意欲

日本メディカル給食協会は5月18日、定時総会・

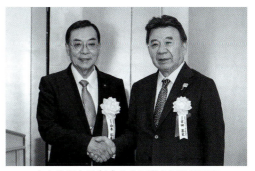
山本裕康会長（左）と吉田憲史相談役理事

特別講演・懇親会を明治記念館（東京都港区）で開催した。新会長に山本裕康メーキュー社長が就任した。

山本会長は「今年度は協会に影響を与える各種課題に適切な対応力が求められるため、組織力をさらに強化し、足下を見直し、変革に取り組んでいく」と述べ、重点課題として、①第13回治療食等献立・調理技術コンテスト、②19年度総会で実施される創立30周年記念式典、③高齢者の急増と現役世代の急減に伴うメディカル給食事業の需要拡大に対応するため、外国人技能実習制度の導入に向けた働きかけ──の3点を挙げた。

日本厨房工業会・谷口会長「人手不足解消セミナー参加者3割増、課題の重さを感じる」

日本厨房工業会は6月13日、定時総会及び懇親会をホテルインターコンチネンタル東京ベイ（港区）で開催した。谷口一郎会長（タニコー会長）は「2月の厨房設備機器展では、来場者（併催展含む）がそれまでの5万人台から6万人台になり盛況に終わった。背景には2,800万人を超えてますます拡大するインバウンドと飲食サービスの人手不足がある。人手不足解消をメインテーマにした展示会セミナーの参加者が前年対比30％を超えたのは厨房機器への期待の現れであり、これから取り組む課題の重さを感じる」と述べた。

東京五輪選手村の飲食事業者はエームサービス

東京オリンピック・パラリンピック競技大会組織委員会は12月13日、選手村内における選手及び選手団等に対する飲食提供の運営事業者を競争入札でエームサービスに決定したと公表した。契約金額は62億3470万円。契約期間は契約締結日から2020年12月28日まで。

平成時代の給食の軌跡
30年間の社会情勢や関連法の動き、業界のトピックス

平成31年／令和元年 2019年

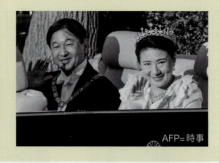

天皇陛下と皇后両陛下の即位パレード
天皇陛下の即位パレードが10月22日に行われた。

AFP=時事

社会情勢
- 3月、イチロー引退、日米通算4367安打
- 4月、新元号「令和」発表
- 9月、香港で反政府抗議デモ
- 9月、ラグビーワールドカップ日本大会開催
- 10月、消費税10％に、軽減税率導入
- 10月、天皇陛下「即位の礼」

関連法・制度
- 4月、「特定技能制度」スタート
- 5月、女性活躍推進法が一部改正、6月に公布
- 6月、パワーハラスメント防止対策の義務化、交付
- 10月、「食品ロスの削減の推進に関する法律」施行

食と栄養をめぐる動き
- 個食化や食の外部化がさらにすすむ
  共働き世帯の増加で調理時間を短縮できる商品ニーズが高まる。
- 冷食、味・簡便・安全で市場拡大
- スーパー、素材の調理加工を強化
- コンビニ、夕食のおかずを拡充
- 外食、宅配・テイクアウトを強化、中食市場に熱視線
- インバウンド好調6年連続で過去最高を更新
  18年の訪日外国人観光客数は3119万2000人に。2年前と比べ8.7％増加した。

業界の動き

「日本人の食事摂取基準2020」まとまる
食塩相当量引き下げ、フレイルも視野に

厚生労働省は3月、「日本人の食事摂取基準（2020年版）策定検討会」（座長＝伊藤貞嘉東北大学大学院医学系研究科教授）の報告書をまとめた。日本人の食事摂取基準は、健康増進法に基づき国民の健康の保持・増進を図る上で摂取することが望ましいエネルギー及び栄養素の量の基準を定めるもので、5年毎に改定する。今回の基準は20年度から5年間使用する。

これまでの生活習慣病（高血圧、脂質異常症、糖尿病、慢性腎臓病）の重症化予防に加え、高齢者の低栄養・フレイル防止を視野に入れて検討がなされた。ナトリウム（食塩相当量）については、高血圧及び慢性腎臓病の発病予防の観点から、男女ともに1日当たりの目標量を引き下げた。例えば、15年版と比べて、12歳以上の女性は7.0g未満から6.5g未満に、15歳以上の男性は8.0g未満から7.5g未満となった。また高齢者を65～74歳、75歳以上の2つの区分に分けた。

農水省、「特定技能」による新たな外国人材
受入れに関する説明会、開く

18年12月の臨時国会で出入国管理法改正法案が成立し、特定技能1号・2号の在留資格が新設された。対象となる産業分野は外食業（給食サービス含む）や飲食料品製造業など14業種。農林水産省は新制度の普及・推進を図るため、2月14日から3月18日にかけて、飲食料品製造業分野及び外食業分野における新しい外国人材の受入れに関するブロック説明会を開催。初回となった埼玉会場には、定員を超える200名以上の外食事業者・食料品製造事業者らが参加し、飛び交う質問の多さに注目度の高さが見て取れた。

厚生労働省「外国人雇用状況」の届け出状況まとめによると、外食業の外国人労働者数は17年10月末時点で約14.3万人。7割は留学生などの資格外活動であり、在留資格を持つ人は3割に過ぎない。そのうち、外国料理の調理師など専門的・技術的分野で働く人は8％の11,911人で、技能実習（セントラルキッチン等の食品製造部門で働く人）

は1%の1,426人。

農林水産省は、特定技能の外食業分野における今後5年間（19年度〜23年度）の受入れ見込み数を最大53,000人とし、これを上限として運用していくという。

日本メディカル給食協会・山本会長「令和になっても、協会の役割を十分に果たす」

日本メディカル給食協会は5月17日、明治記念館（東京都）で設立30周年記念式典・記念講演・感謝の集いを開いた。記念式典では、長年にわたり病院給食の発展に尽力した協会理事や栄養士委員会で活躍した会員、賛助会員を表彰。山本裕康会長（メーキュー社長）は被表彰者の長年の功績を称えるとともに、外国人技能実習制度『病院・福祉施設給食製造職種』の試験実施団体としての活動など「令和になっても協会の果たすべき役割を十分に踏まえ活動していく」と意気込みを語った。

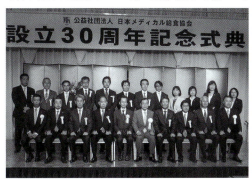

設立30周年記念式典で表彰を受けた
理事・会員・賛助会員の皆さん

平成30年間で受託病床数が
設立時の12倍に拡大

協会は、1989年（平成元年）1月に当時の病院給食の「早い、冷たい、まずい」というイメージを改善するため、日本給食サービス協会の有志が発起人となり設立された。それから93年（平成5年）2月の医療法施行規則の改正により、病院給食の外部委託が認可されたことによって病院や特別養護老人施設、老人保健施設からの委託が年を追うごとに増加し、2019年（平成30年）3月末の協会全体の給食受託施設数は病院・診療所で4,645箇所、介護老人保健施設で1,914箇所、特別養護老人ホームなどで7,108箇所、合計13,667施設。受託病床数は約127万8,000床となり、協会設立時の約12倍となった。

志太初代会長「何が何でも、病院給食の仕事を作りたかった」

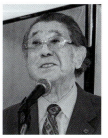

志太勤初代会長

その後、感謝の集いが開かれ、志太勤初代会長（シダックスフードサービスファウンダー取締役最高顧問）は協会設立時を振り返り、「当時、給食の仕事が少なくなってきていて、我々は病院給食の仕事を何が何でも作ろうと頑張った。そういう歴史があり、30年が経ち、今があるのが嬉しい。高齢化が進み、病院給食という我々の仕事が大事とされ社会から強く求められている。これからも、メディカル給食協会はすごい、高齢化にも対応できる、と気概を持って、仕事に励んで欲しい」とエールをおくった。

西脇第6代会長「先輩の気概に敬意を、若いリーダーの気迫に期待を」

西脇司第6代会長（日本ゼネラルフード社長）は「我々の先達である志太会長はじめその世代の方々が、これからは病院給食をしなくてはいけない、我々の生きる道はこれで広がっていくんだと道を切り開いていただいたから、今がある。先輩の皆さんの気概に心から敬意を表したい。そして、この先40年、50年と協会を続けていただく若いリーダーの皆様の気迫に期待したい」と述べ杯を上げた。

日給連、60周年記念式典開催
野口会長「令和の時代にも大きく躍進する」

日本給食品連合会は「創立60周年記念式典」を6月7日、東京・明治記念館で開催した。

冒頭、野口昌孝会長は「60年前に7人により設立し、今後の学校給食の発展、特に冷凍食品の伸長を見越して情熱を持って歩み、歴代8人の会長により発展させてきた。一般社団法人となり、これからも令和の時代を躍進していく。先輩諸氏に心より感謝し、少子高齢化時代に知恵と力を絞り、次世代にしっかり、つなげていく」と力強くあいさつした。

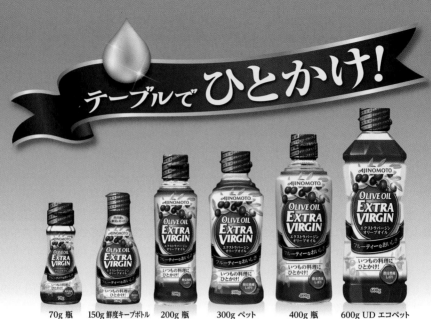

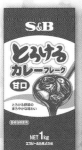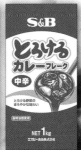

とろける野菜の
まろやかな味わい！

S&B
業務用

「子供から大人まで美味しい」とろけるような味わい

とろける
シリーズ

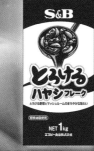

6種類の野菜ときのこの
まろやかな味わい

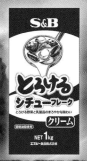

野菜の煮込み感と
乳製品の美味しさ

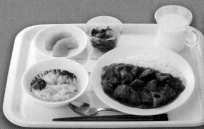

とろける給食用
カレーフレークN 1kg

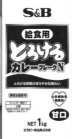

**こちらもおすすめ！
とろける給食用カレーフレークN**

❶化学調味料不使用！

❷牛由来原材料不使用！
（乳も使用していません）

❸表示義務、
　推奨アレルギー
　物質は小麦のみ！！

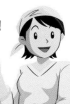

業務用企画ユニット 〒174-8651 東京都板橋区宮本町38-8 TEL03-3558-6252　エスビー食品株式会社

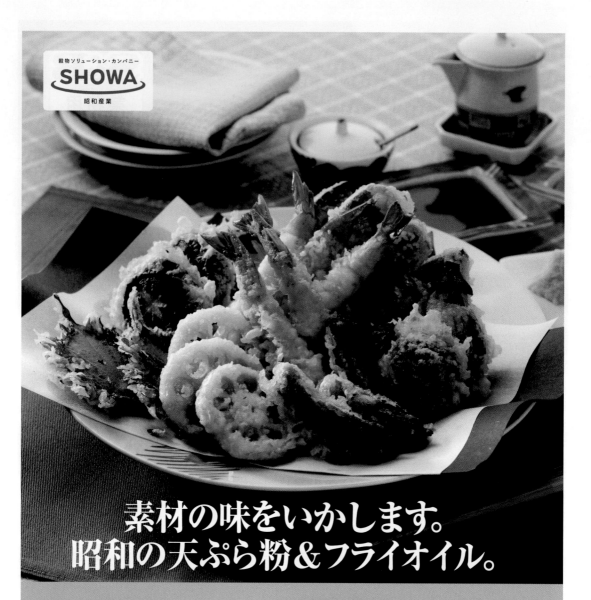

素材の味をいかします。
昭和の天ぷら粉＆フライオイル。

昭和高級天ぷら粉

「昭和天ぷら職人」は、揚げたてのサクサク感を長時間保ち、花咲きが細かくぽてっとしない自然な衣付きなのでプロ並みの仕上がりです。さらに、電子レンジで温め直してもカラッとしています。

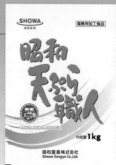

昭和天ぷら職人

栄養機能食品（ビタミンE）

「オレインリッチ」は、ひまわりに豊富に含まれる天然ビタミンEをそのまま含んだピュアオイルです。毎日の食事はおいしくいただきたい、でも健康も気にかかるという現代人にぴったりのオイルです。

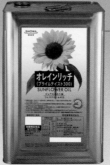

オレインリッチ

昭和産業株式会社 油脂部　〒101-8521 東京都千代田区内神田2丁目2番1号 鎌倉河岸ビル
TEL. 03(3257)2130　http://www.showa-sangyo.co.jp

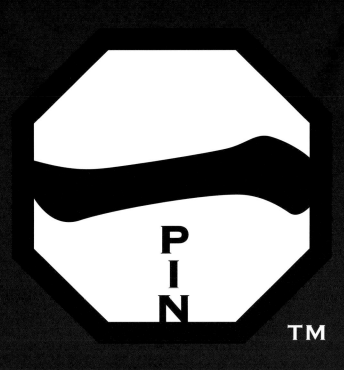

家庭の味の最高峰をめざして
ミツカン「PIN印」

「家庭の味を最高峰に高めたい」という想いで立ち上げたこだわりのブランド「PIN印」。なにげない家庭料理が、逸品に変わる、いつものひと皿を格上げする調味料。料理をつくることの楽しさ、ふだんの食卓で食べる喜び、おいしさ、感動をお届けしたいと考えています。

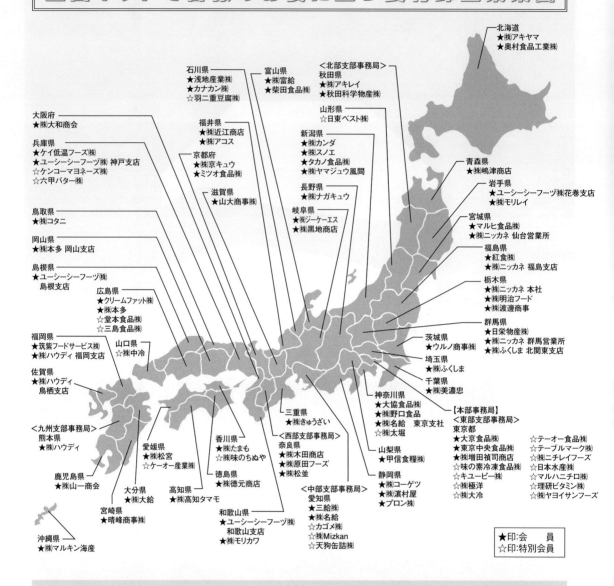

全国ネットで皆様のお役に立つ食材卸企業集団

「強い絆で改革し、未来を創造する日給連!」

■ 会　　　長　＜野口昌孝（㈱野口食品社長）＞
■ 副 会 長　＜北部支部長　　石塚佳之（秋田科学物産㈱社長）＞
■ 副 会 長　＜東部支部長　　中込武文（甲信食糧㈱社長）＞
■ 副 会 長　＜中部支部長　　林　元彦（三給㈱会長）＞
■ 副 会 長　＜西部支部長　　小谷憲司（㈱コタニ社長）＞
■ 副 会 長　＜九州支部長　　富永哲生（㈱ハウディ社長）＞
■ 副 会 長　＜情報事業委員長　小川眞也（㈱きゅうざい社長）＞
■ 専務理事　＜大塚史生＞

日給連　一般社団法人 日本給食品連合会

〒101-0041
東京都千代田区神田須田町2丁目23番地 SSビル4階
TEL 03-3525-4147　FAX 03-3255-0454
E-mail　nikkyuren290@nikkyuren.com
URL　　http://www.nikkyuren.com

地域に寄り添い、「食」の未来を輝かす。

私たちが、いま取り組んでいるのが「地域密着・全国卸」。
地域に根ざした食文化やニーズを的確にとらえ"地域の食"をリード。
これからも、もっと身近で、もっと頼れるパートナーとして。
KOKUBUが培ってきた全国卸機能を、より高いレベルで発揮します。

食のマーケティングカンパニー
KOKUBU
www.kokubu.co.jp

日本給食サービス協会　設立30周年記念誌収録
歴代会長と現役員による座談会
『協会30年を振り返り今後の夢を語る』

弊社では（公社）日本給食サービス協会の会報誌を長年、制作しており、2005年（平成17年）に発刊した協会設立30周年記念誌では、歴代会長と当時の役員にお集まりいただき座談会を企画した。業界を作り上げてきた先人の努力に敬意を持ち、時代を引き継ぐとともに、次の新たな給食の世界を開こうとする強い意志が込められた貴重な座談会記事を再掲載する。

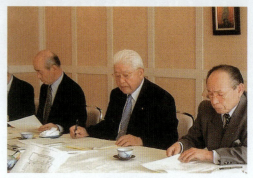
座談会風景

座談会出席者

五代目会長	西　雅弘	〔㈱レバスト〕
六代目会長	志太　勤	〔シダックスフードサービス㈱〕
八代目会長	杉浦貞男	〔日本ゼネラルフード㈱〕
九代目会長	中垣英男	〔アイビス㈱〕＝当時会長
副　会　長	高橋平馬	〔㈱紅谷〕
副　会　長	大髙　巽	〔明食サービス㈱〕
副　会　長	山本裕康	〔メーキュー㈱〕
副　会　長	野々村禎之	〔ウオクニ㈱〕
副　会　長	米谷伸行	〔㈱日本クック〕
事務理事	深谷　徹	〔社日本給食サービス協会〕

協会の誕生

深谷専務理事　協会は2004年（平成16年）11月に創立30周年を迎え、ますます発展の途にあります。これもひとえに、ここにご参集の皆様をはじめ創業に携われた方々、会員皆さんのご尽力の賜物と思います。

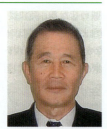
深谷徹 専務理事

そこで今日は、協会の創立の頃のご苦労や、実の詰まった30年を振り返っていただきたいと、お忙しいところをお集まり願いました。

協会の誕生は1974年（昭和49年）11月11日、農水大臣から「特定多数の方々に健全な給食を提供し、食生活と食文化の継承を使命とする」公益法人の設立許可が下り、創立されるに至ったわけですが、まずはその経緯について、五代目会長を務められた西さん、六代目会長を務められた志太さんから口火を切っていただければと思います。

西雅弘元会長　当時、東京には集団給食協会という社団法人の業界団体がありまして、確か創立は1964年（昭和39年）だと思いますが。これは当初の数年の間は任意で、

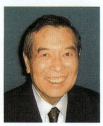
西雅弘 元会長

その後、東京都総務局の認可を得たんです。この業界の設立に関しては、東都給食の藤沢春次社長が中心なって旗振りをして立ち上げたわけで、その後社団法人の認可を得るのも藤沢社長の力によるところが大きかったんです。藤沢社長は長年にわたり東京都に勤務されていましたから。当初集団給食協会の事務所は浅草橋の神田川の傍にありましたが、経済企画庁からの話があった時は東京にはすでに正式に認可された団体があったわけで、それで集団給食協会の会長のグリーンハウス田沼社長がそのまま現協会の会長になったのも、比較的スムーズでした。

深谷専務理事　名称はどういう経緯で？

西雅弘元会長 それは、設立直前に農林省（現、農水水産省）の文書課から呼び出しを受けて、類似団体があるが、どう違うのかという質問がありまして、そっちの方はフードサービスチェーン協会（現、日本フードサービス協会（JF））で、お客様が不特定多数、うちはお客様が特定多数という違いがあり、また、フルサービスとセルフサービスの違いがあると説明して納得していただきました。

志太勤元会長 おっしゃる通り74年は、当時の東京都集団給食協会を全国規模へと拡大し、まとめ上げようという気運が出始めていました。そこに、ちょうど日本フードサービス協会が設立したことが契機となったんですが、当時の農水省の入澤肇課長からのアドバイスも受けて、結局「不特定多数」のお客を対象にする業者は「日本フードサービス協会」、「特定多数」のお客様を対象とする業者は「日本給食サービス協会」という色分けになったわけです。

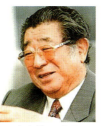
志太勤 元会長

そこで、田沼文蔵会長と専務理事役を担当していた私が、全国の同業者を回り、設立の趣旨を説明し、ようやく協会の設立に漕ぎ着けたわけです。まあ、当時の業界全体の雰囲気としては、「サービス」の文字を団体名に挿入することに抵抗が多くて、「すでにサービスばかりしてるのに、もっとサービスを要求されてしまうのではないか…」というような懸念はありましたね。最後には納得していただけましたが。いまこうして協会の設立時より30年、思うと、感無量ですね。その間、協会発展に精いっぱい努力したことを誇りに思って、満ち足りた人生だと満足しています。でも、何人かの共に頑張った戦友たちが1人去り、2人去り、時の流れを知らされて、寂しい思いも残っているわけです。

深谷専務理事 大髙さんはどのようなご記憶がありますか。

大髙巽副会長 行政との関わりからいえば、当時の農林省の食品流通局企業振興課の中に外食産業対策室が発足して、ようやく農林行政が食糧の生産である川上から消費である川下分野の外食産業にも目を向けられるという大きな流れがありました。そしてその

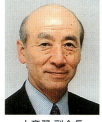
大髙巽 副会長

大切さが次第に認められ、西さんのお話のように東京の集団給食協会が母体となり、本協会が設立され、農林水産省の指導のもと、日本フードサービス協会、日本弁当サービス協会の兄弟組織の皆さんとともに今日まで発展を遂げ、30年の月日が流れたわけです。

まさに感慨深いものがありますが、設立に力を貸していただいたり、草創期の役員としてご尽力をいただいた先達の皆さんの中にはすでに物故された方も多くおられます。ということは、逆に言わせていただくと、多くの二世経営者が今では立派に事業を発展させておられるということになります。

深谷専務理事 高橋さんはどういう経緯で…。

高橋平馬副会長 そうですね。私的な面から話をさせていただきますと、私の場合、親同士が親しくしていた地元仙台の老舗の伯養軒の伊藤俊二さんからお誘いを受けて入

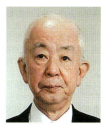
高橋平馬 副会長

会したのです。そして当時の会長の田沼文蔵さんを迎え、東北支部を発足させたのです。それから30年が経ったということです。

今こうして振り返ってみますと、最初の10年は会員同士が相互に理解し合った時期であり、次の10年は事業の組立てに努め、さらに歴代会長のもと、関連団体の設立を含めて、それを順調に展開できた時期ではないかと思いますね。

もちろんその間、皆さんもご存じのようにいろいろとありました。時には激論を闘わせたり、時には楽しくお付き合いをさせていただきました。創立のころ、50代半ばの方々が大半でしたから、亡くなられた方もいらっ

しゃるのも当然ですが…。

創立当時の状況と30年の歩み

深谷専務理事 昭和30年代後半に高度成長期を迎えて、業界は活況を呈し、どの企業も従業員の福利厚生の一環として、社員食堂の直営方式を飲食業者などに外注する動きが出始めました。対象も勤労者から新しい業態へ、さらに大学食堂や病院給食へと市場が進展していった…これが背景にあるわけですね。

西雅弘元会長 それだけでなく、設立当時の時代的背景として、急激なインフレが進行していました。また、オイルショックもあって、中でも外食代の値上がり率がひどく、デパートの食堂でも、25～60％の大幅な上昇率になっていました。その外食代の値上がりが他の物価の値上がり、インフレの元凶ではないか、という見解があり、経済企画庁が調査に乗り出して、業界も2～3度ヒアリングを受けたことがあったはずです。

杉浦貞男元会長 そうですね。戦後の産業として芽生えた給食業界は、高度成長期に社長食堂の直営方式から専門業者に委託するアウトソーシング化の動きとともに大きく

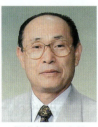
杉浦貞男 元会長

変動してきました。当時は、委託先の軒先を借りて、ほとんどの経費を負担していただく委託者主導の業務で進められていたので、我々専門業者としての考え方を発揮する場面が少なく、競争原理の働かない無風の業界として成長を遂げた面もあるわけです。だから、給食業界の各事業は未成熟のままに成長できた、そうも考えられますね。

野々村禎之副会長 おっしゃるように「水商売」と呼ばれ一段低く見られていた業界が、高度成長期というバックアップもあって、社員食堂のあり方の変化とともに大きく発展してきた、という流れもあります。

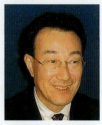
野々村禎之 副会長

そしてその間、協会も集団給食のバイブルと言うべき『集団給食経営マニュアル』の作成や、多くの人に業界を知ってもらうため、毎年1回「フードケータリングショー」を開催しPRにも努めることになりました。また、現在は運営に苦慮してますが、会員企業社員の福利厚生を厚くし、来たるべき定年における受給をすこしでも多くすべく「厚生年金基金」も設立しましたし、その後、病院給食に対応するため89年（平成元年）1月に、日本メディカル給食協会が協会会員82社の総意で法人認可されました。また、民間委託の進む学校給食にも対応しようと03年以降、有限責任中間法人として中部、関西、東北、西日本に学校給食サービス協会がそれぞれ設立された、という経緯もありました。

深谷専務理事 大髙さんはどうです。

大髙巽副会長 そうですね。いろいろな事業を手がけてきましたが、中でも印象に残っているのは1976年（昭和51年）に、「外食産

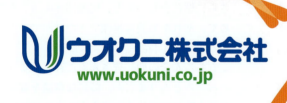

企業・学校・病院
社会福祉施設等の
食堂運営なら

ウオクニ株式会社
www.uokuni.co.jp

神戸市灘区船寺通4丁目5番16号　TEL (078) 801-7755　FAX (078) 801-9375
営業拠点　東京、大阪、大阪南、中部、神戸FC、加古川、岡山
山陰、広島、広島FC、福岡、宮崎、長崎、四国、八戸

業共同利用モデルセンター」第一号として4,000万円の補助金づけを実現してもらい、「東京カミサリー」を東京に設立し、田沼文蔵さんを初代理事長に迎え、食材の共同購買、共同配送に着手したことでしょうかね。あとに関西にも同様の予算づけをしていただいたのですが。

深谷専務理事 その一方、食生活そのものにも大きな変動がありました。その点、米谷さんはどうお考えになりますか？

米谷伸行副会長 そうですね、この30年を振り返ってみると、日本の食生活に大きな構造変化がもたらされた年月だったと思います。例えば10年刻みで見ると、まず、協会設立の年と前後し海外のハンバーガーチェーンやコンビニエンスストア、ファミリーレストランなどが相次いで国内展開をスタート。まさに"外食文化の幕開け"の年となり、次の10年は「美味しんぼ」に代表される"グルメブーム"。20年目は、先が見えない不況に伴う"価格破壊（ディスカウント）"、そして30年目の今は"安心・安全"というのが、食文化におけるキーワードとして定着してきたように思います。

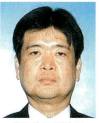
米谷伸行 副会長

このように、めまぐるしく移り変わる食文化が、われわれの食事サービス（集団給食）事業者に何をもたらし、その中でわれわれは何を成し得たのかということ。本来、食品業界は好・不況の影響を受けにくい業界といわれていますが、特にわれわれ集団給食事業者は、初期設備（資本）をさほど必要とせず、また特定多数の方を対象にしたサービスということもあって、"昔ながらのやり方"でも何とかやってこられた部分がありました。ところが、この10年の変化は、このような古くからの業界の常識が一気に覆されてしまい、われわれの業界も容赦ない淘汰の波に晒される状況に激変しました。しかしそんな中、加盟各社の弛まぬ企業努力はもとより、われわれは協会の各種研修、講習会や資格取得制度などを通じたスキルアップで、業界全体の地位向上のための取り組みとして大きな成果を上げることには、もっと自負して良いのではないかと思っています。

深谷専務理事 いま米谷さんは「この10年」という言葉を使われましたが、この10年はまさに業界にとっても激動の時代であったといえるでしょう。バブルが弾け順風満帆の時期は終わり、企業の統廃合、リストラ、産業の空洞化など、業界を取り巻く環境の悪化に加え、海外資本や異業種の参入もあり、市場が競合し、激化する時代を迎えました。また、「地球環境問題」「食糧問題」「少子高齢化社会の到来」という社会構造が大きく変革する中、BSE問題、鳥インフルエンザ感染問題、輸入野菜の農薬問題と、「食品の安全・安心」への関心が高まり、集団給食食品のトレーサビリティシステムの構築が必要になるなどの、課題が山積みした10年だったと思いますが、杉浦さんはどんな感慨をお持ちですか。

食事は愛をテーマに私達は新しい食スタイルを創造します。

事業所・病院などの食事サービス運営はもちろんのこと
プランニング、設計、デザイン、経営企画などのソフト
までを提供するトータルマネジメント企業です。
新調理システムでの運営もお気軽にご相談ください。

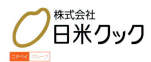

〔本社・関西支社〕
〒531-0076　大阪市北区大淀中1丁目17番22号
ＴＥＬ 06-6452-2135（代）　ＦＡＸ 06-6452-2184
ＵＲＬ：http://www.nichibei.jp

〔神戸支社 TEL：078-652-2711〕　〔西日本支社 TEL：082-291-2680〕　〔九州支社 TEL：092-589-3175〕

杉浦貞男元会長 そうですね。バブル崩壊に端を発した日本経済の低迷、低成長、デフレ化を受けた「グローバルスタンダード」に代表される、これまでの既成概念を破壊する考え方が浸透した10年といってもよいでしょう。そうした中で、従業員の福利厚生の考え方もそれまでとは違う取り組みが生まれ、また、受託者の費用負担による委託先主導の委託方式から、委託費のない、すべての経費を負担し業務を進める単価方式が多く取り入れられた時期でしょう。業態の内容としては、給食業界と営業給食の垣根がなくなり、業務がボーダレス化しました。言い換えれば、社員食堂が職場レストランに衣更えしたわけです。その結果、お客様の食事に対する要求のレベルが上がり、年齢、性別による喫食者個々のニーズも多様化し、それに相応しい対応力が試されはじめた時期だと思いますね。

今後、協会はどうあるべきか

深谷専務理事 農水省が、給食産業界の育成を図るという観点から、「共同配送センター」の設置や『集団給食経営合理化マニュアル』の自主作成、進展が著しい外食産業のリサーチ機能として「外食産業総合調査研究センター」を設置したことにより、各種のデータ情報の開示が可能になりました。

協会も、世の中へ業界の「メッセージを発信」するため「フードケータリングショー」を毎年開催し、また、外食産業のメッカであるアメリカなどへ海外視察研修会を実施するなど、つねに従業員者の資質の向上と研鑽を積み、「健康」「安全」「品質」に配慮した食事の提供と、タイムリーなフードサービスの推進に努めてきました。そこで協会は、今後のあり方としてどうあるべきか、これまでの多くの困難を乗り越えられた、また乗り越えようとしておられるお立場で、お考えをそれぞれに述べていただきたいと思います。まずは山本さんからどうぞ。

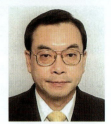
山本裕康 副会長

山本裕康副会長 非常に難しい時代に入っていることは確かですね。創業者諸氏が苦労をされて築いてこられた業界も、外資の参入や競争入札制度の導入、また経済システムの変動期に入り、これまでのような順風満帆な時代から荒海へ乗り出した感がありますね。各企業にとっても創業者から二世または後継者へバトンタッチが進み始め、業界のあり方を新しく考える時期が来ていると思われます。協調と競争、全国展開と地域密着、他業態の導入、グループ化と対立、飽和状態となった産業給食から病院・福祉、さらに学校給食へと残された市場の激しいシェア獲得競争が行われています。そうした中で協会は、会員各社や社会に対してどういうメリットを出していくか、それが問われるでしょう。公益性という面では自然災害発生時の食事対応と、各種のマニュアルを通しての啓蒙活動、自治体や地域からの事業要請への参加・バックアップなどが望まれます。つまり、協会内

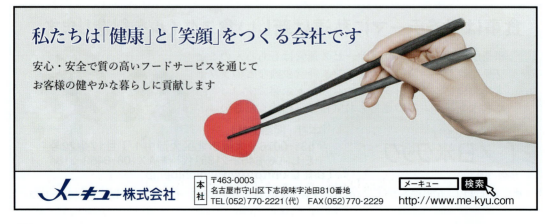

で競争をしながら団結をするという矛盾をどう乗り越えるかが一番の解決事項だと考えます。それには理事会や各支部会への積極的な参加による対話が重要でしょう。

さらに大きな課題は、今後、各社間での合併吸収やグループ化などが頻繁に行われるようになるでしょうが、そのとき、構成メンバーの移動などがややこしくなる予感がします。30年を経過し、これから先を見通すのは難しいというのが実感ですが、今まで以上に協調と団結が要求されることは間違いないでしょう。

深谷専務理事 続いて杉浦さんにお願いします。今後の業界のあり方について、どうお考えでしょうか。

杉浦貞男元会長 やはり、さまざまな時代の流れに沿い、業界も委託企業として変革が求められていて、業界自体が大きく変化を遂げる時だと確信しています。その変化への対応は、第1に各社の商品力、第2にお客様に対する企画提案力、第3に人材の育成に要約されます。言い換えれば、このキーワードに対する各企業の取組みの成否が企業の盛衰に繋がっていく、そう断言できるでしょう。

深谷専務理事 そのキーワードをもう少し具体的にご説明いただくと…

杉浦貞男元会長 第1の商品力については、お客様のニーズが多種・多様に変化しており、各社はお客様のニーズの変化に対応した商品を提供できるシステムと人材の育成に取り組まなければいけないでしょう。いま、喫食者は多少高くても美味しいものを求めています。第2の企画提案力については、専門業者としての食事サービスのトレンド、喫食者のニーズを把握し、新しい商品、新しいサービス、新しいオペレーションをお客様に提案し、つねにサービスレベルを向上させる企画を、委託者は求めています。つまり、お客様を感動させる企画提案が必要なのです。第3の人材育成については、商品のシステム、企画のシステムなど、いろいろな仕組みを構築しても、それを実際に動かすのは「人」です。業務を行うのはすべて「人」です。したがって究極的に人材育成に集約されます。そしてその人材の育成の根底に、提供する側として、「つねに愛情と工夫をこらす」という意識改革を持って提供することを根付かせる、そうしたマインドな教育がとくに必要でしょう。

深谷専務理事 同じ問題について米谷さんはどういうお考えをお持ちでしょうか。

米谷伸行副会長 今後の給食業界ですか。そうですね。すくなくとも、「安全・安心」というキーワードは、単なる一過性のものではなく、業界のデファクトスタンダードであることは間違いないでしょう。その上で予見さ

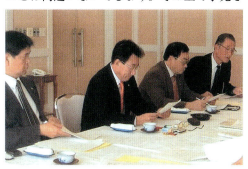

座談会風景

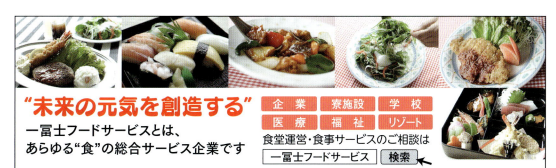

れるのは、喫食者ニーズの一層の複雑化・高度化であり、そのすべてに対応する高付加価値サービスに努めるのが私たちに必要なのでしょう。そのために、食事サービスを核とした各種情報（安心・安全、健康増進、疾病予防、調理技術、食文化など）の発信を通し、協会の設立目的である「国民生活の健全なる向上に貢献する」ことがわれわれに課せられた使命であり、30年という節目に際し、改めて確認する必要があるでしょう。

深谷専務理事 野々村さんにも、協会の今後について一言、お願いします。

野々村禎之副会長 長引いた不況も少しトンネルの先が見えてきましたが、今後は、外食、中食、内食のボーダレス化がますます進展し、業種、業態を超えた競合が一段と激しくなります。ことに外資系によるＭ＆Ａ戦略が始まり、これに刺激された国内企業もＭ＆Ａを行うようになり、大きく業界地図が変わりつつある中、1社たりともこの大きな波に飲み込まれないよう協会会員が一致団結しこの難局を切り抜ける必要があると思います。

一方でまた、ライフスタイルの変化やストレスなどから発生する肥満、糖尿病、高血圧、高脂血症などの習慣病の予防対策などを視野に入れた給食産業の近代化、高齢化社会に対応した高齢者事業への取り組み、食品のルーツをはっきりとさせ安全性を前面に出したトレーサビリティシステムなども軌道に乗せなければならないでしょう。こうした努力を積み重ね、次の世代の人たちに協会をさらに発展した形でバトンタッチしなければならないでしょう。

深谷専務理事 ここで視点を変え、中垣会長に、今後のあり方のひとつである「食育」という面を、当面の重要な課題として、すこしお話を伺いたいのですが。

中垣英男会長 昨今の「食育」の火付け役は服部学園の服部幸應先生のようですが、あちこちで使われるようになり、「食育」ブームといわれるまでになっています。

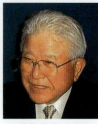
中垣英男 会長

これからの「食育」ということでは、『食生活指針』同様に、われわれの給食サービス協会こそ、そのトップランナーとして走らなければならない、そう考えています。

実際にこの30年から40年で日本人の食生活は急速な変化を見せましたが、ファストフード店やファミリーレストランが日本に上陸して来たのが70年代前後で、それからスナック菓子やインスタント食品が街にあふれ、「食の外部化」が進み、90年代になると、若年層の肥満化やいわゆる生活習慣病が増加し、その最大の原因は「食生活の乱れ」だといわれています。

一方で、孤食化、過食と拒食、肥満と過剰なダイエットなど、家庭の食のあり方にもいろいろな問題が生じました。そんな中、89年に、厚生省が食関係の各分野の学識経験者を集め、食を考える懇話会を開いて「食育時代の食生活を考える」をまとめ、その巻頭に食育の時代の到来を謳い、そしていま文部省

総合給食サービス ナニワフードグループ

Tasty おいしさ
Kindly 心をこめて
Amenity ここちよさ

私たちは、一人ひとりの生活環境に応じたサービス
〜一人ひとりの「Healthy（ヘルシー） ＆ Hospitalty（ホスピタリティ）」を追求し、
安全安心なフードサービスをお届け致します。〜

ナフス株式会社 委託給食（事業所・病院・学校・保育所）、弁当仕出、寮管理等

【本社】〒544-0015 大阪市生野区巽南5丁目4番26号 TEL 06（6791）8962
【奈良支店】〒630-8283 奈良市南永井町乙50番地の1 TEL 0742（63）2121
【URL】http://www.naniwa-food.co.jp
【E-mail】naniwa-food@mbg.nifty.com

（現、文部科学省）では、小・中学校での「食」の指導の充実を検討し、「栄養教諭」を設置することにしています。農林水産省でも、「食の安全・安心のための政策要綱」の中で「食育」を取り上げています。こうした動きに対応するため、先頭を切って走らなければいけないので、会員の皆さんの十分なご協力をお願いしたいのです。

深谷専務理事 高橋さんにも一言、今後のあり方についてお願いします。

高橋平馬副会長 その前にここ数年、協会創立以来の一員として特に感じるのは、後継者の皆さんの目覚ましい成長ぶりですね。今さら、こんな当り前のことを言っては叱られるかも知れませんが、いずれにせよ、今後もそれぞれの地域活動において、また、各々の事業において、公正な競争で切磋琢磨しながら、会員一社一社が堅実な発展をされるよう願い、そしてそれが社会の公益増進に寄与することでありたいものです。

深谷専務理事 大髙さんは…。

大髙巽副会長 時代とともに協会の幹部の皆さんが若返り、それと同時に、変革のインターネット社会、グローバル化社会の到来、巨大外国資本の上陸、Ｍ＆Ａなどの難題が一気に押し寄せてきましたが、その問題に果敢に立ち向かい、協会がさらなる発展ができるよう一致団結して取り組んでもらいたい、まずはその一言ですね。

深谷専務理事 最後になりましたが、今後のあり方ということで、お話のまとめとして、志太さんにご発言いただきたいと思います。

志太勤元会長 これからの給食業界を思うと、新しい時代をどう生き抜くか、次の時代の人たちのその難しさ、大変さを、いっそう強く感じます。これまでは愚直に真面目にさえやっていれば生きられたのですが、これからはそれだけではいけないでしょう。

いま、日本・世界は大変革をしています。コンピューターとインターネットにより、時代は「グローバル化、IT化、人の心の変化、社会の変化」となって我々の身に迫っています。この時代の変化をまず理解し、それにどう対応するか。具体的にはすでに始まっている外国巨大資本の参入などです。

それには今までとはまったく異なる発想のもとに、これに対応しなければなりません。この大変革を「ビッグチェンジはビッグチャンス」と捉え、新しい時代に対決する業界のリーダーたちは、勇敢に立ち向かって行かねばなりません。まず第1に必要なことは、心ある経営者が集まり、英知を結集することです。ばらばらに行動していては、この大波を乗り越えることはできません。

「企業30年寿命説」があります。協会は、まさにこの30年に当たります。ここで新しく生まれ変わるという決意のもとに、新リーダーたちは一致団結して、力強く行動していただきたいものです。

深谷専務理事 締め括りという意味でも、力強い励ましのお言葉、ありがとうございました。その励ましを肝に命じつつ、お集まりいただきましたことを再度御礼申し上げて、散会とさせていただきます。

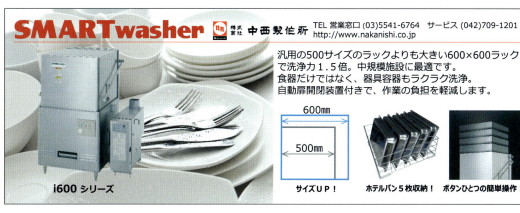

社団法人「日本給食サービス協会」 設立の経緯

経済企画庁における調査

　1973年（昭和48年）3月、経済企画庁が流通産業研究所に調査委託した「外食産業の構造と外食費の動向に関する調査」が発表され、これについて現在の東京支部である社団法人集団給食協会の理事会で検討を行った。この調査内容には集団給食分野にほとんどメスが入れられていないので、これは何とかしなければならないということになった。

　続いて同年4月、同じ経済企画庁から「外食産業の動向について―物価対策の関連から―」が発表され、次のような施策を講ずべきことを結論とした。

　「飲食業は近代産業として脱皮する可能性が十分に存在する部門である、そしてその近代化を推し進めることによって、外食価格の急騰を抑える可能性を見いだした」とし、その近代化のためには、「政府としても今後はとくに、①チェーン化、セントラルキッチン、セルフサービス等の面における補助金の交付、②意欲ある中小企業のボランタリー的な共同化事業に対する金融面での助成の強化、③原材料、仕入れ面での新しい流通開発に対する援助等を積極的に推進していくべきであろう」と結んでいる。

　これらの報告について前記の社団法人集団給食協会・理事会において検討した結果、集団給食業界の実態の認識と、一般レストラン等とは異なった業界の特性に合った、援助・助成策を打ち出してもらうべきであるとの結論を得た。

　（これが後日、営業給食の社団法人日本フ

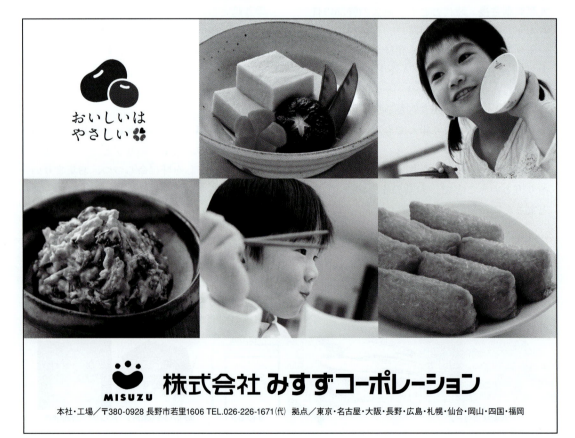

118

ードサービスチェーン協会と、集団給食の社団法人日本給食サービス協会の2つの団体がそれぞれ別個に法人として設立・認可されることになった、最初の検討結果と考えられる。)

その後、同協会の田沼文蔵理事長、理事、事務局長等は7月23日に経済企画庁を訪問、給食業界の実態をよく把握して適切な施策を講じてほしい旨を陳情した。

農林省における検討会

一方、農林省においても物価安定・国民生活保持の立場から別途に種々の対策を立てるべく、行動をおこした。当業界と関連のある動きとしては、まず73年10月「食品工業対策懇談会」(昭和43年に設置)で、「外食産業近代化の方向」の検討が始まり、同年11月の第2回総合部会において「食生活と構造変化における外食産業の位置づけとその近代化の方向」(食品流通局)が発表された。

外食産業の今後のあり方に対して検討を進めることになり、このため「外食産業小委員会」がもたれ、12人の学識経験者が委員となり、12月7日より74年(昭和49年)7月11日までの間に6回にわたり検討会を開催。次の議題が取り上げられた。

1. 食材の確保、流通等の諸問題
2. 給食事業の近代化
   (イ) 営業給食関係
   (ロ) 集団給食関係
3. 厨房施設の諸問題
4. 外食産業のシステム化

組織化のための呼びかけ

ここで問題になるのは、他の部門では全国的な組織ができているのに、当業界では部分的に、任意団体・協同組合があるに留まり、行政から見離された状態で遅れをとっている点である。委員の先生方からの意見でも、全国組織化が極めて重要となっていることを指摘された。

以上のような関係各省庁の動きと相まって集団給食協会から全国同業各位への呼びかけ

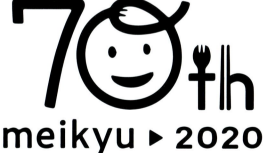

として、
- 1974年（昭和49年）1月26日
  外食産業経営者各位へ　農林省主管の法人団体　日本外食産業協会（仮称）の結成について
- 1974年（昭和49年）4月19日
  参加申込会社あて
  日本給食産業協会（仮称）結成集会について
  1. と　き　昭和49年5月25日（土）〜26日（日）
  2. ところ　熱海・生産性研修会館

があり、その後、農林省と折衝中に法人名称も現行の「社団法人日本給食サービス協会」に改まった。

同49年9月3日設立発起人会が、東京・代々木理容会館で開催され、全国8地区から代表が参集し、発起人代表の決定、趣意書および定款、事業計画、予算案と会費、全国組織と協会人事、会員の募集および賛助会員の勧誘、及び設立総会について審議された。

同10月1日設立総会が東京・新宿安田生命ホールにおいて開催され、
1. 定款・会費規約・支部規約
2. 昭和49年度（初年度）、昭和50年度（次年度）の事業計画
3. 昭和49年度（初年度）、昭和50年度（次年度）の収支予算
4. 役員選出・名誉顧問委嘱

を決定し、同日協会事務所も東京・渋谷区代々木第1中島ビルに設定した。

同10月28日、社団法人設立の認可申請書を農林大臣・倉石忠雄に提示し、11月11日設立が認可された。

この設立認可と前後して、先の「食品工業対策懇談会報告書」として「外食産業近代化の方向」が発表された。

食の安全・安心、健康等について、消費者への正確・適正な情報提供、保健衛生等の普及、啓発、相談、従事者の人材育成により給食サービスの質の向上に取り組んでおります。

公益社団法人 **日本給食サービス協会**

【執行部（三役会）】

会　　　長	西　　　剛　平	㈱レパスト　代表取締役社長
会　長　代　行	濱　田　　　茂	ナフス㈱　代表取締役
副　会　長	室　田　義　男	東北フードサービス㈱　代表取締役
副　会　長	岩　見　竜　作	㈱レクトン　代表取締役
副　会　長	西　脇　　　司	日本ゼネラルフード㈱　代表取締役社長
副　会　長	藤　井　俊　成	㈱テスティパル　代表取締役社長
副　会　長	兼　田　敏　郎	㈲ラ・ココット　代表取締役
相談役理事（前会長）	田　所　伸　浩	㈱魚国総本社　代表取締役社長
専　務　理　事	佐　伯　弘　一	協会事務局

〒101-0041 東京都千代田区神田須田町1-24-3 FORECAST神田須田町8F TEL 03-3254-4614 FAX 03-3254-4667
URL http://www.jcfs.or.jp　E-mail:nittukyu@jcfs.or.jp

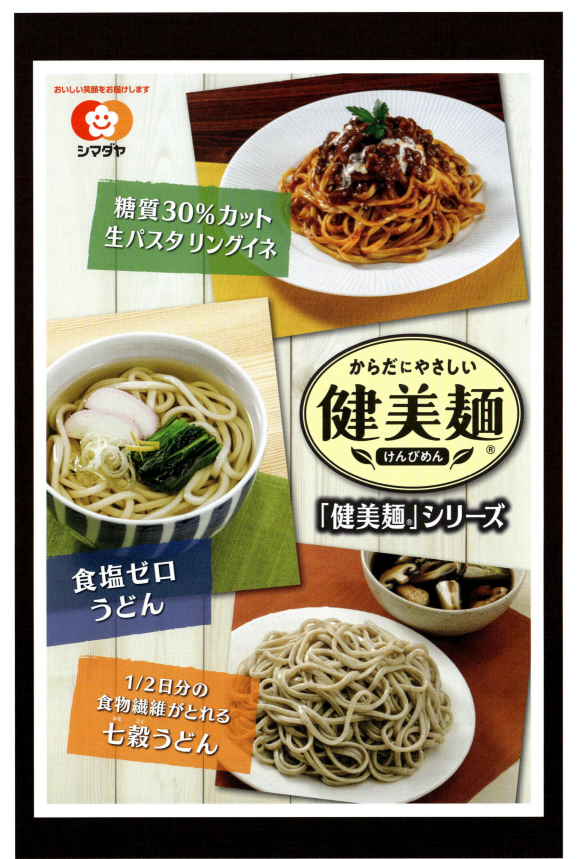

給食業界を取り巻く「令和のキーワード」
人手不足対応・帰属意識向上・女性活躍推進・SDGs

　令和時代の給食業界の情勢は、人手不足、食材費・物流費の高騰、パート従業員への社会保険適用拡大など山積している。最大の課題である人手不足は、社内ヘルプ体制の構築や社員教育の強化、完調品・半完調品やセントラルキッチンの活用など食事提供の最適化・省力化に加え、182ページで農林水産省新藤光明外食産業室長にご説明いただいたように外国人の活躍促進がより一層求められるだろう。また、人を採用したくても人が来ない状況の中、従業員の定着力を高め、生産性をいかに高めるかが重要となる。そこで、本企画では、日清医療食品㈱の帰属意識向上を目指した社内運動会と栄養系大学及び専門学校等との産学連携を紹介する。また、㈱オフィスatの阿部専務取締役による「女性活躍推進」と環境への配慮の高まりから「SDGs」も。さらに、メリックスによる食の可能性を探求する情報発信の取り組みをお届けしたい。

SDGsの浸透すすむ

　サステナビリティ（持続可能な成長）は社会貢献ではなく事業そのものであることが、2019年は急速に浸透した。食品・飲料企業では、健康価値の提供に加え、海洋ごみ問題に起因するプラスチックの資源循環の活動、10月に削減推進の法案が施行された食品ロスの対策、そして、海外で話題になっている大豆ミートなどの植物由来の肉代替製品が脚光を浴びている。また、15年に国連で策定された30年を目標とする「持続可能な開発目標」（SDGs）は、大手を中心に多くの食品・流通企業の中期経営計画や経営戦略に組み込まれるようになった。

　もちろん給食サービス事業者も例外ではない。事業活動がSDGsのどの目標達成につながるのか、その貢献内容をホームページ等で紹介したり、名刺へのSDGsマークの印字、社員食堂におけるサステナブル・シーフードの導入など、経営に取り組むケースが増えてきている。今後も持続可能な社会の実現に向けた取り組み

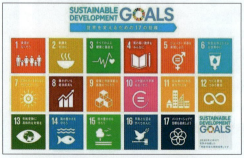

持続可能な開発のための17の目標（国連）

が加速するのは間違いなさそうだ。

食品ロス、20年2月に基本方針を決定

　食品ロス削減推進会議の第1回会合が11月25日に開かれ、20年2月に基本方針を決定する見通しを示した。食品ロスの削減目標は30年度までに00年度の食品ロス量の半分程度を目指す。

外食関連7団体、短時間労働者への社会保険適用拡大反対を表明

　日本フードサービス協会（JF）や日本給食サービス協会など外食関連7団体は11月21日、短時間労働者への社会保険適用拡大への反対を表明する集会を都内で開いた。

　外食産業では近年の原材料費や人件費の高騰で負担は拡大。また、10月の消費増税の際には軽減税率の適用から外され、一部の店舗では収益性が悪化しているという。企業からはこれ以上の負担増加により人件費倒産や更なる人手不足の悪化も招きかねないなどの危機感がにじむ。JFの髙岡慎一郎会長は「これ以上の拡大は、20時間以内での短時間労働が増え深刻な人手不足を起こす」などと述べ、現段階での改正に反対の意思を示した。

　政府は、パートや短時間労働者への厚生年金や健康保険の適用を、現在の「従業員501人以上の企業」などの条件を「50人超」「撤廃」など適用の拡大を検討している。

日清医療食品が大竹栄養専門学校で特別授業

少子高齢化の中で即戦力の栄養士教育のため産学連携

　日清医療食品㈱は、少子高齢化対策として、少ない労働力でも安全・安心で均一な食事サービスを実現するセントラルキッチン方式による食事提供を学生に伝えるため、大竹栄養専門学校栄養科（東京都・八王子市）で特別授業を行った。去る11月12日に実施したもので、通常、契約先病院・介護施設のみにしか提供していないクックチル商品「モバイルプラス」を活用し、〈1〉社会課題である少子高齢化とその対策〈2〉省力化となるクックチル商品の有用性──の2点を伝えることを目的としたもの。専門学校2年生43人が参加し、クックチル商品の活用と現場の省力化の効果を体験した。産学連携のコラボ授業の詳細をまとめる。

クックチル商品の有効活用による現場の省力化を伝える

　少子高齢化が進むなか、様々な業界で人手不足が顕在化している。病院・介護施設においても例外ではなく、現場の負荷低減や生産性向上が大きな課題だ。日清医療食品㈱によると、「多くの病院・介護施設は依然、クックサーブで食事を提供しているが、徐々にセントラルキッチン（以下、CK）を活用したクックチル方式での食事提供を導入する病院・施設が増えている」という。

　しかし教育現場では、従来のクックサーブ方式は学べるが、クックチル方式は座学がメインで、その有用性は学びにくい。そこで、大竹栄養専門学校は日清医療食品㈱が和洋女子大学や龍谷大学等で特別授業をしていることを聞き、同社に特別授業を依頼、開催に至った。専門学校副校長の小泉あゆみ先生は「少子高齢化でクックチル方式による食事提供が主流になりつつある。経験をしていないと、社会に出た学生は職場で戸惑うこともあるため、実施したかった」と動機を語る。授業は、「応用栄養学実習」として行われ、常食・エネルギーコントロール食（以下、エネコン食）それぞれ約20食の「モバイルプラス」が提供された。

　学生は常食とエネコン食のチームに分かれ、サテライトキッチンに見立てた実習室で調理に挑む。

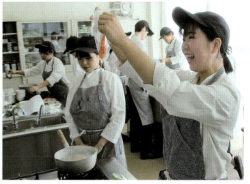

真空パックされた食品を持ち笑顔の学生
クックチル商品の有効活用を学ぶ

衛生管理に注意しながら、湯煎、開梱、食材計量、食器選択、盛り付け、洗浄といった作業を分担する。40分もすると、どの班も調理を完了した。クックサーブに比べて短い時間で終了する手際の良さに驚く学生は多く「簡単」「楽すぎて何もすることがない人もいた」「5人分だと実際は1人でも対応ができると思う」などの声が聞かれた。また、食事については「クックサーブとの違いを感じなかった」とコメント。「こういう商品が一般で売られたら買う人が出ると思う」「特に制限食については求めている人が多いのではないか」とクックチル商品の可能性を考える学生もいた。

実際の給食提供を教わることは大きな学び

　調理終了後、阿南道也管理栄養士（日清医療食品㈱東京支店管理部受託管理企画課）は、味噌汁の調理について、「通常、鍋に具材を入れて味噌を溶くやり方があるが、それは少人数の場合である」とし、「100食・200食の大量調理では、水で戻した具（お麩、わかめ）を先にお椀に入れて、それから味噌を入れると時間短縮を図ることができる」など細かい部分まで丁寧にフォローした。その説明に響く学生は多く、小泉あゆみ先生は「実際に現場で活躍されているプロの説明を聞けて、学生は大いに学んだのがわかった」と授業の効果を語った。

　厳しい人手不足の中でこれまで同様の給食を継続するためには、CK方式のような新しい給食システムが不可欠になっている。今回の授業のように実際の給食サービスで行われている提供方法を伝えて、業界に人材を呼び込む取り組みは令和でさらに求められてくるだろう。

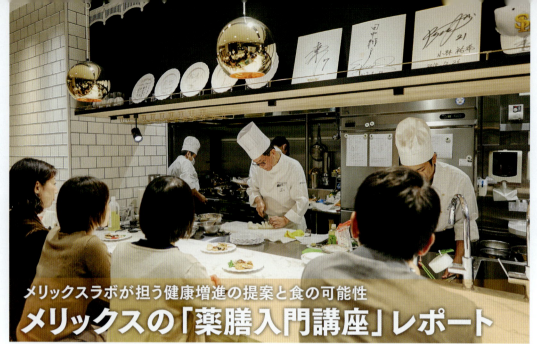

メリックスラボが担う健康増進の提案と食の可能性
メリックスの「薬膳入門講座」レポート

メリックスラボで行われた「薬膳入門講座」

　メリックス㈱は学校・事業所・メディカルの給食受託業務はもちろん、レストラン運営やスポーツ栄養を駆使したアスリートへの食事サポートなど、多角的に事業を展開している給食会社だ。19年6月には、食と健康、美、そしてアスリートサポートなど、各フィールドのスペシャリストとのコラボで新しい食の可能性を探求しようと、本社にテストキッチン「MERYX Lab.（メリックスラボ）」を、創立60周年を機に開設した。同社を訪問し、ラボ設立の狙いやコンセプトを大髙絵梨社長にインタビューした。また、「給食だからこそ薬膳を取り入れる意味がある」と大髙社長が強調する薬膳の可能性も、セミナーイベントを通じて紹介する。

ラボで顧客のニーズをヒヤリング

　ラボ開設は、先代の大髙巽前社長とずっと話していた大髙社長の夢だった。先代の意思を引き継ぎ見事、オープンしたラボでは、顧客を招いたメニュー提案会や受託するプロ野球球団の遠征弁当の試食会、新しい食の可能性を目指した薬膳入門講座や食育イベントなど、様々なイベントが行われている。

　「普段食事を召し上がっていただいている契約先人事・総務部の担当者やアスリートを招いて、何が求められているか、ニーズをしっかりキャッチして、今後のサービスに生かしたい」。そう大髙社長が語るのも、受託給食事業が基本的にBtoBのビジネスだから。受託先の食堂施設の食事提供は慌ただしいランチタイムで、喫食者の生の声や嗜好の変化がつかみにくく、飽きを招いてしまう。そのような課題を払拭するため、同社は積極的にイベントを開催し、顧客ニーズのヒヤリングに取り組む。

薬膳はおいしくて健康

　例えば、10月24日には「秋の養生～冬に向かっての心構え～」をテーマに、「薬膳入門講座」が開かれた。日頃、同社の食事を食べている受託先企業担当者や社内の栄養士を相手に、まずは漢方に詳しい薬剤師の小野満幹彦氏が、季節や体調に合った食材の組み合わせ方法など、普段の食事に取り入れやすい薬膳の考え方を伝えた。例えば、秋には、うなぎやあんこう、山いもを食べた方が良いのだそうだ。詳しく聞くと、「秋は空気が乾き、体液が不足し体が乾燥しやすい。体調を崩しやすいため、皮膚や肺に潤いを与える必要が

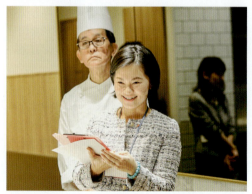

大髙絵梨 社長（手前）と山岡洋氏

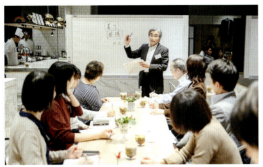

調理実演・試食の前に、薬膳を分かりやすく解説！

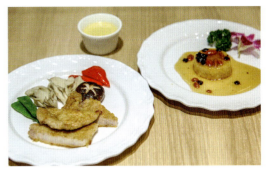

左から、漢方塩漬け豚ロースのステーキ、しょうが風味の卵プリン、山芋の揚げ餅（朝鮮人参と蜂蜜のソースがけ）

ある」という。漢方の考え方が背景にあるので説得力がある。分かりやすい説明にメモを取る方もいた。

その後、興味を引く講座はあっという間に終わり、同社顧問である元ハイアットリージェンシー東京の常務取締役総料理長の山岡洋氏が、旬の食材を組み合わせた健康になるための食事を、その調理工夫とともに披露した。

山岡氏は「薬膳はおいしくなくてはならない」ことから、調理方法も薬膳を広めるための重要な要素と考え、丁寧に調理工夫を説明する。

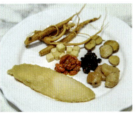

イベントで使用された薬膳

参加者は前のめりになってキッチンをのぞき込むように調理風景を眺め、調味された塩やスープを味見。試食会では多くの方が笑顔でおいしさを堪能した。「なんだか健康になった感じがする」「家で薬膳料理を作ってみたい」など薬膳に興味を惹かれた人もちらほら。山岡氏は「おいしいからこそ健康になる。それが薬膳料理。一人でも多くの薬膳ファンができることが喜び」とにっこり笑った。

同社では2015年より薬膳の給食への導入を始めた。導入の理由を尋ねると、「薬膳は日々継続して食べれば体の健康を維持する効果が期待される。毎日同じお客様が食べる給食だからこそ、薬膳を取り入れる意味がある」と大髙社長は熱く語る。

イベントだけでなく、社内報や月次の栄養メモにも薬膳情報を掲載し全社的な啓蒙に注力している。今後は、事業所施設だけでなく、福祉施設やアスリート、成長期の子どもにも薬膳を展開していく考えだ。「例えば、じめじめした季節にはどんな食事が望ましいのか。選手のコンディション調整に薬膳を活用し、ベストパフォーマンスをサポートしたい」。

楽しい社内イベントで結束力向上

ラボでは、外部に開かれたイベントだけでなく、社内研修やレシピ開発、福利厚生としてのレクリエーションワークショップなども頻繁に開催。

例えば、20年のキャリアを持つ同社栄養士の実体験に基づいたセミナーでは、「薬ではなく栄養を摂ることにより、体を根本から治していくことが大事」として、栄養が吸収されるしくみや、腸と脳の関係について1時間講義を行った。講義内容が反映されたメニューの試食会も大好評だった。

また、レクリエーションとして開かれたフラダンス教室では、社内調理師が講師となりダンスレッスン。ハワイアンをテーマにした料理も作り、交友を深めた。今後、社内部活動として継続開催される予定とのこと。

大髙社長はラボのキーワードに"化学反応"を挙げる。社内の多様な職種の人が集まり楽しい時間を過ごし、各々の才能が部門を越えて交わることで、新たなビジネスシードや結束力が生まれることが狙いだ。

平成の時代では食が多様化した。山岡氏は「今の日本は食が便利になり過ぎて何も考えずに口に入れてしまう。それで病気になって慌てて薬を飲んで治そうとする。しかし病気になる前に健康な食事を摂るべきだ」と提案する。

日々の給食を通じて、喫食者の健康に貢献する給食企業の活躍は今後も重要になってくるだろう。そのとき、メリックスラボが担う健康増進の提案と食の可能性を広げる取り組みは大きな役割を担うことは間違いない。

令和時代を迎えて、あなたの組織の在り方も見直してはいかが？
重要なのはワークライフバランス・ホクラシー型組織・女性の視点から新市場の創造

㈱オフィス at 専務取締役　阿部博美

女性活躍推進の目的は経営戦略

「女性活躍推進法」が施行されて3年が過ぎましたが、皆様の会社では対策は進んでいるでしょうか？女性の活躍を推進すると言うと、「女性のための福利厚生」のように聞こえて、正直面倒だなと考えている方も多いのではないでしょうか？女性活躍推進の本来の目的は経営戦略です。

その正しい目的を理解すると、期待される恩恵は女性だけではなく、男性を含む会社全体あるいは社会全体にもたらされるものだということが分かってくるでしょう。ここでは、女性活躍推進の「正しい目的」と「得られるメリット」とを、成功事例を交えながら説明していきます。

女性活躍推進の3つの目的

女性活躍推進の主な目的は3つあります。一つは優秀な人材の確保、二つ目は風土改革、三つ目は新たな市場の創造です。

人材不足は年々激しさを増しています。少子高齢化の日本において、労働人口の減少は言うまでもないでしょう。今や企業が人を選ぶ余裕はありません。人からどう選んでもらえるかの時代なのです。では選ばれる企業というのはどんな企業でしょうか？

新卒既卒に限らず、一番の関心事は「ワークライフバランス」がとれているかどうかです。彼らは、有休の消化率や育児休業の取得率などをよく見ています。女性の育休取得率が100％なのは今や当たり前で、彼らが見ているのは男性の育休です。

ここにひとつのデータがあります（※グラフ①）。すでに子どもがいる男性に「育休」について尋ねたアンケート結果です。「育休を取った」、あるいは「取ってはいないが本

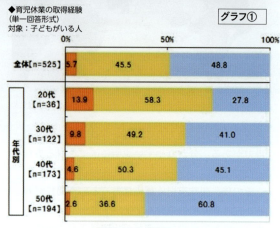

◆育児休業の取得経験
（単一回答形式）
対象：子どもがいる人

グラフ①

日本労働組合総合連合会2013年「パタニティ・ハラスメントに関するり調査」：20～59才の男性1000人対象

当は取りたかった」と答えた割合は、50代で39.2％に対して、20代では実に72.2％です。50代で6割を超える人が「取りたいと思わなかった」と答えているのに対して真逆の反応です。

このように、育児に対する意識は世代間で大きくギャップがあり、女性に対して働きやすい環境を作るということは、男性にとってもウェルカムなことだということに気付いてください。弊社では『採用ブランディング』という採用サポートのサービスを行っていて、その取引先はコールセンターや土木建築、お掃除など、お世辞にも人気業界とは言えない企業も多いのですが、それでも、ワークライフバランスの取れる働き方ができる社風さえあれば、多くの優秀な人材を採用することに成功しています。

二つ目は風土改革です。時代がどんどん変化していく中で、企業の組織というものはほとんど変化していません。部長がいて課長がいて、常にトップダウンのヒエラルキー型組織…これは絶対的なものでしょうか？そろそろ組織の在り方も見直してみませんか？

若い世代の多いベンチャー企業の中には、肩書もなく全員が名前に「さん」付けで呼び合うなどの「ホクラシー型組織」を取り入れているところもあります。ホクラシー型のいいところは、上下の関係が近いので、忖度や隠ぺいが起きにくいところです。アイディア出しの会議なのに、上司の顔色が気になって発言できないとか、アホみたいなアイディアを言って笑われるくらいなら黙っていよう、などの現象が起きにくくなります。また、縄張り意識が薄くヨコの連携が取りやすいので、コラボレーションによる化学反応が起きるなど、新しいことを創造しないと生き残れない今の時代に非常にマッチしています。

ただし、いきなりホクラシー型組織になれ、といっても難しいでしょう。そこで登場するのが女性です。女性を様々な部署の様々なポジションに配置することで、社風を変えることができます。女性はそもそもヒエラルキーが苦手でホクラシー型の特性を持っている人が多いのです。ですから、タテをあまり気にせず（いい意味で）、忖度なく発言できます。それが自由な雰囲気を作り、若い男性たちも働きやすい風土になります（※グラフ②若い男性の女性化）。

三つ目の新たな市場の創造は、女性の視点から眺めることで新しい市場を創り出すというものです。ここでは二つの企業の事例をご紹介します。

グラフ②

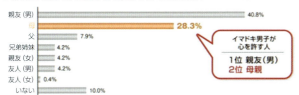

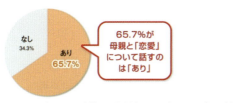

2016年11月実施 調査対象：15歳～24歳 男性415名

■会社紹介
㈱オフィスat
https://office-at.biz/
<業務内容>女性のインサイトを読み解きクライアントに最適なソリューションを提供します。業務の遂行にあたっては、年間延２千名を超える在宅ワーカー（大部分が主婦）を活用しています。
○女性ファンづくりマーケティング＝リサーチ、ブランディング、クリエイティブ、PR、プロジェクトの推進サポート　○女性採用ブランディング＝課題抽出、ブランディング、クリエイティブ、告知計画、社内整備。　○講演・教育研修＝女性の能力開発・意識改革、管理職のための女性マネジメント術、マーケティング論。
<ミッション>「at」には、名詞を「場所化する」という意味があります。人、企業、社会をつなぐ「共創」のためのプラットホームとして、よりよい未来の創造に貢献します。

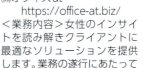

女性パワーの生きた成功例

カルビーの「フルグラ」という商品はご存じでしょうか？朝食に牛乳をかけて食べる手軽さが受けている商品です。20年前に発売し、その後売上35億円で頭打ちが続いていたところ、部長を女性に変えたらわずか数年で300億円という巨大市場に成長したのです。この成功には、部長自身がママだったことが大きく影響しています。働くママにとって超絶忙しい朝の時間を、フルグラを利用して少しでも楽になってもらいたいという本人の願望も含まれた訴求が共感を呼んだのです。男性には思いつかなかった当事者意識でしょう。

もう一つは、大阪にあるアテックスという会社の「ルルドマッサージクッション」。こちらは女性社員たちが「自分だったらこんな商品が欲しい」という発想から生み出したものです。最初は男性上司に猛反対されて全く取り合ってもらえなかったのですが、諦めずに何度も提案し、何とか「とりあえず3千台だけ作ってみて良し」という了解を取り付けました。そこで売り出してみたところ、初年度でなんと100万台、10年経った今では累計販売1000万台という数字を叩き出しました。ここも「私だったら」と考え抜いた女性たちの感性が生きています。

ちなみに企画中、女性たちが拘った小さな

部品について、男性上司は「コストがかかるから」と、ことごとく反対しています。でも、その小さな拘りこそが女性の心を掴んでいるのですから、上司の反対を押し切った彼女たちに拍手を送りたいです。この会社は元々大型のマッサージチェアなどを製造販売している会社でしたが、今やHPには女性の美容商品がズラリと並んでいます。このクッションの開発をきっかけに、業態ごと新しい市場へ乗り出したことは明らかです。

売上増は女性役員のいる会社だけ

「食」業界の皆さまのところはいかがでしょうか？食と言えば最も女性に近い業界の一つです。もし、女性の感性をあまり活かせていないとすれば、逆にこれからいくらでも改革する余地があるとも言えます。もちろん、女性だから女性の気持ちが全部分かるというものでもありません。また、女性といっても年齢や志向も様々で、それは15種類ほどに分類できると言われています。女性社員の視点を通しながら、実際にはターゲットとなる分類の人の生の声をじっくり聞くことから始めることは必至です。

さて、政府は2020年までに女性管理職者を30％にするという目標を掲げています。現在の実態は10％程度と程遠く、目標に近づくのはいつのことか思いやられます。ただ、この30％には大きな意味があることを知っておいてください。構成人員が30％を超すとそれは少数派でなくなり、意思決定に影響を及ぼすようになるのです。10人中1人の意見は「少数派」として切り捨てられますが、3人になると切り捨てるには多すぎて、検討することになるわけです（カンターの3割理論）。そう考えると、今はまだ女性はマイノリティな存在であり、意見はほとんど切り捨てられているのが実情です。

さて、最後にショッキングなデータをお見せします（※グラフ③）。このグラフは、経営成績を5年前とその後で比較したものを、役員の同質性によって分類したものです。簡

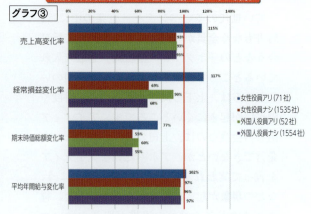

東証一部上場企業1606社調査／2007年～2012年の5年間

単に言うと、女性の役員がいる会社だけが売上も経常利益も増えていて、それ以外は全て5年間で下がったという結果です。女性の活躍推進は女性のためではないということがお判りいただけましたでしょうか。まだ今なら間に合います。企業が生き残るためにも、1日も早く女性活躍推進に本格的に取り掛かることをおススメします。

阿部博美（あべ ひろみ）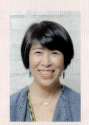

株式会社オフィスat専務取締役／主婦力プロデューサー。産業カウンセラー・国家資格キャリアコンサルタント。一般社団法人福岡わかもの就労支援プロジェクト参画。NPO法人ママワーク研究所 ファウンダー・相談役

1963年福岡市生まれ。マスコミでの人材派遣事業を経て社内で広告事業に異動。生活者視点と広告とのミスマッチに疑問を感じたことからマーケティングに目覚め、2003年に女性視点マーケティングのパイオニアである株式会社ハー・ストーリィの門を叩く。2008年に独立、フリーランスを経て2014年に法人化、現在に至る。

人材派遣業界とマーケティング業界での経験を生かした講演・研修・コンサルティング実績多数。得意分野は、女性の気持ちを掴んで愛される企業や組織づくり。プロモーション、企業のファン作り、また女性の採用・育成・マネジメントなど。机上の空論ではなく、自らの経験に基づく実践的な内容が持ち味。男女の本能や思考の違いからくる行動やアプローチの違いを読み解き、マーケティングや人材育成に活用。また、20年近い会社員生活で会得した、女性ならではの組織術も好評。

女性活躍を切り口としているが、様々なマイノリティを含む多様性を尊重し合い、誰もがその人らしく生きられる社会に向かうことが本来のミッション。

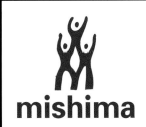

新・調味料宣言
ゆかり®！

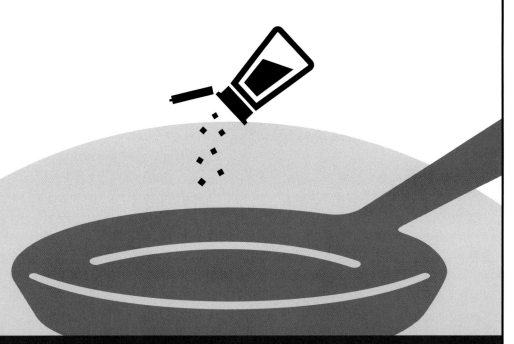

三島食品株式会社　〒730-8661　広島市中区南吉島二丁目1番53号　TEL：082-245-3211

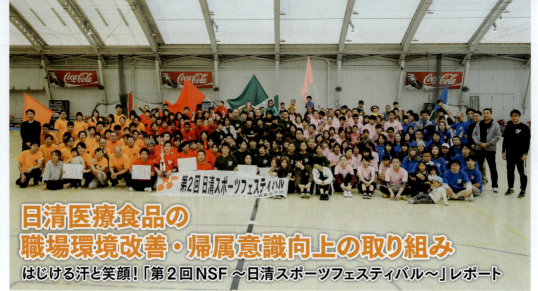

日清医療食品の
職場環境改善・帰属意識向上の取り組み
はじける汗と笑顔!「第2回NSF ～日清スポーツフェスティバル～」レポート

　日清医療食品㈱は㈱吉野家と㈱モスフードサービスと提携することにより、塩分を抑え食べやすくした牛丼やハンバーガーを病院・介護施設内で提供し外食気分を創出する「みんなの日曜日」など、食の楽しさの向上に日々取り組んでいる。また同時に、クックチル商品「モバイルプラス」や上記の「みんなの日曜日」を導入することで、事業所の省力化と作業負担軽減、社員の有給休暇取得促進などを積極的に進めている。11月4日には社員運動会「第2回NSF～日清スポーツフェスティバル～」を多摩フットサルステージ（東京）で開催し、社員間の交流を促し、事業所で勤務する社員と所属支店との交流が希薄になりがちな給食サービス受託業務の課題解決に取り組んだ。約300人（東京支店勤務の約5％）の社員が集まり、汗と笑顔がはじけた楽しいイベントとなった同社の職場環境改善の一端とその狙い、社員の声を紹介する。

渡辺支店長「社員間の結束力とコミュニケーション、楽しい職場環境が大切」

　「私たちは食を通して、人々の健康を支え喜びをお届けしている。お客様に喜びと感動を与えるサービスを提供するためには、社員間の強い結束力と良好なコミュニケーショ

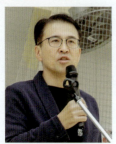

渡辺修支店長

ン、そして楽しく仕事ができる環境が大切である」。

　開会式で、渡辺修 東京支店支店長はこう狙いを語った。かつては、多くの企業が福利厚生や社員の帰属意識向上、横のつながりの強化を目指し開催していた社員運動会も、時代の変遷とともに下火になった。人手不足で社員の帰属意識向上が求められる中、同社はもう一度原点に立ち返り、社員と企業の結び付きを高めるため、昨年に初めて同イベントを開催した。予想以上の盛り上がりを見せ、社員から「ぜひ参加したい」との声が多数寄せられたため、今年も実施となった。家族も参加できるので、子どもたちは綿あめ・ポップコーンの提供に喜び、子ども向けイベントに熱中。日頃多忙でできない家族サービスとして家族で和気あいあいと楽しむ風景も多く見られた。

交流促進で業務連携を円滑化

　東京支店は5課制で業務管理しているので、5課対抗で競技する。参加者はオレンジ、レッド、グリーン、ピンク、ブルーのいずれかの色のTシャツを着て、動きやすい恰好で仲間たちと談話し、記念写真を撮るなど運動会を大いに楽しんだ。

　種目は、ジャンボボウリング送りや、段違い玉入れ、障害物競争、綱引き、ジャンボバトンリレーなど9競技。運動会といっても皆真剣だ。課の栄誉にかけて優勝を目指してい

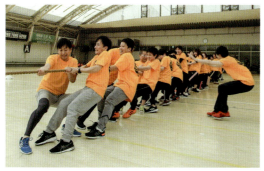
皆の力を合わせて、思いっきり！（綱引き）

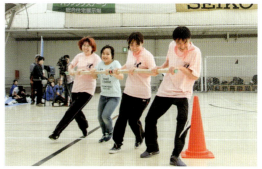
竹棒を持ってカラーコーンを回る（台風の目）

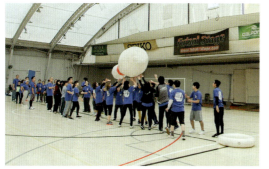
手を重ねて、落とさないように慎重に（ジャンボボウリングピン送り）

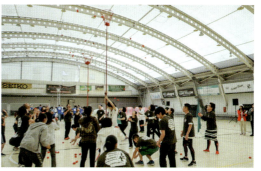
早く！かつ正確に！（段違い玉入れ）

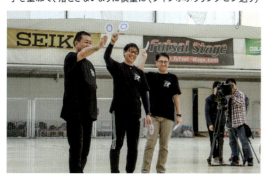
乳井取締役や渡辺支店長がジャッジ！（借り人競争）

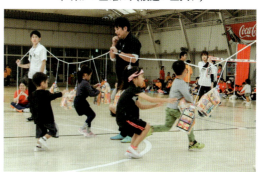
頑張っておやつをゲットだ！（お子様GET競走）

るため、勝敗結果に一喜一憂する。手に汗握る展開に応援は次第に大きくなり、ハイタッチで喜びを共有する方やガッツポーズをとる方も。4択クイズでは、「渡辺支店長が最近購入したビジネスアイテムは何か？」など、支店関係者のトピックがお題にされたが、参加者のほとんどが難なく正解。日頃から情報共有に努めている結果が伺えた。

　参加者に取材すると、「ヘルプで違う事業所に行く際や、来てもらう際の連携がうまくいくきっかけになる。参加できてうれしい」と話す人ばかり。また、各チームには外国人技能実習生も多く参加しており、入社3年のベトナム人、グエン ティ ルワンさんは「会社のメンバーと交流したくて参加した。コミュニケーションができると、仕事もうまくいく」と参加理由を語り、チームのメンバーと一緒に勝敗を楽しみ、積極的に競技に参加していた。

モバイルプラス・みんなの日曜日の導入効果

　このようなイベントを開催できるのも、業務効率化や労働状況の確認を進め、調理現場の省力化につながる「モバイルプラス」や「みんなの日曜日」を導入しているから。

　乳井真一 取締役総務本部長にその導入効果を尋ねると「モバイルプラスを活用すれば、調理時間や提供人数の削減が可能とな

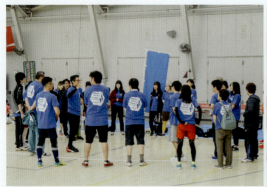
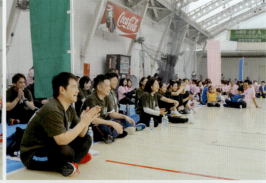
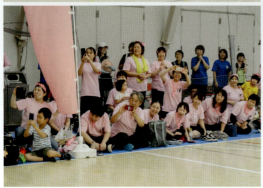
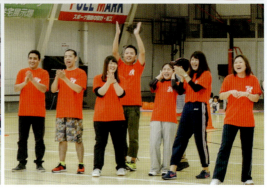

「第2回NSF～日清スポーツフェスティバル～」を通して、交流を深め結束力を高める皆さん

り、効果が出ている所では約3～4割前後の削減ができたところもある。また、食事サービスの向上だけでなく、社員さんの労働環境の改善にもつながる」という。また、吉野家やモスフードサービスなど外食企業と提携し、塩分を抑え食べやすくした牛丼やハンバーガーを病院・介護施設内で提供する「みんなの日曜日」では、「徐々にではあるが、有給休暇取得率も上がってきている」と、その効果を強調する。

例えば、東京リハビリテーションセンター世田谷では営業部門の努力が奏功し朝・昼・夕3食250食を全て「モバイルプラス」で提供している。

宮下チーフは「出勤人数も減らせて朝の早出もなくなり大変助かっている。献立不要で作業負担が軽減できる。事業所では温めて盛付け、提供できるから、禁食対応、食形態変更だけだ」とメリットを語る。

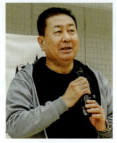

乳井取締役

乳井取締役 「社員の皆さんが勤めて良かったと思える企業へ」

楽しい運動会もあっという間に終わり閉会式に。優勝の栄冠は2課のレッドチームが獲得した。萩野チームリーダーは「チーム一丸となって頑張った。昨年の最下位からリベンジできて嬉しい」と喜びを語り、「来年、再来年も優勝したい」と意欲を示した。

乳井取締役は「私たちは業界のリーディングカンパニーとして牽引する立場にある。高齢化と労働人口減少の中でも業務継続ができるようにするためには、社員の皆さんが勤めて良かったと思える企業にする必要がある。社員さんが満足して働けるからこそ、より質の高いサービスが実現でき、より多くの方が満足していただける食事サービスの継続が実現される」と抱負を語る。

令和の食事サービスにおいては、離職を防ぎ社員満足度を向上させ同社のような職場環境改善がより一層求められるだろう。日清医療食品の取り組みは続く。

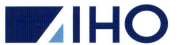

おいしい笑顔は快適な厨房から

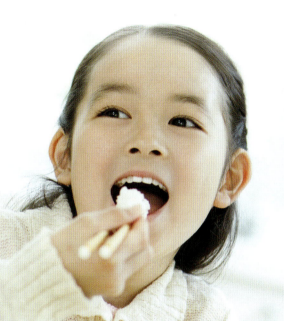

学校給食　　弁当・惣菜　　病院・福祉給食

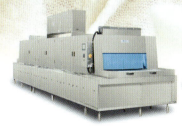 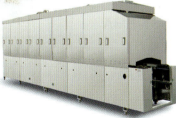 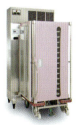

アイホーの業務用調理機械・厨房設備は、学校給食やコンビニのおにぎり・お弁当、スーパーのお惣菜、病院・福祉給食など様々な大量調理の現場で快適で衛生的な「食」作りを支えています。また、機器の設計・製造は元より、施設計画から設計、施工、メンテナンスに至るまで、安全で快適な厨房作りをトータルでバックアップできる体制を整えております。

株式会社 AIHO

http://www.aiho.co.jp/

本社・工場／〒442-8580　愛知県豊川市白鳥町防入60　TEL0533-88-5111　FAX0533-88-4510
支店／札幌・東京・名古屋・大阪・九州
営業所／盛岡・秋田・山形・栃木・埼玉・千葉・多摩・横浜・長野・豊川・京都・神戸・岡山・四国・大分・長崎

- スタッフが足りない
- 素早く正確に盛り付けたい
- 温かいご飯を提供したい

令和のご飯盛り付けはスズモのロボットで。
いろいろなアイデアをご提案します。

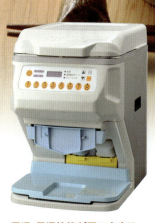

保温・保湿性能が更に充実!!
シャリ弁ロボ GST-HMA
能力 5秒/回

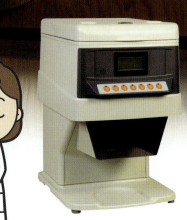

確かな計量とほぐしの技術!!
シャリ弁ロボ GST-FBB
能力 5秒/回

病院の患者給食・職員食、企業給食、介護施設等で活躍します。

しゃもじからロボットへ　シャリ弁ロボ導入のメリット

社員食堂で活躍中!!

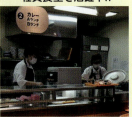

○**人手不足を解消します**
計量と盛り付けをボタン1つでスピーディに行います。手間が省けて効率的です。

○**ご飯の量が自由に設定できます**
正確な計量で盛り過ぎロスを無くし、患者さんに合わせた量を盛り付けることが出来ます。(最大8種)

○**保温機構搭載**
炊飯ジャー同様のアツアツご飯がいつでも提供できます。

見て、触れて、実演できるショールームへ、ぜひ一度お越し下さい。出張デモも受付中(要予約)

鈴茂器工株式會社　0120-599-333　月〜金 9:15〜17:00

ホームページ

本社／東京都練馬区豊玉北 2-23-2　工場／埼玉　http://www.suzumo.co.jp
札幌・盛岡・仙台・長野・浜松・金沢・名古屋・大阪・岡山・広島・福岡・熊本・アメリカ・シンガポール

特集Ⅱ

平成から令和への
給食関連企業の取り組み

平成30年間で、食は安全・安心でおいしく多様に進化しました。各社のヒット商品あるいは印象に残る商品・機器・サービスを紹介します。併せて、令和時代に注力する新商品を紹介しています。

給食企業編

㈱グリーンハウス

平成時代には「あすけん」や「スマメシ®」を開発、企業の健康経営を強力サポート！
令和時代は、健康貢献企業として社会問題の解決やお客様の健康増進をより一層進める

平成は健康増進、生活習慣病の予防に高く貢献、「第3回 健康寿命をのばそう！アワード」も受賞

平成の時代を通し、「食」に関する人々の考え方は大きく変わり、企業や病院などでのフードサービスも大きな変化があった。以前の企業内カフェテリア（社員食堂）はビルの地下にあることも少なくなかったが、現在では眺望の良い場所などに作られるようになり、福利厚生として提供される食から企業価値の向上や、従業員のモチベーションアップ・パフォーマンスアップなどにつなげる戦略的位置づけとなってきた。安くてボリュームがあることから、質やバリエーションが重視され、本物志向が強くなり、食の安全についての関心も高くなった。

「とんかつ新宿さぼてん」などのレストランやホテルブランド、海外に現地法人やパートナを持つ㈱グリーンハウスが行うタイアップイベントは、同社ならではの専門性を持ったサービスとして、お客様に大変喜ばれている。また、有名店とのコラボメニューも好評を博している。

また、特に企業向けフードサービスで健康経営の流れが一段と強まっている。昭和の時代にはあまり見かけなかったサラダバーは今では多くのカフェテリアにある。1991年に「Wellness & Ambience」（健康と快適な食環境の実現を意味する）というスローガンを

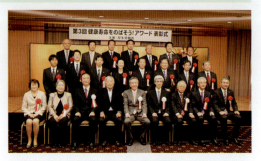

掲げたグリーンハウスは、管理栄養士・栄養士を中心にお客様の健康をサポートする「あなたの健康サポートし隊」活動を提案、生活習慣病予防メニュー「スマメシ®」、国内トップクラスの食事管理・ダイエットアプリの「あすけん」を合わせ、社食で進める生活習慣病予防／重症化予防の取り組み」が、健康増進、生活習慣病の予防への貢献に資する優れた啓発・取り組み活動に対して与えられる「第3回 健康寿命をのばそう！アワード」生活習慣病予防分野の企業部門厚生労働省健康局長 優良賞を2014年に受賞した。このほかにも健康経営への取り組みに関して外部からの高い評価や認証を得ているほか、運営するレストラン、社員食堂で「スマートミール」の認証基準を満たしたメニュー提供を先行実施した。

「あすけん」がカナダ・アメリカでもサービス開始、食のグローバル化・ボーダレス化に対応

「あすけん」はカナダ、アメリカでもサービス提供を開始するとともに、金沢大学などと共同で生活習慣病に対するオンライン保健指導サービスの構築を目指した臨床研究を進めている。食のグローバル化・ボーダレス化は令和の時代には一層進むことが予想され、例えば諸外国に先んじて高齢化社会に突入した日本の高齢者向けの食事や治療食のノウハウは海外の人々の健康への貢献の可能性がある。健康に資する食の提供や、研究が進みつつある中、栄養学、医学（西洋・東洋）、食品学、食養など幅広い視点・知見からの食と健康に関する研究に対する助成などを通し、日本の食文化・食産業の発展を促進する観点から設立した「田沼グリーンハウス財団」は2019年10月より助成対象の募集を開始した。社是「人に喜ばれてこそ会社は発展する」の精神を、創業以来70年を超えて守り続け、総合フードサービス企業、食と健康のパイオニアとして成長してきた同社は、IOTなどの活用が一層進むであろう新たな時代に、「人」を「良く」する「食」の力で、国内外

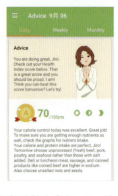

の人々の健康に貢献する健康貢献企業として、社会問題の解決やお客様の健康増進の支援を進め、さらに人に喜ばれる企業グループとなることを目指している。

流通編

国分グループ本社㈱

首都圏で給食・高齢者施設業態向けの3温度帯対応センターの2拠点体制を構築
更なる環境配慮と機能の高度化を一層進める

平成時代には人手不足解消のためのセンターの構築を推進。

国分は2017年、18年と相次ぎ、給食・高齢者施設業態向けの物流機能を強化した3温度帯対応の「相模原流通センター」と「川口流通センター」(=写真)を稼働させ、関東圏の約3,000の事業所、高齢者施設への食材の一括供給を行っている。

関東圏において2拠点化することで、ドライバーの環境改善に早くから着手してきた。物流センターからの近距離配送や配送距離の短縮、共同配送の推進など、取引先の協力を受けながら週単位でのダイアグラム変更を実施し、「環境構築」と「物流コスト抑制」の両面に取り組んでいる。

少量・多品種・多店舗への食材供給に対応するために、ゲートアソートシステム(小口対応の店舗別仕分けシステム)や食品業界では初となる少

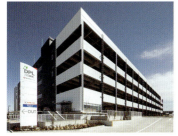

量・低回転出荷商品をフリーロケーションで管理し、効率的に格納、保管、出荷するためのバケット型冷凍自動倉庫、入荷予約システム等を導入した。昨今の物流における人手不足に鑑み、働く人にやさしい物流拠点の構築を進めている。

業態特性として重要となる衛生面や安全・安心への対応には、細心の注意をはらって取り組んでいる。53台の庫内カメラ配置によるセキュリティー強化、オリコン洗浄機の庫内設置等、フードディフェンスにも対応している。

震災時の被害を極力少なくする免振構造、環境にやさしい自然触媒を採用した冷蔵・冷凍設備の導入など、最新の設備とノウハウを活用し、取引先のニーズに細やかに対応している。今後も様々な法制度やSDGsの取り組みを進めていく。

また、取引先の「人手不足」に対応したソリューションとして、受発注機能「X-kuros(クロス)」システムを開発した。これは、提供するメニューの食数を入力するだけで、そのメニューに使う食材一式の発注が完了する機能や現場での棚卸機能、またバックオフィス業務を簡素化して請求業務まで連携させるなど、取引先との総合的な業務効率化を常に意識して取り組んでいる。

令和時代は環境配慮と病院・高齢者施設に対応した「食材一括供給システム」を強化

平成時代から構築を進めている環境配慮と機能の高度化を、一層進めていく。

2016年度以降に構築した大型センターでは自然冷媒を使用した冷蔵・冷凍設備を導入している。温暖化係数が低く、地球環境負荷の小さい設備を導入することで省力化も同時に実現させている。また、取引先との連携を強化して、食品廃棄ロス削減についても積極的に取り組んでいる。

働き方改革が進む中、ホワイト物流への対応も重要なテーマである。人手不足が深刻化している中で、トラック予約受付システムの導入や倉庫の自動化による人手不足解消と長時間労

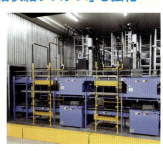

働の削減等、より働きやすい環境の構築を進めていく。

更に病院・高齢者施設に対応した「食材一括供給システム」を強化して、今後、ますます増えていく高齢者施設の少量・多品種・多店舗配送のニーズに柔軟に応えていく(写真は川口流通センターの自動倉庫)。また、フードディフェンスの強化と高齢化社会における大切な食のライフラインも担っていく。

食品編

㈱ニチレイフーズ

チキン加工品を拡大し定番の春巻・ハンバーグを磨き上げる
施設にサクサク・パリパリ感を提供する「ボイルでサクッと」シリーズが新登場

平成にヒットした時代を彩る様々な商品を紹介

業務用調理品の主要カテゴリーであるチキン加工品、コロッケ、春巻、ハンバーグ、和惣菜など、いずれも平成年間で大きく成長を遂げた。

チキン加工品では、タイのスラポンニチレイフーズ社（SUNIF）の工場が1989年に稼働し、2008年には別の県にGFPTニチレイ（GFN）を設立し生産能力を高めた。GFNでは生鶏処理場から加熱加工場まで、日タイ合弁企業としては初の完全一貫生産を実現している。18年春に発売した最高品位の業務用唐揚げ「特撰和風鶏竜田揚」も生産地はタイ（SUNIF）だ。

定番商品でおいしさの追求を前面に打ち出したのが15年秋に発売した「極だつ春巻」だ。手づくりのようなふっくらした形状で、具材感がありパリっと軽い食感の皮に仕上がった商品群は、冷凍春巻市場を活性化させた。

そして定番の磨き上げの第2弾となったのがハンバーグ。03年にオーストラリアで生産を開始した「グレイビーハンバーグ」は素材の味を最大限生かした商品と

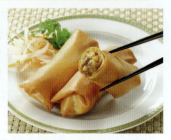

して、発売当時の同社ハンバーグの売上げを2倍以上に引き上げた。その後、為替環境の変化で07年に生産を終了したが、17年秋に国内生産で復活。牛肉と豚肉を黄金比率で配合し植物性たん白を使用していない。ジューシーで弾力ある肉の美味しさを楽しめるのが特徴だ。

食市場が成熟を深める中、定番の磨き上げと並行して、生活者の中にある"日常以上、ハレ未満"の需要に切り込んだのが「シェフズスペシャリテ」である。「日本橋 三代目たいめいけん茂出木浩司シェフ監修」のハンバーグなどが惣菜売場を賑わせた。同様のコンセプトで外食向けにも「ちょい飲みスペシャリテ」として展開を広げている。

令和時代には各種施設向け「業務用ボイルでサクッと」シリーズ

何と言っても「業務用『ボイルでサクッと』シリーズ」ではないだろうか。2019年4月に業務用完調品として新発売したばかりだが大好評だ。現在は「ボイルでサクッとコロッケ（牛肉入り）」「同クリームコロッケ（かに入り）」の2品だが、メニューバリエーション強化の要望に応えて各種新商品を開発中という。

やはり最も人手不足の厳しい環境にあるのが給食業界と言えるが、特に医療シルバー施設では1日3食365日体制のため調理をする人そのものが足らず、食事提供自体がままならなくなっている。このため、委託給食・自家調理・弁当宅配に代わって「完成食宅配」が急激に市場を拡大している。そんな中、煮る・蒸す・焼く等の調理の中で喫食者が特に不満を抱えているのが「揚げ物」だ。このニーズに対し「サクサクしてパリパリと美味しく食べられ

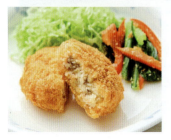

る完調品」で応えたのが同商品である。揚げずにボイルで食べられ、しかも衣のサクッとした食感による美味しさと小規模対応のできる商品は今春の発売にも関わらず、すでに全国小規模施設を中心に1,000カ所以上に歓迎され利用されているという。

今回のシリーズは、同社が2013年に特許取得した「衣革命®」を基盤とし、揚げたての品質を実現するために開発した独自の製法で完成した。一般的な衣は時間の経過でパン粉（衣）が水分を吸収し、衣のサクッと感が減少するが、衣革命の場合は特殊な技術のバリヤー層が中種の水分を衣に移行させないことと、油調理済み品を真空包装することで中種だけではなく外気からの水分移行も抑制し、ボイル調理なのに揚げたようなサクッと感を実現した。

発売半年余りで未だ2種類だが、今後は衣商品を中心にアイテムを拡大していく。また人手不足解消と美味しさの提供が同時にできるため今後、厳しい環境の外食業態にも展開できる商品開発も推進していく計画だ。

食品編

味の素冷凍食品㈱
16年連続売上No1の進化をし続けた「ギョーザ」に軍配
もうひとつの新定番「しょうがギョーザ」と「おにぎり丸®」が令和を切り拓く

平成時代に大ヒットした商品は文句なく「ギョーザ」

何といっても「ギョーザ」である。その理由は、冷凍食品の単品売上で16年間も連続して「№1」という実績があり、数多ある無数の商品群の中で最も売れた冷凍食品といえるからだ。

更にこの間、美味しさも進化し続けている。うす皮によりジュワッとした味わいが引き立ち、パリッと感がたまらない。ご存知の通り、油・水なしで誰が調理しても食欲がそそるパリッパリの羽根ができる感じで、うす皮パリッと、ジューシーで具がギュッと詰まった焼き餃子である。同商品は、まさに誰もが好きな、間違いのない安定感ある王道の美味しさと言えそうだ。

例えば「ギョーザ12個入り（276g）」は国産の肉と野菜を使用している。お勧めレシピは「ギョーザde

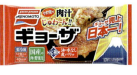

アボカドブルスケッタ」「ギョーザと刻み茶漬け」「ギョーザと焼きご飯のコンソメ茶漬け」「ギョーザのケチャップ茶漬け」など、メニューも多彩に活用できる優れもの。

安全性の面からも、原料は同社の厳しい基準で管理した原料のみを使用（厚生労働省が定める食品衛生法のポジティブリスト制度に適合）している。野菜は農薬等の使用を最小限にし、収穫後には残留農薬検査も実施している。更に生鮮品は、収穫できる季節の違いや気候などで品質や供給量の変動が大きいために複数産地からの安定購入を行っているという。

令和時代の期待の商品は「しょうがギョーザ」と「おにぎり丸®」

「しょうがギョーザ」は時代のニーズに合ったことで、発売と同時に売り上げベスト10にランクインした超優良商品だ。

これは、同社が「もうひとつの新定番！」と注力するだけあって、箸がとまらないほど生姜のうまさが見事に映え、油・水なしで誰が調理しても食欲のそそるパリッと感とジューシーさがあり、具がギュッと詰まった焼き餃子の上に、にんにく不使用のために毎日食べたくなる生姜がきいた飽きのこない美味しさといえる。

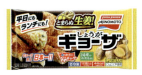

「しょうがギョーザ12個入り（276g）」は、また国産の肉と野菜を使用しいて、お勧めレシピは、「しょうがギョーザの蓮根あんかけ」「ギョーザポン酢茶漬け」「ギョーザのベーコン巻き弁当」「おろしと枝豆のさっぱりしょうがギョーザ」など、バラエティが豊かに広がる逸品だ。

もちろん、使用している原料も同社の厳しい基準で管理した原料のみを使用している（前述の「ギョーザ」と同じ）。

なお念のため、「ギョーザ」も「しょうがギョーザ」も、中火の火加減は炎の先がフライパンの底に届く程度の火加減がベターで、美味しく焼くコツは羽根の色が濃いこげ茶色になるまでじっくり焼き上げる点だというから参考にしたい。

さて、同じギョーザ以外の商品としては「おにぎり丸®」が

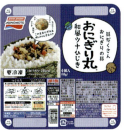

推奨できる。年間2000万個も販売したことから、今までになかった市場を作り出したともいえよう。

「おにぎり丸®」和風ツナひじき4個入（80g）は、ごはんがすすむ皆が大好きなメニューをコロッとかわいく丸めて凍らせたおにぎりの具。例えばツナとひじき、筍などを鰹ダシが効いたやさしい味に仕上げた「和風ツナひじき」おにぎりが楽しめる。

凍ったまま温かいごはんをにぎるだけでごはんの粗熱で溶けて出来上がる優れもので、保温ごはんの場合には約15分後に食べられ（室温約20℃の場合）、すぐ食べる場合には温かいごはんでにぎった後、電子レンジ（600W）で約40秒あたためれば出来上がり。同社の冷凍技術でとろっとした食感のおかずとして、そのままおにぎりに入れられるように開発しているので、おにぎり弁当など汎用性の高い画期的な商品として期待の膨らむ逸品である。

食品編

㈱ヤヨイサンフーズ

創業当時より学校給食に携わってきたヤヨイサンフーズ
「全ての基本は安全・安心」を基本姿勢に、時代に即した半歩先行く価値提案を目指す

超ロングセラー　愛され続ける「NEWさばの味噌煮」

「NEW国産さばの味噌煮」は1981年発売以来、主に学校給食で利用されているロングセラー商品だ。

国産のサバを特製の味噌とあわせ、しっとりとやわらかいサバと味噌の風味・旨味のバランスが人気の秘密。発売当初より大きくレシピは変更しておらず、完成度の高さを誇る。

また、自社の製造技術により、魚の臭みが少なく、旨みが凝縮した製品に仕上げることを可能にしている。更に骨まで食べられる柔らかさのため、栄養面でも評価されている。

東日本大震災時には本商品を製造していた気仙沼工場が被災し、一時的に製造することが出来なくなったが、利用者より再開を願う声が多く、2011年11月に気仙沼松川工場で復活した。復活した際には、学校の給食現場や児童から励ましと感謝の手紙が多数届いたのが印象的だ。

また、震災以前には協力工場で前処理をした魚を使っていたが、気仙沼松川工場では原料から一貫生産を行っていることも強みの1つ。2020年秋には気仙沼工場が稼働する。本商品も気仙沼松川工場より移行して製造する計画だ。

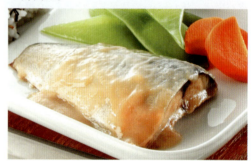

ニーズを的確に捉え、時代に即した商品提案を

2019年秋、「5種の野菜入り国産豚肉メンチカツ60/40（鉄・Ca）」を発売した。

国産の豚肉と野菜（タマネギ・コーン・人参・キャベツ・ホウレン草）を使用したメンチカツで、アレルギーや栄養面に配慮し、卵・乳成分原材料は不使用、不足しがちな鉄・カルシウムを添加した。※本品製造工場では、卵、乳成分を含む製品を製造している。

また、文部科学省の学校給食実施基準の一部改正により、2018年8月より食塩相当量が従来よりも一部数値が下げられたことを受けて、食塩相当量にも配慮している。

今年1月には、「安心素材コーン焼売30」を発売した。学校給食で使用する調理冷凍食品において、焼売の需要が高いことを受け、原料産地の訴求と添加物の見直しにより安全安心に配慮し学校給食に特化した商品。北海道産コーン・小麦を使用し、原料訴求をする一方で、添加物へ配慮し、無リンすり身を使用している。また、不足しがちな鉄・カルシウムを添加した。更にオペレーションにも配慮し、2つの包装形態（トレータイプと真空包装タイプ）を用意した。

その他、有職主婦の増加により幼稚園・保育園給食の需要が高まっていることを受け、幼稚園・保育園独自のニーズに沿った商品開発や、ひなまつりやお月見など行事性に特化した商品の開発も行っている。

このようにして、時代に即した提案を行う他、学校給食向け商品については、アレルギーがある子でも皆と同じものを食べさせたいとの想いより、おいしさを維持した状態でアレルギーへの配慮を最優先した商品開発を行っている。

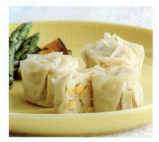

食品編

シマダヤ㈱

平成時代は「「手延べ勝り」うどん」が圧倒的なしなやかさと艶、強いコシで大好評
令和時代は減塩・糖質・食物繊維等の健康志向に応えた「健美麺」ブランドを勢揃い

平成時代の印象深い商品～圧倒的なコシとなめらかさ「手延べ勝り」うどん～

独自の冷凍手延べうどん製麺機と製造方法を確立し、日本の伝統的な「手延べ製法」を機械で再現したプレミアムうどん、「手延べ勝り」うどんは2007年3月に発売された。

丹念にこねた生地を段階的に三度にわけて熟成し、手作業でめん線を段階的に緩めて延ばす伝統的「こびき」製法を機械による生産ラインで再現した。手延べ製法独特のめんの両端が平たく幅が広いバチが特長で、温冷どちらのメニューでも圧倒的なしなやかさと艶、自然で強いコシが楽しめる。

品質の高さだけでなく、メニュー単価アップにも寄与する商材として評価されている。

また、半分の量のミニタイプもラインアップし、セットメニューやハーフメニューでも提供できる。

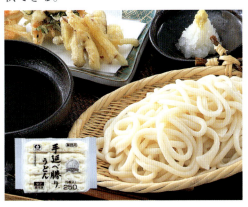

令和時代のニーズに応えた期待の商品～健康志向に応えた「健美麺」～

近年、生活習慣病患者数の増加や平均寿命と健康寿命の差、国民医療費の増大等が社会問題となっている。シマダヤでは「美味しく食べて健やかな食生活をサポートします」をコンセプトに、健康志向に応える「健美麺」ブランドをラインアップした。減塩や糖質、食物繊維をテーマとする健康メニューの提供に大変適した商品といえる。

例えば、糖質が気になる方には、「健美麺」糖質30％カットうどん。国産小麦粉を使用し、美味しさそのままに糖質を28.4g（200g当たり）に抑えていて、なめらかでもちもちした食感が特長だ。「健美麺」糖質30％カット生パスタは、デュラムセモリナを使用し、もちもちの生パスタの美味しさそのままに糖質を35.6g（200g当たり）に抑えていて、どのようなソースにもあわせやすいリングイネ形状になっている。

塩分が気になる方には、「健美麺」食塩ゼロうどんがぴったり。国産小麦粉を使用し、うどん本来の美味しさそのままに食塩を使用せずに作ったうどんだ。「健美麺」食塩ゼロやわらかうどんは、食塩を使用せずにふっくらとした食感のうどんで、細め、短めのため長いめん線が食べづらい方におすすめだ。

食物繊維を摂りたい方には、「健美麺」1/2日分の食物繊維がとれる七穀うどんを選びたい。なめらかな食感が特長で、食物繊維が1/2日分（10g）入っている。7種類の雑穀（大麦、黒大豆、全粒粉、玄米、大豆、もちあわ、もちきび）が織りなす豊かな風味と外観を楽しめるのが嬉しい。

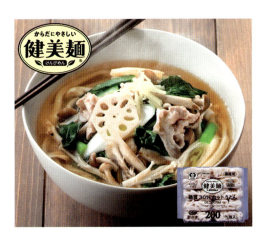

食品編

テーブルマーク㈱

平成のヒット商品「ディライトベーカーズ」は優れた冷凍加工技術と長年培った発酵技術、職人の技を集結した焼成済冷凍パンシリーズ

平成時代に大ヒット！焼きたての鮮度感をそのままキープした焼成済冷凍パン

2008年の発売以来、焼成済冷凍パンはたくさんの消費者利用者に支持され、大人気商品となった。

パンは焼成することで、でん粉が糊化（α化）され、しっとり・もっちりしたソフトな食感となる。このα化されたでん粉は、常温では時間経過とともに老化が進み、パサつくようになるが、同社の焼成済冷凍パンは焼成後に冷凍することで、実に焼きたてパンの鮮度を保ち、解凍時にしっとりソフトな食感を再現することができる大変優れた商品となった。

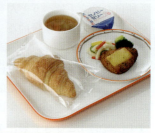

令和時代にも…これからも多様なシーンに対応できる焼成済冷凍パン

同社では令和時代になっても、高品質で安全な原料を厳選して使用し、独自の発酵法によりソフトな食感と風味を持つ、美味しいパンを消費者利用者に届けたいという。

特に優れているのは、なんと言っても必要な分を必要なだけ解凍・調理できるのでムダがないという点だ。

冷生地を発酵、焼成する技術は不要であり、解凍するだけで提供できる焼成済冷凍パンは、言わば令和時代の人手不足にも十分対応のできる、簡単オペレーション提供のできるなかなか真似のできない逸品と言えるかもしれない。

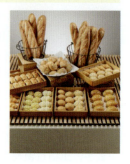

身近なのに、あたらしい。

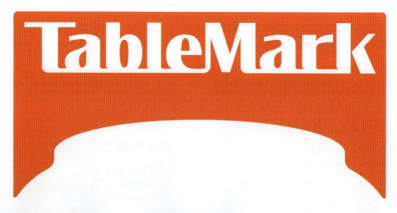

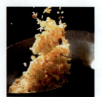

テーブルマーク株式会社

食品編

ケンコーマヨネーズ㈱

手軽さ・美味しさ・安全など給食現場でオペレーションに大きく貢献する商品
これからの食の多様化に対応する、令和の時代を駆け抜けていく期待の商品

業界に旋風起こしたロングライフサラダブランド「ファッションデリカフーズ®」

　平成時代に大きく成長を遂げた商品といえば、同社のロングライフサラダブランド「ファッションデリカフーズ®」の名前が挙がる。1977年に初めて発売したもので、発売から40年以上が経つ。ファッションデリカフーズ®とは、冷蔵未開封の状態で15日〜60日保存可能な調理済み加工食品だ。

　1970年代後半に「暑い夏場にサンドイッチに挟めるサラダで良いものはないか」というパン屋さんの声に応え、「タマゴミックス」が開発された。それは、マヨネーズの殺菌力や混合乳化技術、加熱処理殺菌などのノウハウを結集したもので、冷蔵庫で30日保存可能な、当時としては画期的な商品だった。その後、密閉包装、低温殺菌、冷却などの技術を駆使することで、サラダ本来の味を損なわずに冷蔵未開封での長期保存を実現させた。タマゴサラダから始まり、ポテト、マカロニ、ごぼう、ツナ、パンプキンなど、時代のニーズに合わせてラインナップを拡充してきた。

　煮物や炒め物にしか使っていなかったごぼうをサラダにした「ごぼうサラダ」は、実は同社が1986年に初めて世に送り出したという。調理の簡便性や、保存性の高さという特長がお客様からの高い支持を得て、同社は発売以来、ロングライフサラダでトップシェアを堅持している。それを受け、2018年には「第48回食品産業技術功労賞（マーケティング部門）」を受賞した。袋から出すだけで良いという手軽さはもちろん、手作りに負けない美味しさ、衛生的で安全・安心など、給食現場でのオペレーションに大きく貢献する商品だ。

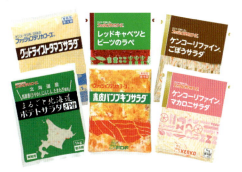

人手不足対応「北海道チルドポテト」と健康志向向け「やさいと大豆ミート」シリーズ

　期待の商品として、「北海道チルドポテト」と「やさいと大豆ミート」2つのシリーズを紹介する。「北海道チルドポテト」シリーズは、調理の簡略化に役立つ素材系商品だ。しっとりなめらかな食感で、甘味のある北海道産黄色系品種を皮むきした加熱済みの商品で、開封するだけですぐに使用が可能。カットサイズは、ホール、ハーフ、1/4、ダイスの4種類を揃える。使い方としては、カレーやスープに入れる、サラダにトッピングする、ポテトサラダに足して具材感をプラスさせるなど様々。給食に限らず、人手不足に悩む調理現場から「『じゃがいもを洗い、皮むきし、加熱する』という一連の手間が省け重宝している」という声が多い。時代に合わせた商

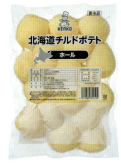

品として、更なる販売拡大が見込まれると同社は注視する。

　もう一つは「やさいと大豆ミート」シリーズである。世の中の健康志向の高まりや、多様化する食の嗜好などの背景から、今後の伸びを期待し「やさいと大豆ミートのキーマカレー」「やさいと大豆ミートのボロネーゼ」の2商品を2018年に発売した。肉を一切使わず、大豆ミートを中心に植物性原料で仕上げた商品シリーズで、好評を受け、翌年に「やさいと大豆ミートの甘辛醤油そぼろ」を追加した。いずれもそぼろ状の大豆ミートと野菜を使用し、スパイスなどの調味を工夫することで、肉と遜色ない味わいを実現した。海外の植物肉市場は日本に比べて非常に伸びており、規模も大きい。国内でもインバウンド需要などを受け、市場は徐々に大きくなってきている。これからの食の多様化に対応する、令和の時代を駆け抜けていく期待の商品だ。

食品編

㈱みすずコーポレーション

家庭用にも業務用にもヒットした「味付けした油揚げ」
食物繊維やたんぱく質摂取に魅力感じる高い健康意識を持つ方に最適な新商品誕生

平成時代にヒットしたのは給食・外食・中食市場にも使用できる「おいなりさん」

日本の伝統食のお寿司の中で、油揚げをおいしく味付けした油揚げに酢飯をいれて食べる「いなり寿司」。同社では、家庭で調理に手間暇を要する「味付けした油揚げ」を、開封後に簡単に使える商品として開発し、平成時代に大ヒットにつながった。

味付け油揚げが発売されたことで、家庭で調理する手間が省略できたことと併せ、業務用でも給食・外食・中食業界に使用できる市場となった。更に国内ばかりか、日本の伝統の和食文化の広がりを受けて、海外で使用される企業も相当広がっているという。

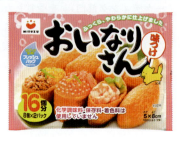

「味付け油揚げ おいなりさん16枚」のコンセプトは、いなり寿司用に味付け調理が油揚げに施されているので、酢飯・ごはんをつめるだけで、家庭でも簡単な「いなり寿司」ができる。人が集まるシーンや残りごはんをつめて夜食にも利用できる優れもの。

時代の変化に応じてスペックにリニューアルを繰り返し、現在は化学調味料・保存料・着色料は不使用となっている。また、特徴としては地域性を問わず、全国で好まれる「お揚げサイズ」となっている。更に味付けには海産系の調味料を使い万全に仕上げている。

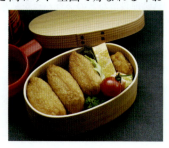

令和時代に新発売した「おからパウダー」はいつもの食事にそのままかけるだけ

食物繊維が新たな栄養として取り上げられる中で「乾燥おから（おからパウダー）」が注目を浴びてきている。同社では、「毎日食べたい！いつもの食事にそのまま"かけるだけ"・"まぜるだけ"」を基本コンセプトに、2019年秋にソイブラン（SOY BRAN）ブランドとした「おからパウダー」商品を4種類発売した。微粉砕にした「おからパウダー」は食シーンに併せて多様なメニューに使用でき、更に調理と工夫次第で糖質の摂取を控えたメニューにも可能な商品といえる。

プレーンタイプの「おからパウダー（プレーン）100g」は、おから感を主張させたくない料理や、なめらかな食感に仕上げたいパンやお菓子などの小麦粉かわりに代用できる商品だ。

特徴は、大豆100％のおからパウダーで、本品大さじ2杯（約9g）で1日に目標とする食物繊維（3.9g）不足を手軽に摂取できる。小麦粉をおからパウダーに置き換えることで、糖質の摂取量を抑えたロカボメニューも可能となる。

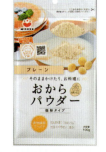

フレーバータイプには「おからパウダー（黒ごま・黒豆きな粉）75g」「同（いちご・きな粉）75g」「同（青汁・きな粉）75g」の3種があり、牛乳やヨーグルトに混ぜるだけで簡単に食べられる優れものだ。

特徴は、おからパウダーに風味豊かなフレーバーときな粉をブレンドすることで、より食べやすくなる。本品15g（約大さじ3杯）で1日に目標とする食物繊維量（3.9g）の不足分＋「シールド乳酸菌Ⓡ M－1」100億個を手軽に摂取できる。

厨房機器編

タニコー㈱
日本初の燻煙発生機能付き高火力ガス式焼物器
ロボットと料理人が「協働」する新しい厨房のカタチ追求

平成時代にもっとも印象深い機器は「ガス赤外線グリラー」

「ガス赤外線グリラー」は日本で初めて燻煙発生機能を搭載した高火力のガス式焼物器だ。

熱板（ヒーター）が800℃以上の高火力で炭火と同等の加熱性能を持っていて、更に燻煙発生機構で燻煙を発生させて調理物に香ばしい風味づけが行えるなど、付加価値の高い焼物器といえる。

鰻焼きや焼き鳥などの高火力で調理を行う業種の中で、炭火と同等の高火力を持つガス式焼物器に対する開発ニーズがあった。そこで、板版（ヒーター部）の温度が800℃以上の高火力を出せるガス式焼物器の開発や商品化に取り組んだ。

同時に、従来あった機器からの付加価値向上を目指して、均一加熱性能の向上と燻煙発生機能の開発にも取組んだ。

特長としては、国内最高水準の高火力を実現するために、高火力バーナを開発して搭載しているが、燻煙を発生する機能をオプション搭載している点も強み。

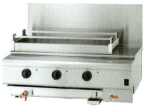

【開発ポイント①高火力バーナ】

薄膜状の燃焼技術を適用した高火力バーナを開発し、搭載したことで、熱板（ヒーター部）の温度を800℃以上にして、炭火と同等の高火力を実現した。このため、高火力での調理が必要な利用者へのガス式焼物器を提案し、導入できるようになった。

【開発ポイント②燻煙発生機能】

燻煙発生機能を搭載したことで、調理物に燻煙による風味づけができるようになった。更に発生機構は簡単に取り付けや取り外しが可能になっているため、調理物に合せて燻煙発生の有無を選択できるようになった。

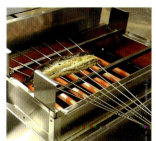
加熱と燻煙の発生で風味は良好

令和時代のニーズに応えた期待の機器は人手不足を解消するロボットの提案

人手不足が深刻化する中で、ロボットを使った人手不足の解消がいよいよ本格的になってきた。

タニコーでは人手不足解消のために、人と「協働」するロボットの提案を行ってきている。

現時点では、ロボットアームなどを展示会で提案しながら、利用者の意見を聞いて技術改良を重ねている段階だ。

これまでに「たこ焼き機」と「ロボットアーム」の組み合わせや、料理人の調理補助を行うロボットアームを展示している。

平成から令和時代に続く大きなテーマとして人手不足の解消が大きく挙げられている状況だが、こうしたロボットによる人手不足解消だけでなく、ロボットと料理人が「協働」する新しい厨房のカタチも今後追求し、しっかりした機器として提案していくことを目指している。

厨房機器の歴史もスチコンの登場など、幾度となく大きな変換機を迎えて隆盛してきたが、今後こうした本格的なロボット化が進み、具体的な厨房機器として実現していけば、厨房機器の世界はもっと大きな転換点になるかもしれない。

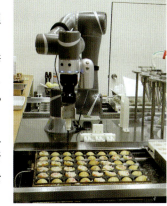

厨房機器編

㈱AIHO

平成時代は学校給食施設において労働負荷の大きな洗浄作業の省力化と省エネを
令和時代には中食に向けたご飯の美味しさと人手不足や高齢化を見据えた製品を

平成時代の印象深い機器～食器をカゴに入れたまま洗浄できる ACA-EX～

学校給食で使われた大量の食器を連続して自動的に洗浄できるアイホーの食器洗浄機。

以前は、学校から回収した食器をまずはカゴに入れたままお湯と洗剤の入った浸漬槽に漬け置きし、浸漬が終わるとカゴから食器を取り出して供給装置にセット。一枚ずつ供給された食器は洗浄機で順次洗浄され、洗い終わったら改めて食器をカゴへ収納する面倒な方法で洗浄されていた。

そこで、新たに開発されたのが新型食器洗浄機の「ACA-EX」。学校から回収されて来た食器はカゴに入れたまま洗浄機へ投入するだけ。洗い終わったら、そのまま保管できることで作業環境の改善や節水、労働負担の軽減など、多くのメリットを生み出す製品となり、今では学校給食調理施設における定番商品の一つとして効率化の一翼を担っている。

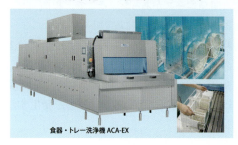

食器・トレー洗浄機 ACA-EX

令和時代のニーズに応えた期待の機器～ライスフレンド ecoK、再加熱カート～

近年、コンビニのお弁当や、スーパーのお惣菜、冷凍食品といった中食の需要が高まるなか、大量調理でありながらも美味しいご飯を炊飯する事は必須条件。この大量調理施設においてご飯を美味しく炊飯しているのがアイホーの連続炊飯機「ライスフレンド」。多くの炊飯現場に導入され、業界随一の納入実績を誇る製品となっている。

そのアイホーの連続炊飯機に新たに加わったのが「ライスフレンドecoK」。昔ながらの「羽釜」を再現した炊飯釜と「かまど炊き」を再現した燃焼室構造、そして「強制燃焼バーナ」の相乗効果で従来よりも少ないガス消費量（当社比）で高品質な炊飯を実現。また、1釜単位の火力制御による多品種炊飯や蒸らし工程を含めた3層構造で安定した温度管理と省スペースを実現するなど、さらに進化した連続炊飯機として導入が進んでいる。

もう一つ高齢化や人手不足を見据えた製品として、病院・福祉給食向けに開発されたのが「再加熱カートシステム」。提供の前日など、事前に調理して急速冷却した食材を冷えたまま盛り付け。トレイメイクした食事をカート内のインサートへセットして再加熱時刻を予約するだけ。カート内でチルド保存さた食材は配膳時刻に合わせて自動再加熱されますから、あとは再加熱カートをステーションから切り離してすぐに配膳できる事でアツアツの美味しい食事を提供できる。事前調理による早朝出勤からの解放や高品質で安全な食事提供など、これからの人手不足や高齢化時代に向けた注目の製品といえる。

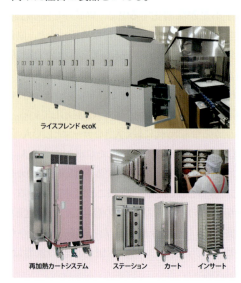

ライスフレンド ecoK

再加熱カートシステム　ステーション　カート　インサート

厨房機器編

鈴茂器工㈱

平成時代は「シャリ玉ロボットSSN-FLA」が大ヒット！　日本の寿司文化の大衆化に貢献
令和時代は「ご飯を提供する」、ただそれだけの作業も効率化、現場省力化をサポート！

平成で外食・中食分野の寿司メニュー拡大を背景に、寿司ロボットの導入すすむ

鈴茂器工㈱は、世界で初めて「寿司ロボット」を開発した米飯加工機械メーカーである。現在でも、寿司ロボットをはじめ、海苔巻き、いなり、おむすび、ご飯の盛り付けなど、小型機から大型機までを製造・販売している。販路も国内から海外へと拡大し、小型機市場では世界シェア約70％。80か国以上で「スズモブランド」の機器が活躍している。

そんな「スズモ」の成長期にヒットした製品が、シャリ玉ロボット「SSN-FLA」だ。平成という時代は、回転寿司・スーパー・小売店などでの持ち帰り寿司の活況、和食レストランにおける寿司メニューの拡大などを背景として、寿司ロボットの導入が大きく進展した時代でもある。

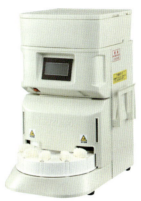

ユーザーのニーズに沿いながらその性能は進歩を続けた。生産スピードや、職人同様に空気が入ったやわらかいシャリ玉を握れるクオリティ、使いやすい本体、パーツのデザインなども評価され、販売台数増に繋がっていった。

ロボットで寿司を握るというシステムの拡大によって、日本の寿司文化が、より「大衆食」として定着していったことは「スズモ」の功績と言える。

令和は、病院施設でも導入する「ご飯ロボットGST-HMA」など、人手不足対応を強化

「職人が握るようなシャリ」をロボットで再現する技術開発に注力してきた「スズモ」だが、近年はより広い分野で使用できるご飯をよそうロボットを開発。職人の技術を必要とした「寿司」とは違い、誰でも器に盛り付ける事が出来る作業をロボット化したのだ。いわば、100円のしゃもじを、高額なロボットに置き換えること。それは市場で受け入れられるかと不安があったが、販売直後から、正確に盛れること、素早く盛れることが出来る上、人手がかからず、衛生的である点が評価され、平成の大ヒット製品となった。丼チェーン店を皮切りに、レストラン・スーパー・病院・宿泊施設などでの導入が大きく進んだ。

そして令和の時代、現在の最新機器であるご飯盛り付けロボット「GST—HMA」はご飯の乾燥を潤す装置を搭載し、高さを低くしたデザインも相まって現場での評判が非常に高い。

人手不足がますます深刻化する中、「ご飯を提供する」、ただそれだけの作業も効率化が求められる、効率化せざるを得ないのが令和という時代でもある。一度利用すると手放せなくなる「スズモ」のご飯盛り付けロボットが、給食現場の救世主として活躍するのは間違いない。

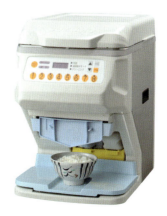

厨房機器編

桐山工業㈱

平成時代はO-157の食中毒防止の対応機器が大ヒット
令和時代は内釜に「三層クラット鋼」をプレス成型した機器に注力

平成時代にもっとも売れた機器の紹介
AS2式蒸気釜（アンチウエット対応蒸気釜）

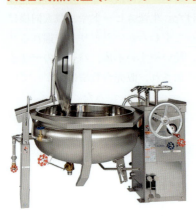

- 蒸気配管をボックス架台内に収納
- 給水・給湯配管をボックス架台内に収納
- 給水・給湯の開閉を足踏み式　菌を繁殖させない
- 足踏み蛇口をTOTOに製造依頼し日水協適合品を採用
- 排水80mmで釜から直接一気に排水
- 大型目皿採用で食材を残し、排水が出来る
- 釜渕にエプロンを付けて床ドライ化に
- 蓋金具屈折式で蓋洗浄を釜内部で洗浄でき床ドライ化に
- 配管はステンレスにし配管腐食を防止
- 釜洗浄用バルブを装備し、食中毒防止に

機器開発の経緯と推移　※O-157の食中毒防止の対応に！

　O-157での死亡事故を前後して、全国学校給食大会に参加して講義を聴き、また釜設置と試食開始から厨房に入り、実際の使用者様から要望・苦情をお聞きして製品改造を重ねた。

　厨房内部での菌の多く入る箇所は、釜下の床と洗浄たわし・スポンジが一番多く菌が入ることが判明して、その対策を緊急にすることが当時文部省の課題でもあり、食中毒予防の改善の声を受けて、釜メーカーとして出来ることを厨房商社営業の方々と共に改良した結果、AS2が平成でもっとも売れた機器となりました。

AS2式蒸気釜は特に食中毒予防の観点から需要増に！

●**エプロン**：食缶に入れる時の床へのコボレ防止で床のドライ化に貢献
　※業界でいち早く製品化したが、特許は一般家庭製品で取得されていたため取得はできなかった。しかし、この設置化により他メーカーはじめ厨房内の各製品にエプロンが付けられ、厨房のドライ化（床のドライ）が進んだと自負している。（床が乾くことにより菌を繁殖させない）

●**フラットバルブ**：従来の釜渕から釜傾斜をしての排水では床の跳ね水で加熱調理に菌が入ってしまう。フラットバルブ式排水は釜水平で直接排水し、跳ね水による釜内部の食品を汚染させない。排水レバーは栓を中から抜かない方式で、底外部からの開閉方式で衛生的で、口径80mmを採用した、内釜の板に直接パッキンで固定するため、洗浄は市販のスポンジで洗浄ができ目視確認できるので排水の利便性と衛生性を両立した製品となった。

●**目皿**：食中毒予防と作業軽減を目的に、目皿は釜に食材を残しつつ水は釜を傾斜しないで排水する方式にした。これは一人のこだわりから実現できたもので、星の降る町で有名な北海道芦別市の市センター・故小塚場長（水道課）は水へのこだわりがあり、目皿を金網式でサイズ三種類はすでに使用し、衛生・作業軽減・水の節水もされ、唯一困っていた金網の針金切断異物対策について「良い目皿を開発し採用してほしい」と助言をされた。結果、500mm目皿は（もっとも使うサイズに統一）今では当たり前になった加熱調理室の床ドライ化と作業の軽減に無くてはならないものになった。

●足踏み式蛇口：菌が手から蛇口へ、釜渕から食材に伝わるのが要因の一つとされ緊急対応が求められていた。レバー式は蛇口までの距離があり、また背の低い人にはどうしても肘操作がし難くレバーを手で握ってしまうのが問題だった。電源を使用しない足操作式のものは古いタイプであったが、釜用で水とお湯の水量調整が出来てそのまま水量を維持でき、更に管内部に溜め水とならないようにする蛇口が市販ではなかった。このため開閉を足で操作する方式は蛇口の設計と機構の開発から2年かかった。蛇口はTOTOに依頼、吐出先端は泡沫式で金網が付いているため水道管内部からの異物混入対策もでき衛生性に貢献している。また蒸気釜の生産性は業界唯一の大型プレス導入で内釜・外釜を継ぎ無しにして生産性を上げ、即納体制作りに対応できた。

令和時代のニーズに応えた期待の最新機器の紹介
令和の新製品≪キリヤマ・ガス・レイワ：KGR≫

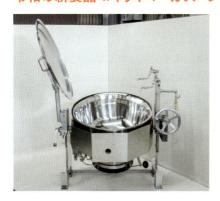

・内釜のラインナップが4種類、アルミ・鋳鉄・ステンレス・三層クラット鋼から、用途で選べる
・点火コックは横型にして跳ね水防止、使い勝手と衛生面に考慮し、さらに立消え安全装置付き
・排水方法は、ギヤー式ドローで操作性がアップ、排水栓の脱着が容易で掃除し易くなった

　大量調理釜では、内釜の材質の違いで調理の出来栄えが大きく左右される。桐山工業では、三層クラット鋼をメーカーにオーダーして自社でプレス成型をしている。

優れた理由＝其の材料を採用した内釜製品は優れた商品を作り出す桐山工業の原点

従来品の内釜（アルミや鋳鉄）の欠点をなくした三層クラット鋼は、圧延により製造されたことから、湯境・割れ・ピンホール・腐食・亀裂等がなく、通常の使用では内釜の交換はない。6mm三層クラット鋼では、食材に接する部分と燃焼側に1mmのステンレス鋼を、その間に挟まれた4mmの鉄はステンレスより熱伝導と蓄熱が優れている。その為、焦げ付きにくく掃除が簡単、且つ衛生面・安全性・耐久性に優れた材料である。

各機器名
●KHG・KGR：スタンダードな機器、内釜プレス成型では、シワ発生防止に苦労したが、ようやく完成し製品化につながった。
●AG2：燃焼排気を横からエントツで上に出し、調理釜前後に熱を出さない構造で、前掛けの焦げや暑さから解放され、単独校等の小規模給食の両面仕様に使い易さを提供している。
●ACF：温度調節機能・過熱防止装置付きフライ兼用釜、安全面から三層クラット鋼で亀裂を防止し、亀裂から油垂れによる火災を防止している。もし、揚げ物調理中に亀裂により油が垂れてしまえば火災になり、厨房は全焼してしまう。

　参考に火災の怖さは、消火実験結果（消火布メーカーの依頼で実機で検証）は、業務用では油の量が多いので、一旦火が着いてしまうと粉末消火器で消しても消すことができない。消火中は空気と遮断しているため一旦火が消えるが、消火剤がなくなると空気と触れ再発火してしまい、非常に消火が困難になる。また、実験結果から消火布を安易に釜に掛けた場合、油の気化した圧力により消火布が持ち上げられ、散水しても水が釜（油）に入らないために最後には消火布のサイドが油で染みて気化し再発火する。唯一、油火災の消火は油温度を下げない限り消すことができない。ゆえに、急激な温度変化での熱収縮による亀裂をしない三層クラット鋼を採用している。
●TIH・AIH：誘導加熱に対応して、直径の大きなIH加熱で製品特徴を出している。

厨房機器編

ニチワ電機㈱

国産第一号の「電気スチームコンベクションオーブン」を開発し、平成時代の厨房のシステム化とおいしさ向上に貢献
令和時代は、人手不足とHACCP制度化に対応するニュークックチルシステムの主要機器「スチコン式再加熱カート」が主力

平成時代の厨房改革をもたらした「スチームコンベクションオーブン」

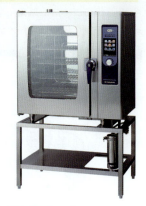

「スチームコンベクションオーブン」とは、蒸気と熱風による加熱で、幅広い調理に対応する加熱調理機器だ。加熱調理上最も重要となる温度と時間の管理が正確に行え、鍋釜調理によるつきっきりの作業の軽減や、経験やテクニックなどの調理スキルの数値化による作業の標準化にも非常に効果的である。また、混流生産が可能で、時代のニーズと共に多様化するメニューにも対応でき、平成時代の「調理の革命機器」とも呼ばれている。

最新型のニチワのスチームコンベクションオーブンは、食材量によって変化する負荷量を察知し、調理時間を自動調整し、食材量に関わらず均一に基準とする調理状態に仕上げるAI自動調理機能を搭載している。また、1000メニューのモードが登録できるメニュープログラム機能や、多段でタイマー管理できるシェフル機能など、機械側もAI機能搭載等のより高度な進歩が始まっている。

令和時代の風雲児「スチコン型再加熱カート」

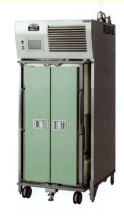

ニュークックチルシステムとは、加熱調理後の食材を急速冷却し、冷たい状態で盛り付け、再加熱機器で再加熱して提供するシステムである。欧州では30年程前より導入され、日本では機内食の仕組みとして知られ、令和における少子高齢化時代の人手不足、働き方改革の"早出出勤緩和策"としてニーズが急激に高まっている。

盛り付けた状態で再加熱を行うため、あつあつの美味しい状態で衛生的に提供できる手法としても注目され、感染症食中毒対策としても有効だ。医療福祉施設を主とし、ホテルなどの他業種でも導入が進んでいるシステムである。

ニチワの「スチコン型再加熱カート」は、再加熱機能の他、冷蔵・保温機能を備え、再加熱を行う温菜と再加熱なしで提供する冷菜が同時にセットでき、温菜は自動で冷蔵→再加熱→保温が可能となる。また再加熱自動予約運転機能の搭載により、朝早く出勤しスタートボタンを押す必要がなく、適切な計画生産の実現に貢献できる。またカートセパレーション方式を採用し、食材の入ったカートは本体(ステーション)から取り外せるため、再加熱後の移し替えなどの作業が不要で、素早く配膳、提供が行える。

熱風蒸気式の再加熱で、蒸気の効果で庫内の温度ムラと食材の乾燥を抑え、高品質な仕上がりを実現した。全てのメニューに対応でき、特にご飯は再加熱が難しいとされるメニューの1つだが「美味しく仕上がる」と好評だ。

セットした食材量の多い・少ないによって生じる再加熱の過不足は、自動補正機能の搭載によってコントロールができ、庫内の温度データ履歴はUSBへ自動記録できる機能も標準装備されている優れもの。

適切な品質管理と衛生管理が行え、料理を美味しく再加熱でき、HACCP制度化と人手不足対策に大きく貢献する「スチコン式再加熱カート」は次世代の厨房システムを担う期待の機器といえる。

厨房機器編

㈱フジマック
平成時代は変化し続ける店舗・施設の規模や環境に適応した製品がヒット
令和時代には環境に配慮した製品が当たり前のようにラインナップされるだろう

平成時代にもっとも売れた機器の紹介
ジェットオーブン

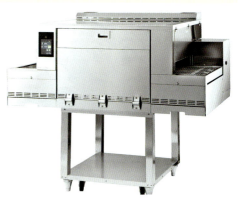

　ジェット噴射加熱によるベルトコンベア式オーブン。食材の新鮮さや風味を逃さず、速さとおいしさ、程よい焼き色を実現する。効率的に大量の焼き物調理ができるとして、レストラン・居酒屋などの飲食店をはじめ、病院・学校給食施設・食品加工工場などの大型施設、また、平成になり店舗を増やしている宅配ピザ店にも多く導入されるなど、発売以来幅広い業種・業態で活用され続けている。

　コンベア幅が2タイプ（457mm・812㎜）あり、上下2段になっているモデルもある「スタンダードシリーズ」や、小規模店舗にも導入しやすい「コンパクトシリーズ」。高効率を追求する学校給食や食品加工場など大量調理施設に向け、加熱距離を長くすることで1時間あたりハンバーグを約5,000個焼くことが可能な、「ロングシリーズ」をラインナップ。厨房に合わせてガス式・電気式・ガス式加湿タイプ、またガス式低輻射モデルも用意している。常に変化し続けているさまざまな店舗、施設の規模や環境に適応可能なコンベア式オーブンである。

令和時代のニーズに応えた期待の最新機器の紹介
冷蔵庫・冷凍庫・冷凍冷蔵庫

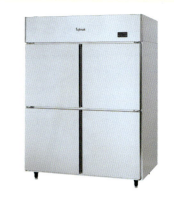

　フジマックの冷蔵庫は、従来当たり前のようにあったハンドルを排除している。ドアの一枚一枚にハンドルがなく余計な装飾のないシンプルなデザインのこのシリーズは、2018年グッドデザイン賞ベスト100を受賞した。

　ドア表面をフラットにすることで厨房では多くの利点が生まれる。フラットな表面は、清掃がしやすく衛生性を高めると同時に、従業員の作業負担も軽減される。ハンドルによる引っ掛かりがないため、キッチン内の動線もスムーズになり不用意な事故を防ぐことができる。ドア端面全体が手掛かりになるので、身長の差や姿勢、利き手の違いに影響なく開閉ができる。また、近年新規オープン店で増えてきているオープンキッチンのレストランや小売店にとっては、フラットなドアの冷蔵庫などが並列配置されることで、キッチンを清潔でより美しく見せることができる最適なアイテムとなる。

　食品を扱う業種には必要不可欠な冷機器には今後、環境に配慮した製品が当たり前のようにラインナップされる。フジマックの冷機器は、環境に優しいノンフロン発泡断熱材を使用している。インバーター制御でムダな電力消費を抑えて省エネ・省コストを実現する。加えてそのデザイン性にもこだわり、使う人が快適に安全に作業を行える環境を創造していくことも重要と考える。

AsahiKASEI
旭化成ホームプロダクツ

臭いのきついグリーストラップ清掃は終業後の残業作業でしかできないとあきらめていませんか？

くさ～い

これで解決！

グリスト清®で消臭すれば
清掃時間を仕込み前や配膳後の空いた時間にシフトできます！

残業解消！ **働き方改革！**

グリスト清®はグリーストラップ由来の悪臭を素早く消臭する空間消臭剤です。

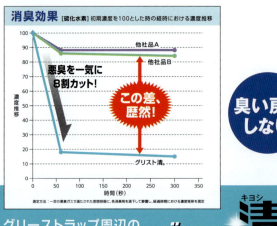

グリーストラップ周辺の空間消臭剤

臭い戻りしない

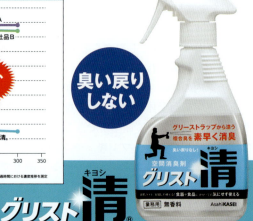

お問い合わせ先
旭化成ホームプロダクツ株式会社
https://www.asahi-kasei.co.jp/saran

〒100-0006 東京都千代田区有楽町1-1-2 日比谷三井タワー TEL.03-6699-3430
〒530-8205 大阪市北区中之島3-3-23 中之島ダイビル TEL.06-7636-3993

®は登録商標を示しま

特集III

集団給食の未来へ

（公社）集団給食協会によるシンポジウム「集団給食が生み出す食文化」を大きく紹介します。
まず、学校給食・事業所給食・メディカル給食について、協会会員企業3社の創意工夫・業務改善の取り組みをご紹介。続いて、東京農工大学農学研究院の朝岡幸彦教授による講演「集団給食の未来〜ともに食べることの意味」をまとめ、最後に登壇者によるパネルディスカッションを掲載しました。
日本の食育と世界の食育はどう違うのか、日本の集団給食の特徴とは一体どこにあるのか、そして、そのすばらしさを世界に向けて、どう発信すれば良いのでしょうか。集団給食の輝く未来を考えます。

(公社)集団給食協会、栄養士体験発表会・講演会・パ

テーマは、「集団給食が生み

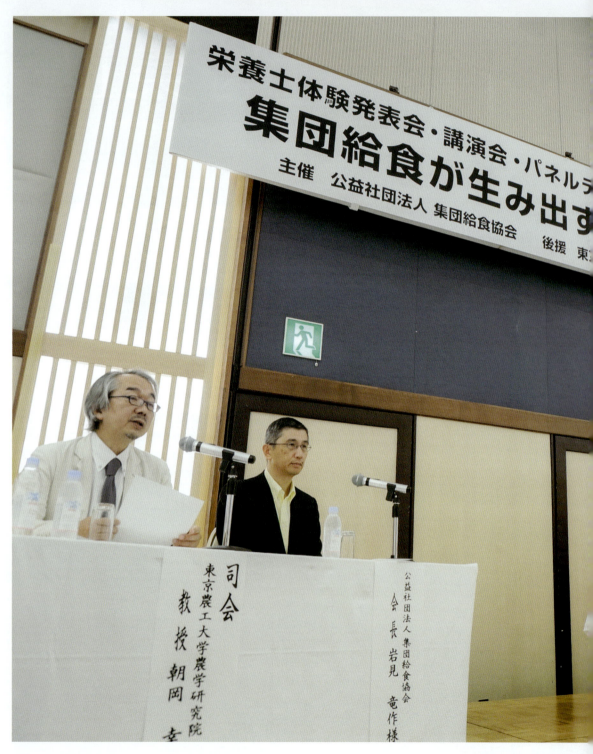

ネルディスカッションを開催
出す食文化」

（公社）集団給食協会（会長：岩見竜作㈱レクトン社長）は8月21日、「集団給食が生み出す食文化」をテーマに栄養士体験発表会・講演会・パネルディスカッションを東京ガーデンパレスで開催した。学校給食、事業所給食、メディカル給食について、会員3社が自社の取り組みを発表。その後、「集団給食の未来」と題して、東京農工大学農学研究院の朝岡幸彦教授が講演、岩見会長をコメンテーターに、発表者によるパネルディスカッションも開かれた。約170人の参加者は、創意工夫・業務改善の取組みを学び、資質向上の機会とした。

学校給食、事業所給食、メディカル給食の画期的な取り組みを発表

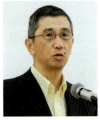

岩見竜作 会長

岩見竜作会長は冒頭、「協会は1963年（昭和38年）に東京都内の給食会社の有志が集まって設立され、56年が経過する。平成25年から公益社団法人として活動しており、業界にとって何ができるのかを常に心にとめて、協会運営を行ってきた」と述べ「この栄養士体験発表会も今回で16回目を迎える。例年、栄養士の皆様による発表会を行ってきたが、今年は令和最初の記念すべき講演であり、来年は東京2020オリンピック大会を迎えることから、馬渕副会長をはじめとする総務・研修委員会の発案で今回は特別に記念講演会とパネルディスカッションも開催することになった。メーンテーマは『集団給食が生み出す食文化』である。ぜひ楽しんで欲しい」とあいさつした。シダックスフードサービス㈱、フジ産業㈱、富士産業㈱の3社が発表後、東京農工大学農学研究院の朝岡幸彦教授が「集団給食の未来」をテーマに講演した。「世界がグローバル化する中で、"ともに食べる"を集団給食のキーワードとし、業務の効率化を図りながら信頼関係の構築に取り組み、頑張ってもらいたい」と期待をかけた。

3社による栄養士体験発表会・講演会・パネルディスカッションの概要をまとめる。

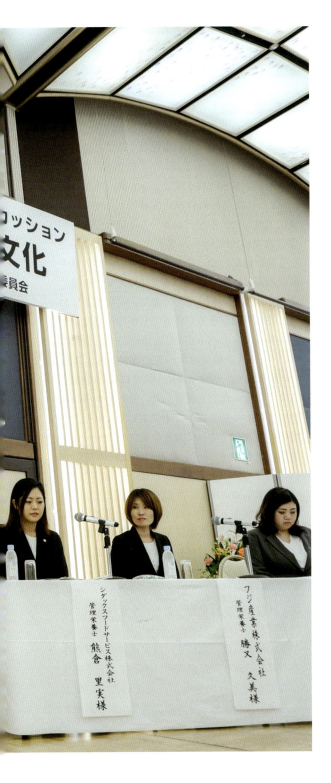

1部　栄養士体験発表会

【学校給食】
「食育講座によって食生活は変わるのか」
〜高校生への食育講座の実践〜

シダックスフードサービス㈱
管理栄養士　熊倉里実さん

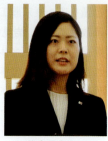
熊倉里実さん

　シダックス栄養士会で実施した食育講座の効果について発表する。受託先高等学校から「午前中に間食をする生徒が増えたので食育をして欲しい」と依頼を受け、間食を一概に否定できないことも考慮した上で、食育調査と食育講座を実施した。食の役割の理解を深め、食意識を向上させることで、朝食の摂取や選択方法を改善し、午前中の間食を減らすだけでなく、規則正しい学生生活を送ることを目的とした。

　また、もう1つの目的として、栄養士が配属されていない店舗に管理栄養士を講師として派遣することで健康創造産業として健康な生活への貢献になることを目指した。

　実施したのは、全校生徒751人の私立中高一貫校である。まず、日本栄養士会「栄養の日・栄養管理」の企画『栄養ワンダー』の一環の食育イベントとして、学食を利用する生徒に任意で参加してもらい、アンケートを行った。『栄養ワンダー』は、栄養への興味喚起と管理栄養士・栄養士の認知理解を目指した活動である。アンケート回答者には栄養を楽しむコツをまとめた『栄養ワンダーブック』を配布。アンケートは主に、朝食、野菜、汁物の喫食状況をシールでボードに貼ってもらう簡単なものである。アンケートの結果、朝食を「毎日食べる」人は80％程度と高かったが、汁物を食べる人がいても、野菜の摂取は少ないことが分かった。

　そこで、時間がない朝でもエネルギーの確保と野菜やたんぱく質をバランスよく摂取できる具沢山汁を提案することで午前中の間食が減らせると考えた。レシピは、日本人の食事摂取基準（15〜17歳）をもとに、男子300g女子200gのご飯とともに具沢山汁を食べるという前提で、エネルギーは200〜300kcal、たんぱく質15g程度に設定。高校生でも自分で簡単に作れるものとした。

　そして、高校1・2年生全478人を対象に70分間、食育講座を行った。テーマは『バランスの良い食事と朝食の重要性』。高校生に必要なエネルギー量や基本の食事（栄養）について解説。間食のタイミングや選択方法、朝食の摂り方とポイント、具沢山汁レシピの活用法を伝え、写真付きレシピ集を全員に配布した。レシピは、包丁を使わない、コンビニエンスストアで手に入るなど食材購入の手軽さと調理工程の少なさを考慮した。平易な言葉で、より身近な話として聞いてもらえるよう工夫した。

　事後アンケートは1回目として講座終了直後に、2回目は食行動の変化の評価として1ヶ月後に実施した。事後アンケート1回目では、朝食喫食率は80％程度と事前アンケートと相違なく高い値だった。また、午前中の授業の集中度をみると、朝食を食べる生徒の方が「授業に集中できている」と感じており、高校生活において朝食摂取が重要であることが分かった。一方、事後アンケート2回目では、35人（全体の7％）の生徒の朝食の食べ方が改善され、70人（全体の15％）の生徒が、「朝食に汁物を食べるようになった」と回答した。受託校からの依頼内容である昼食前までの間食は7人減少。午前中の間食の全体数に大きな変化はなかったものの、おにぎりやパンなどの主食系の選択が14人増加し、お菓子系の選択は18人減少した。

　食育講座の実施と栄養指導の実施により、朝食摂取の促進と朝食・間食の選択が改善した。自ら食事を選択する高校生への食育は有効であり、食育は"選食力"を養うために必要な教育であることが分かった。一方、実施前後の差がわずかで習慣化されているとは言えないことから、継続して食育を行うことの重要性も示された。

　受託校からは、高校生には保護者の意識改革も不可欠であり、保護者向けのセミナーも実施して欲しいと前向きなご意見をいただいており、今年度も継続して食意識調査・食育講座を行う予定だ。

1部　栄養士体験発表会

【事業所給食】
「健康フェアの取り組み」
フジ産業㈱　管理栄養士　勝又久美さん

健康フェアの取り組みをいくつか事例を挙げながら紹介する。

2008年に特定保健指導が始まり、生活習慣病の予防や健康づくりサポートなど、国民の健康増進への意識が高まってい

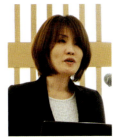
勝又久美さん

る。弊社も2011年頃から食堂利用者へのサービスの一環、健康づくりのサポートとして、血管年齢測定を中心とした健康フェアを始めた。2014年秋には、血管年齢を簡単に測定する加速度脈波計とストレスチェック機器を自社で購入し、食堂の利用者様へ、昼食の提供とあわせて健康度をチェックする機会を提供した。

例えば、2015年には『血液さらさら』をテーマにフェアを開催。テーマにあわせた食事提供とともに血管年齢測定会も行い、配布物やPOPなどで1日の食事に上手に取り入れてほしい8種類の食品「おさかなすきやね」（お茶、魚、海藻、納豆、酢、きのこ、野菜、ねぎ）の摂取を促した。

測定会の参加者も多く、確かな手応えを感じ、2016年春には、『セロトニンをふやそう』をテーマにフェアを開催した。セロトニンは幸せホルモンと呼ばれ、心に安らぎを与えてくれる効果が期待できる。セロトニンを作るトリプトファンとビタミンB6を豊富に含む食材を使用したメニュー提供とストレスチェックを実施し、待ち時間には、セロトニン欠乏チェックやアドバイスも行った。

健康フェアのメニューは、テーマに沿って栄養素とそれを含む食材を調べて大まかなメニュー枠を作り、事業所に提案する。事業所の栄養士はその提案を受けながらも、施設の特徴を考えて自由にメニューを作成している。例えば、手作りのロールキャベツはセロトニンを増やすと言われる鶏ひき肉やチーズを使用しており、栄養がたっぷりつまった手作りのロールキャベツには栄養士や調理師のお客様の健康への思いが込められている。

ストレスチェックの利用者は、食堂利用者数100人に対して40～50人ほどと少ない結果となった。限られた時間内で開催するため、測定可能人数に限界があることが一因であると考えられる。並んでも測定を希望する方は女性が多く、女性の多い事業所では測定者数も多くなる傾向となった。

2016年初夏には、再び『セロトニンをふやそう』をテーマに春とは違う事業所で開催した。5月病などストレスの影響が出やすい時期に、"ストレスに負けない食事"をおすすめメニューとして、栄養一口メモを添えて提供した。各事業所の測定実績をみると、開催時間が長い事業所では約8割の方が測定を体験され、昼と夕方の2回実施した事業所も測定者数が多い結果となった。時間に余裕をもった測定会の実施は今後の課題と考える。また、2016年秋には、カゴメ㈱さんからトマトの旨みを利用した減塩レシピの提案を受け、『トマトで減塩』をテーマにフェアを行った。例えば、豚肉の生姜焼き（写真）は、しょうゆの半量をトマトケチャップに変えることで36％の減塩になるという提案を受けて食事を提供した。お客様からは「特に違和感がない」「おいしい」と好評で、血管年齢測定・ストレスチェックとともに、トマトジュースの試飲も行い、盛況に終わった。

ヘルシーメニューは味気なくておいしくないイメージがあるが、メニューや食材の工夫でお客様に興味を持ってもらえる可能性は十分ある。2017年には『骨』をテーマに森永乳業㈱さんとコラボして、ミルク入り味噌ラーメンなどカルシウム補強メニューを提供した。骨強度測定も行い、カルシウムの摂取促進を図った。

2018年には、健康フェアの開催を全支店に拡大した。支店間で測定機器を共有し、お客様への説明資料、POP、メニュー内容の充実も図った。現場からは「血管年齢の結果が悪かった方が積極的に改善策を聞いてきた」「数値で一喜一憂するお客様の姿が印象的」などの意見が挙がった。サービスを継続することで、今後も生活習慣病の予防や健康づくりの動機付けにつなげていきたい。

1部　栄養士体験発表会

【メディカル給食】
「誤配膳防止の工夫と対策」

富士産業㈱　管理栄養士　増田有里子さん

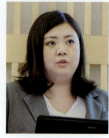
増田有里子さん

特別養護老人ホームにおける誤配膳防止の工夫と対策について発表する。給食業務は食材の調達、仕込み、調理、盛り付け配膳チェック等に多くの従業員が関わるため、喫食者に食事が届くまでに起こりうるインシデントも多種多様だ。

インシデントの原因追求や対策は他への水平展開が難しく、人や事業所が変わると再度発生する場合がある。誤配膳の中でヒューマンエラーが起きる背景としては、①個人対応の多様化②食事内容の多様化③人手不足④個人の力量の低下⑤栄養士の負担の増加⑥得意先からの意見・要望――など様々な要因が分析できるが、これらに共通しているのは"複雑化"である。現場作業の複雑化により様々なインシデントが発生し、食事の質の低下や喫食者の満足度の低下につながる。

新たに受託した特別養護老人ホームに管理する立場として関わり、業務の画期的な簡素化に成果があったので、今後の厨房業務のあり方の一例になるかと思い、その取り組みを紹介する。

施設の食数は朝140食、昼180食、夕145食。16のユニット配膳でデイサービスも実施している。以前は、個別対応が多様化しており、献立以外に付ける食品の種類が多く、小盛り・1/2量など量の調整やユニットごとの対応も求められ、禁食も多かった。また、常食・軟菜食・ミキサー食でそれぞれ使用可能食材が分かれており、献立によっては3種類の料理を作る場合もあった。肉団子やフライは手作りであり、カット野菜を使用できず生野菜のみ使用など、調理・仕込みに時間がかかり、配膳時間に間に合わない作業工程だった。また、食数ボードの記入ルールが統一されておらず、分かりにくいことも問題だった。

これらの問題により業務が複雑化し、高齢のパート従業員がついていけず、調理師も複雑な工程を時間内にできる人があまりいなかったため、常に人手不足の状態が続いていた。追われ続けるタイムスケジュール、配膳遅れの日常化、配膳ミスの増加、従業員の休憩時間減少など様々な問題が起こり、前業者は施設に撤退の申し出を行い、施設側も継続を断念し、当社に切り替わった。厨房業務の複雑化がこのような結果を生んだことを施設の方が十分に理解してくれたことで、当社が提案した業務の簡素化に全面的に協力していただいた。当社が提案したのは次の通り。

①個別対応の簡素化（水分ゼリーを4種類から1種類へ、個別で付ける食品をユニット管理に）、②食形態の簡素化（「夕のみソフト食」の廃止、汁物を3種類の形態から2種類へ変更）、③カット野菜、冷凍野菜、完調品や加工食品の導入、④アレルギー・服薬以外の禁止食材の縮小（主菜・主食・朝食の飲み物のみ対応）、⑤自助食器のユニット配膳、⑥ご飯・汁はユニット配膳へ切り替え（ユニットで配膳方法を統一、ご飯は各ユニットで炊飯、汁は全ユニットへ食缶で配膳）、⑦ボードの記入統一化・簡素化など。

これらの取り組みにより、仕込み時間が1日あたり3時間から45分に、総労働時間が1日あたり60時間から50.5時間に短縮し、休憩時間も確保した。当初の目的である月30件以上の配膳間違い・遅れは月0件になった。業務の簡素化は、パート従業員の作業の統一化となり、お客様の満足度向上にもつながった。

これから従業員の高齢化や人手不足がさらに深刻化する中で、働き方改革による休暇の確保や残業削減も求められる。安全で安心できる食事を提供するためには業務内容の標準化と簡素化、個別対応の幅の見直し、厨房機器や調理システムの見直しが重要である。それらの取り組みが従業員の雇用の安定につながり、誤配膳を減少させる。今後も業務にまい進し、当社の理念である喫食者の身内のつもりになったサービスを提供していきたい。

2部　講演会
「集団給食の未来」
ともに食べることの意味

東京農工大学農学研究院
教授　朝岡幸彦 氏

　集団給食をインターネットで検索すると、「特定の多数の人に食事を継続的に供給すること」という定義が出てくる。（コトバンク）「特定」という言葉によって、集団給食の対象となる人は時間的・空間的に閉じた人々の集団ということになる。（ほぼ）いつも一緒に食事をする、顔なじみの人たちであり、偶然集まった人たちではない。つまり、何か目的を持って集まっている人たちが特別な食事を"ともに食べる"という意味合いがある。

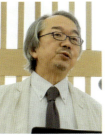

朝岡幸彦 教授

　食育基本法（平成17年法律第63号）の前文には「子どもたちが豊かな人間性をはぐくみ、生きる力を身に付けていくためには、何よりも『食』が重要である」と述べられている。この食育でも、"ともに食べる"という行為が大きな役割を果たす。保育園や幼稚園、学校、事業所などで子どもたちや働いている人たちが"ともに食べる"場が、食育にうってつけの場となっていることはすぐに想像できる。食はコミュニティを支えるとともに、そこに属する人たちを教育する。

　世界がグローバル化する中で、世界中の人々がファストフードのような、同じものを、同じように食べる情景は、"ともに食べる"と少し似ているが本質的には逆の方向に向かうものである。

　"ともに食べる"は、「おふくろの味」に象徴されるように、食事や食材の作り手が容易に想像できる関係性、即ち、信頼関係の存在が前提になっている。安全・安心な信頼関係こそが食の原点である。

　会員企業の皆様には、"ともに食べる"（共食）を集団給食のキーワードとし、業務の効率化を図りながら信頼関係の構築に頑張ってもらいたい。

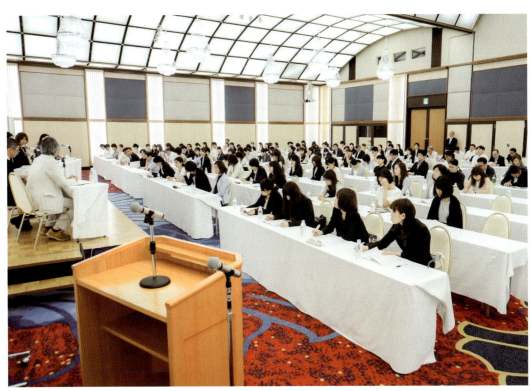

会場を埋め尽くす参加者

3部　パネルディスカッション
「集団給食の未来」

会社の枠を越えて業界で改善内容を共有 レベルアップを図る

朝岡　この栄養士体験発表会は毎年、会社の枠を越えて、優れた実践を共有することに1つの意味があります。今回も各社、企業秘密のぎりぎりのところまで公開していただき、面白く拝聴しました。会員企業で情報交換して、お互いに切磋琢磨して業界のレベルアップを図ることは重要です。

東京2020オリンピック大会が1年後に迫っています。協会に象徴される集団給食の文化や機能・ノウハウは日本の文化として、誇りを持って世界に発信できると思える特別な内容でした。

このパネルディスカッションでは、集団給食のいろいろな思考錯誤を通して、一体、我々はそこから何を学び、発展させていけば良いのか、発表者の皆さんと会場にいる皆さんと一緒に考えていきます。まずは発表者同士、事例発表の感想を述べてください。

熊倉　勝又さんの「健康フェアの取り組み」は、数年間の積み重ねと全国各支店で一体となり、取り組まれていたことが意義深いと感じました。また、事業所における様々なアプローチがとても面白かったです。増田さんの「誤配膳防止の工夫と対策」は、私が以前、障がい者施設で勤務していたこともあり、個人対応と細かい配慮に共感しました。また現在、従事している保育園ではアレルギー対応が重要で、食札やボードで見える化する取り組みが求められます。人の力だけでなくシステム化することの重要性を感じました。

勝又　発表者それぞれの食事は食べる方のライフステージが異なり、問題点も違うようにみえますが、安全・安心で栄養価のある美味しい給食を提供することは共通していました。

増田　二人が発表された、高校生や会社員の方は、周りにコンビニやスーパーがあり、自分が食べたい食事を選べる環境にあります。そのような方々に食育ができることは栄養士として、とてもやりがいのあるお仕事だと感じました。

朝岡　岩見会長はどのように聞かれましたか。

岩見　それぞれ、いろいろな立場で栄養業務に携わり、一生懸命に創意工夫をこらした内容でした。食べていただいている方にどう向き合っていくのか、人手不足の中で労働生産性を上げつつ、いかにお客様満足度を向上させるか、こうした課題が見えた内容でした。

サービスの向上を目指して、カット野菜、冷凍食品、調理済食品を提案

朝岡　参加者の皆さんから質問はありますか。

参加者　たいへん参考になる話でした。増田さんにご質問があります。カット野菜や冷凍野菜、加工食品の導入について、お客様にどのように話しかけ、提案されているのでしょうか。

増田　まずは営業の段階で導入の意向をお伝えしております。そこでご納得いただいてから受託していますので、スムーズに進んでおります。営業段階での打ち合わせでも、カット野菜や冷凍食品を試食していただき、もし固さや軟らかさに問題があれば食材を変更するなど、まずは実際に試食してから対応をご検討いただいております。

また調理済食品については、市販品だけでなく当社のオリジナル商品もあり、味も喫食者様が親しみやすい味になっており、クレームもなく導入が進んでおります。

朝岡　一般的には、経営効率の意味からカット野菜や冷凍食品、調理済食品が導入されますが、増田さんの発表ではアプローチの仕方

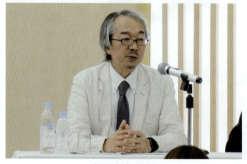

朝岡幸彦 教授

が異なり、誤配膳防止という、サービスの向上を目的としていました。むしろ、気持ちよく食べていただくための方法として導入の提案をされていました。

学校教育の枠組みの中で
様々な方が食育を行うことが重要

参加者 熊倉さんが高校生に提案された、コンビニで手に入る食材で作る「具沢山汁」ですが、具体的にどのような食材を使われているのですか。

熊倉 例えば、市販のサラダチキンやトマト、卵で作る「中華スープ」、あるいは、サバ缶を使った「冷や汁」などが挙げられます。自分だけで簡単に調理ができて美味しく出来上がります。

参加者 なぜ高校生は午前中に間食をするのでしょうか。

熊倉 アンケート結果から考えると、朝食を食べてこないことと、食べていても内容量が少ないことが理由だと考えられます。

朝岡 数年前から児童・生徒が朝食を食べずに登校することが問題になっております。学校給食は基本的に昼食が対象です。提供対象ではないものの、食育として、朝食の問題にアプローチするのは重要と感じました。食育を給食に関わる事業者だけが行うのではなく、学校教育の枠組みの中で、うまくすり合わせながら少しでも実施していくことが課題であると思いました。

健康増進法の面からも、事業所内の医師
や保健師との連携でさらに良い効果も

朝岡 勝又さんに質問があります。事業所給食で健康フェアを行った結果、利用者から「健康に気を付けるようになった」あるいは「こういうメニューを期待している」といった声は上がっているのでしょうか。

勝又 残念ながら、お客様と実際に話す機会はあまりないのですが、これからはいろいろな方を巻き込んで進めていかなくては、良いメニューにつながっていかないのかと考えております。

朝岡 今回の勝又さんの取り組みは、今後の良いきっかけを作られたと思います。現在、健康増進法から、職場が従業員に対して徹底した健康管理を行う話が出ています。せっかくすばらしいフェアを実施されたのですから、事業所内の医師や保健師と連携し情報共有すれば、さらに良いのではないかと思います。

発注者と受託給食企業との情報共有の場
所も必要　今後の開催を期待

朝岡 3者の皆さんの発表を聞いて、大事なことは情報交換だと考えました。どのような仕事をしていても、少しでも良い仕事をしたいという気持ちがあると思います。栄養士の方であれば、調理や食事の工夫かと思います。そういう工夫は個人だけでなく、他の方と共有することによって、どんどんブラッシュアップできる可能性があります。だからこそ、情報交換の数を増やすことで、日本の集団給食のレベルが上がり、栄養士の皆さんの能力が高まることを期待しています。

　会場の皆様からご質問はありますか。

参加者 西東京市の教育委員会から来ました。講演資料で学校給食が給食産業全体の中で、割合がそこまで大きくないことを知り驚きました。

　そして、皆さんの発表はどれも面白いものでしたが、中でも増田さんの「誤配膳防止の工夫と対策」にはとても興味を惹かれました。ヒューマンエラーが起こる背景として挙げられた、①個人対応の多様化②食事内容の多様化③人手不足④個人の力量の低下⑤栄養士の負担の増加⑥得意先からの意見・要望――のうち、①から⑤までは業者の皆さんの努力で改善されていくのだろうと思い、参考になり

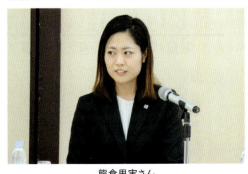

熊倉里実さん

ましたが、⑥について、発注側の立場として、意見を申し上げたいと思います。

当市では6社の給食企業の皆さんとお付き合いさせていただいているのですが、個別の業者さんが我々教育委員会に対して、「ここはこうして欲しい」と要望されることはあまりなく、仰りづらいのだろうなと感じるところです。

ヒューマンエラーが発生し事故が起きた際、これまでは業者の方がお詫びに来られ、賠償について話し合っていたのですが、私が担当になってからは、もちろんヒューマンエラーの種類にもよりますが、懸命に努力をされて調理された中でどうしても起こってしまう事故は、防ぎようがないと考えます。ここを発注元として、「分かりました。お詫びいただき責任を取ってもらいましょう」というのは本当に良いのか、と部署内で話し合った結果、最近は、懸命に努力された中で起こった事故においては、経済的な責任を負わなくても良いと考えております。もちろん、また同じ事故を起こされてはいけないので厳重にご注意は致しますが、「賠償は結構」とお伝えしております。

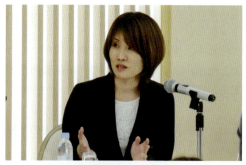

勝又久美さん

我々発注側が業者さんと個別にコミュニケーションを図るのは大事なことですが、難しい部分もあります。そのため今回の栄養士体験発表会のような形で、給食業界団体が積極的に発信いただきたいと思います。例えば、発注側とコミュニケーションがとれる機会の少なさ、経済一辺倒で安く入札される学校給食の問題を改善する方法、一年の契約形態で良いのかなど、事業発展の阻害にもなっていることかと思いますが、そういったことも発信していただきたいと考えます。その提案について我々は真摯に受け止めて考えていかなければ、給食の向上は本当には図れません。

当市も直営で運営している給食施設もあるので人手不足の実態は分かります。事故がありケガ人が発生した際に新たに人を雇用しようとしても、人がいなくて困る状態が起こっています。

受託される皆様が言いたいことを言える場所があれば、今後も参加していきたいと考えます。我々発注者にとって大きな励みになります。

朝岡 この会場に発注元の方が来ていることは想定していませんでしたが、教育委員会として給食事業を発注している側の意見として、簡単に言えば、発注側にもいろいろな問題があることは分かっている、むしろ受託する事業者さんから提案を受けた方が良いのではないかという話でした。

事業者としては競争相手がいる中で、その仕事を維持、獲得しなくてはいけないという事情があるかと思いますが、「我々はこういうことを意識しているから」あるいは「こう

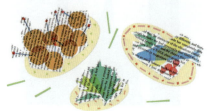

いう間違いを犯さないようにするため、あえてこういうやり方を提案させていただきます」といった提案のやり方もあるかと思います。

集団給食は提供数が多いので、どうしても一人ひとりの状況に配慮した食事が難しくなる場合がありますが、どう折り合いをつけて、そのための提案をするのかは、大きなポイントだと思います。業界維持・発展のためには、顧客に理解いただきたい発注の基本的な考え方や給食の意義について、ガイドラインを作り提案することも良いのではないでしょうか。

世界の食育と日本の食育の違い
日本の給食は国民性を支えている

朝岡　では、次のテーマに移ります。岩見会長に聞きたいのですが、集団給食のノウハウを日本独自の優れた食文化と考えた場合、世界に対してどのような発信ができるでしょうか。日本の集団給食の意義について教えてください。

岩見　学校給食で言えば、文科省が学校給食のシステムを世界、特に発展途上国と言われている栄養管理が難しい国々に持ち込んで、日本の給食文化を広めたいと考えられております。しかし、実際にそれがどこまで進展しているのかは見えておらず、これから広めていく必要があると感じます。

協会の東雅臣副会長（㈱東京天竜社長）はじめ協会会員企業の皆さんと、いろいろな国々の給食施設を訪問して、その国の実態を見ておりますと、世界における食育の考え方と日本の食育の考え方が違うのを実感します。世界の食育はその人の自主性に任せており、その人が考え食べたい食事をとっているように見えます。例えば、アメリカでは食育の授業があっても、作られている食材がどこの国で作られ、どういう経路でその国に入り、それに対する経済への影響はどうかから始まり、それぞれ自分たちが選んだ食事にどれくらいエネルギーがあり、身体にどのような影響があるのかを教えるものでした。いわば学校を卒業した後に、自分で食材を選ぶための指針あるいは価値観を作るという考え方が見受けられます。

一方、日本では、我々のような給食に携わる人々が外からメニューを管理して、まずは健康な身体を作ってあげる、その中で、これは健康な食材でできているという観点から食育を行っているように見えます。また、日本は栄養や食材の大切さ、自然を慈しむ気持ち、地産地消の重要性なども教えています。これはものすごく大事なことだと考えます。海外では、サプリではありませんが、栄養やカロリーをこのように構成すればこうなる、という科学的な視点で食を捉えていますが、日本は給食を通じて人とのつながりを考えさせ、

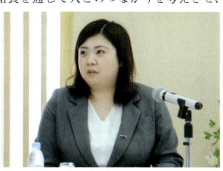

増田有里子さん

食にまごころを込めて

TEN RYU tokyo

株式会社　東京天竜
〒113-0033　東京都文京区本郷一丁目28番10号　TEL:03-3813-3495
URL: http://www.tokyo-tenryu.co.jp/

食材のありがたさや感謝の心を育む食育を行っています。それは特別なものと考えます。

日本の食育をどうやって発信するかは、非常に難しい課題ですが、これから海外の方へ向けて日本の食文化を発信していく中で、学校教育制度や給食を取り巻くバリューチェーンの在り方なども含め、様々な角度から給食が日本の国民性を支えていることを発信できたら面白いと思います。

日本の給食の特徴、提供者のこだわり

朝岡 アメリカの給食はどこか消費者教育に近いものがあります。つまり、自分の責任で食べたいならば食べなさい、ただし、その責任も負いなさいというものです。情報を伝えるが、する、しないは自主性に任せるところがあります。しかし、日本では、自分が選択するのではなく、この給食や食材にはこういう意味があるという食育を通じて、望ましい食事を学ぶものです。そういう違いがあるならば、我々の給食にどのような特徴があり、どこに誇りを持てば良いのでしょうか。発表者の皆さんに伺います。

勝又 日本の伝統である和食文化を、給食を通じて発信できたら良いのではないかと思います。

増田 日本の給食はトップレベルの衛生管理が施され、栄養バランスが優れています。また温かいものは温かく、冷たいものは冷たく、細かい気配りが図られ、四季の食材や和洋中いろいろな料理があり、食事を楽しむことも食育の一環です。そのようなことを伝えられれば良いと思います。

熊倉 朝岡先生が講演で"ともに食べる"は、「おふくろの味」と仰られていたように、日本の食事の温かさを発信したいと思います。シダックスグループでは、マザーフードという言葉を掲げており、母親の作る食事のような「温かさ」を提供することができる仕事が集団給食であると考えております。栄養や食育、食事のマナー、感謝の心などは給食から学ぶことができると思います。

朝岡 この質問の狙いは、集団給食の提供に

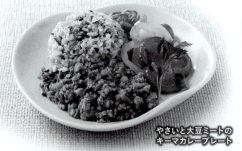
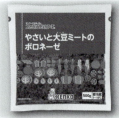
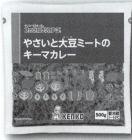
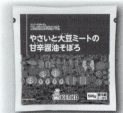

自信と誇りを持つ上で、海外と日本の食事提供はどう違うのか、どんなこだわりを持って日々、食事提供に励んでおられるのかを聞くものでしたが、皆さんから、和食、栄養、衛生管理、適温適齢、温かさと、様々なキーワードが挙がりました。

例えば、和食はその定義も様々で一括にできない部分がありますが、共通点もあります。その一つが食べ方です。我々が日本にいて普通に思っている食習慣は必ずしも普通ではありません。そこに日本人の長寿の秘訣があると言われ評価されています。

また、おもてなしもそうです。食べる方を意識した食事提供は、ファストフードのような画一的な食事にはない、集団給食の大きな特徴です。

マザーフードという言葉もそうです。イギリスでは「ホットミール」という言い方がありますが、朝食に温かい食事を出すことで労働者の就労意識を高めたという話があります。物理的な温かさもありますが、作っている方の温もりを受けながら食べることに意味があると考えます。

給食は人を幸せにする仕事
食文化を作る役割もある

朝岡 給食の仕事は大変なこともあるかと思いますが、より良い給食、誇りの持てる給食を目指して、その取り組みをどのように周りの方に発信すればよいでしょうか。例えば、子どもたちに皆さんの仕事を伝えるときにどう説明されますか。

増田 みんなが楽しみにしている給食は、どんな食事よりも栄養バランスが良くて、安全な食事です。それは栄養士がしっかりと献立を考えて、調理師も厳しい衛生基準を守って作ったものだから。だからこそ、好き嫌いをせずに給食を食べて食事を楽しんでもらいたい。それが私たちの仕事です。

熊倉 給食は皆さんが家庭で食べる母親の味を提供するものです。その給食提供により、友だちや仲間との和を作る仕事をしています。

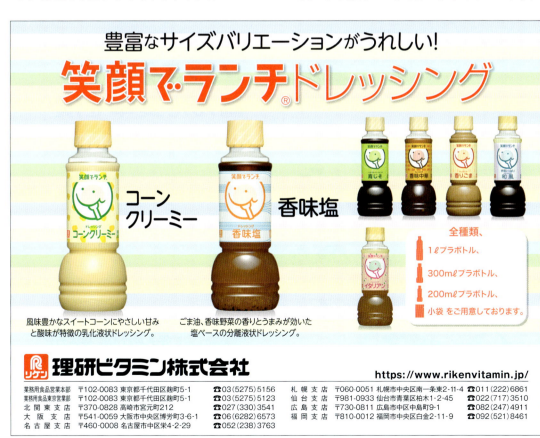

勝又 食という字が「人を良くする」と書くように、給食も人を良くする仕事です。

朝岡 ありがとうございます。では最後に、岩見会長に伺います。日本の集団給食を未来に伝えていくのはどうすれば良いでしょうか。

岩見 食は、人を笑顔に、健康に、人と人をつなげるものです。給食は人を幸せにする仕事であり、食文化を作る役割もあります。例えば、学校給食で麻婆豆腐を作る際に、栄養バランスを考えてピーマンやにんじんが入っているものがあります。しかし、中国の方からすれば、なぜその食材が入っているか分からず、麻婆豆腐ではないと思うかもしれません。これは食の変化だと思います。子どもたちはそういった給食を通して、食文化を学び成長するからこそ、提供している我々も、給食が子どもたちに大きな影響があると考えます。

先ほど和食が挙がりましたが、給食の世界は通り一遍の食事ではありません。日本の食文化はありとあらゆる食文化を取り入れているので、その文化を作っていくのも給食企業の役割と考えます。

集団給食の未来は、我々がそのような役割を胸に、誇りを持って仕事をすることで得られるものではないでしょうか。

朝岡 ありがとうございます。食育は栄養バランスや調理法、食材の選び方などを教えることも重要ですが、「習うより慣れよ」という言葉があるように、小さい頃からバランスのとれた食事を継続的にとることで、良いものにどう慣れていくのかがもう一つのポイントかと思いました。

皆様、ありがとうございました。

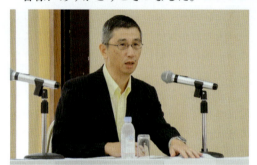

岩見竜作 会長

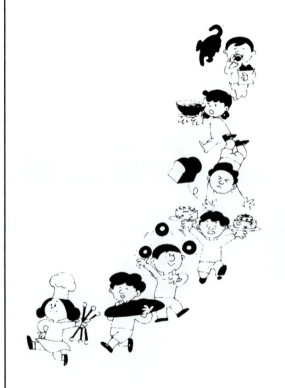

バラエティーに富んだ食卓を演出する小麦粉食品

一般財団法人 **製粉振興会**
〒103-0026 東京都中央区日本橋兜町15-6 製粉会館2階
電話 (03) 3666-2712 (代表)
FAX (03) 3667-1883
HPアドレス　http://www.seifun.or.jp
E-mail　　　info@seifun.or.jp

特集 IV

学校給食

学校給食は平成時代で、食育基本法の施行や栄養教諭制度の導入など法改正が進み、食育と連動した給食提供や郷土料理給食、和食給食など多様に進化しました。また、O157食中毒事故を皮切りに、衛生管理の抜本的な見直しが図られ、安全性が飛躍的に向上しました。
特集では、文部科学省 健康教育・食育課の平山直子課長のインタビューを掲載。続いて、淑徳大学看護栄養学部・東京家政学院大学客員教授の田中延子先生に学校給食全体について、東京医科大学兼任教授の中村明子先生に衛生管理について、それぞれ「平成の学校給食の変遷と令和の課題」をまとめていただきました。

インタビュー　文部科学省 初等中等教育局　健康教育・食育課 平山直子課長

平成の時代は学校給食"充実"の時代
～栄養教諭制度の開始、食育基本法の制定、学校給食法の改正、メニューの多様化、味の向上～

　文部科学省健康教育・食育課の平山直子課長に、平成の学校給食の振り返りと令和の課題について聞いた。給食業に関わる、メーカー、卸、給食企業への激励の言葉も送る。

学校給食を通じた「食育」が確立
―平成30年間で、学校給食はどのように変化したか？

　平成は、学校給食を通じた「食育」の位置付けが確立した時代と言えます。まず、平成元年の学習指導要領の改訂で、学校給食が特別活動の学級活動に位置付けられました。学校給食は、従前から教育活動の一環として考えられていましたが、学習指導要領上もこれが明らかになり、学校教育活動における位置付けが明らかになったのは大きな前進でした。

　平成8年には、腸管出血性大腸菌O-157を原因とする学校給食における集団食中毒が発生し、死亡者が出るという大変痛ましい事故が起きました。これを受け、国は、学校給食法を改正し、過去の食中毒や衛生管理に関する通知を抜本的に見直し、新たに「学校給食衛生管理基準」を策定・施行しました。

　また、子どもの食生活の乱れが深刻化する中で、学校における食に関する指導を充実し、子どもが望ましい食習慣を身に付けることができるよう、平成16年に「栄養教諭制度」が創設されました。平成17年度に4都道府県34名の配置で開始した「栄養教諭制度」は、平成30年度現在、6,324名の栄養教諭が全国に配置され、食に関する指導の中核として活躍しています。

　また、平成17年6月には、食育基本法が成立するとともに、平成18年3月には、政府の「食育推進基本計画」が策定され、内閣府

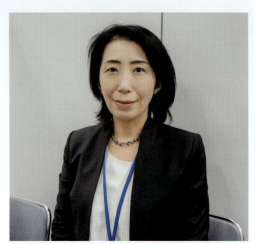

文部科学省 初等中等教育局 健康教育・食育課
平山直子 課長

はじめ、文部科学省、厚生労働省、農林水産省等の関係各府省庁が実施する食育に関する施策について連携を図り、政府として一体的に取り組む体制が整えられました。現在、食育推進基本計画は、第3次計画を迎え、令和3年度には第4次計画がスタートする予定です。

　平成20年の学習指導要領の改訂では、総則に食育の推進が明記され、食育は、学校教育全体で取り組むこととなりました。すなわち、学校における食育は、給食の時間を中心に、特別活動、各教科等の学校教育活動全体において、各教科等の指導内容・方法を生かしつつ、教科横断的な指導として関連付け、体系的に行うことが明確になりました。

　さらに、平成20年1月の中央教育審議会答申「子どもの心身の健康を守り、安全・安心を確保するために学校全体としての取組を進めるための方策について」を受け、平成20年6月に学校給食法が大幅に改正され、平成21年4月から施行されました。学校給食法の第1条（法律の目的）に、新たに「学校にお

ける食育の推進」を規定するとともに、第2条（学校給食の目標）には、食育の観点を踏まえ、食への感謝の念や、学校給食を通した地域文化の理解、郷土への愛着など、学校給食が持つ食育推進上の教育的意義を追加しました。また、栄養教諭の果たすべき役割を明確に示すとともに（第10条）、「学校給食実施基準」（第8条）、「学校給食衛生管理基準」（第9条）が定められました。

一方、平成24年12月には、食物アレルギーを有する児童が、学校給食終了後にアナフィラキシーショックの疑いにより亡くなるという事故が発生しました。学校給食においてこのような事故を二度と起こさないよう、文部科学省では平成27年3月に「学校給食における食物アレルギー対応指針」を作成し、学校や調理場における食物アレルギー事故防止の取組を促進しています。

栄養教諭制度の開始、食育基本法の制定、学校給食法の改正など、平成の時代は学校給食の充実の時代とも言えます。制度面での充実に伴い、学校給食のメニューも郷土食、海外の料理、味の向上など格段に充実しました。また、地域文化、伝統文化、国際文化、農業や流通・加工事業者への理解など、給食を通じた様々な学びが展開されるようになりました。給食は「生きた教材」として、各教科の学校教育活動の充実にも大きく貢献するようになったと言えます。

令和元年は学校給食の初提供から130年の節目
―令和時代の大きな課題とは

令和元年は我が国で学校給食が初めて実施されてから130年になります。日本の学校給食は海外からの関心も高く、学校現場では食育の生きた教材として活用されています。食育は知育・徳育・体育の基礎となるものであり、これからの社会を生きる子供たちが、様々な経験を通じて「食」に関する知識と

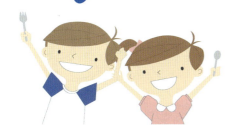

sanyu

SAFETY（安心・安全）＆ HEALTHY（健康）

学校・保育園・事業所・福祉給食の受託運営

株式会社 サンユー

本社:〒254-0806 神奈川県平塚市夕陽ヶ丘3番23号
TEL:(0463)23-2616(代)／FAX:(0463)22-7387
ホームページ:http://www.sanyu-fs.co.jp

子どもたちの笑顔のために
安全・安心でおいしい学校給食をめざす

一般社団法人 **関東学校給食サービス協会**

会　　長　**市　川　敏　一**（日本国民食株式会社 代表取締役）

事務局　〒101-0046　東京都千代田区神田多町2-9-14　神田M・I・Cビル5階
TEL：03-3254-5050　FAX：03-6206-9393
URL http://www.school-lunch.or.jp/

「食」を選択する力を習得し、健全な食生活を実践できるよう、食育の一層の推進を図ることが重要であります。

そのためには、栄養教諭の学校栄養職員からの任用換えが急務であるところ、都道府県によって、栄養教諭の配置率に差があり、食育の中核人材となる栄養教諭の配置率を如何にして高めていくかが課題の一つです。

地域差に関連していえば、第三次食育推進基本計画では学校給食における地場産物・国産食材活用の目標値はそれぞれ30％,80％のところ、現状は全国平均ではいずれも達成していない状況です。学校給食において地場産物・国産食材が一層活用されるよう、食品の生産・加工・流通等における新たな手法を開発するモデル事業の好事例の周知をはじめ、先進的取組を行う自治体の手法や効果を全国に普及し、学校給食での活用の度合いを上昇させることも平成からの継続的課題と捉えています。

また、働き方改革の一環として「学校給食費等の徴収に関する公会計化等の推進について」の通知を本年7月に発出しました。地方公共団体における学校給食費の公会計化を促進し、保護者からの学校給食費の徴収・管理業務を地方公共団体が自らの業務として行うことにより、公立学校における学校給食費の徴収管理に係る教員の業務負担を軽減し、児童生徒と向き合う時間を確保することなどを目的としたものです。

今後も地方公共団体における学校給食費の公会計化の進捗状況について調査・公表し、動向を把握していくとともに、学校給食費の公会計化を促進していきます。

災害時のバックアップ体制の構築が大きな課題

最後に、防災の観点からの課題を申し上げます。近年とみに地震や台風等の自然災害が増え、各地で様々な被害が発生し、学校給食

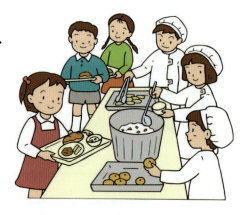

調理場が損壊する等して学校給食の実施が困難となる事態も発生しています。

今後、災害等の不測の事態に備えて、被災した学校給食調理場の代替として、学校給食再開までの間、暫定措置として近隣の学校給食調理場からの配食や簡易給食等も含め、どのようなバックアップ体制がとれるか、地域の実情に応じて方策を検討することが必要です。

学校給食は適切な栄養の摂取による健康の保持増進を図るとともに、学校生活を豊かにし、被災した児童生徒が日常の学校生活を取り戻す一助になることから学校給食の早期再開は大切と考えています。

時代が変わっても
安全・安心・おいしさは不変

―給食業に携わる、メーカー、卸、給食企業への激励をお願いします。

平成の30年間で、学校給食と食育が学校の中だけで収まらなくなり、いろいろな方々の協力を受けて進化し、発展してきたことを感じます。

他方、変わらないのは、おいしさであり、何よりも安全で安心であることです。そこに給食を作ってくれた方の思いをのせて、様々なことを学べる給食であり続けることは令和の時代も変わらないと思います。

一方、地震や台風など、近年、毎年のように日本全国のどこかで災害が起こっています。学校で食べる温かい食事が、どれだけ被災地の子供たちに元気を与えることか。給食施設が被災した際の学校給食の提供について、施設が再建されるまでの長期的なサポートが課題となっています。今までも、民間の方々から多数のご支援をいただいているところですが、今後とも引き続きご支援・ご協力をよろしくお願いいたします。

たべる人のカラダを考える。つくる人のキモチを考える。

お客様の満足こそ私たちの喜びです。！
みんなの笑顔の為に、精一杯努力しつづけます。！！
それが私たちピアットです。

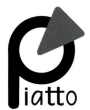
piatto 株式会社ピアット

代表取締役　社長　横　田　真太郎

〒335-0034　埼玉県戸田市笹目1-41-4
TEL.048-422-0081　　FAX.048-422-0080
URL http://www.piatto.co.jp　E-mail:info@piatto.co.jp

平成の学校給食の変遷と令和へ

淑徳大学看護栄養学部・東京家政学院大学客員教授　田中延子

　学校給食は平成の30年間で衛生管理の向上が図られ、生きた教材として活用されるようになり、和食給食や教科と連動した給食、各種イベント給食など多様で文化的なものに進化した。淑徳大学看護栄養学部・東京家政学院大学客員教授の田中延子先生に平成の学校給食の変遷と令和の課題・方向性をまとめていただいた。

1、平成を振り返って

　日本の学校給食制度ができたのは第2次世界大戦後のことだが、昭和の時代の学校給食は、まだ成長過程で学校給食法に掲げられた意義・役割よりも、空腹を満たすことや栄養補給の観点が重視された。しかし、【図1】のとおり、学校給食の実施率の向上とともに、児童・生徒の体位は向上し、学校給食が子どもたちの健康と体位の向上に果たした役割は大きいと考える。

　平成は昭和の学校給食を着実に充実・発展させてきたが、健康教育としての学校給食を根底から揺るがすような事故や事件も発生した。1996年（平成8年）の腸管出血性大腸菌O157による食中毒事件では5名の児童の尊い命が失われ、学校給食関係者は、二度とこのような食中毒を繰り返すことのないよう心に刻み、これまでの衛生管理を全面的に見直し、衛生管理に取り組んできた。

　2011年（平成23年）の東日本大震災では、災害時の給食や放射線量の測定などに翻弄され、翌2012年（平成24年）には、食物アレルギー事故によって児童が亡くなり、適切な食物アレルギー対応が求められるなど、事件や事故が発生するたびに学校関係者の職務は複雑化した。

　しかし、平成の時代は不幸な出来事ばかりではなく、子どもたちの将来の健康のために極めて有効で重要な食育の推進（食育基本法）と栄養教諭制度が整備された。日本の学校給食は単なる食事の提供にとどまらず、食育と一体的に展開していることが、海外の教育関係者からも称賛されている。

　また、平成の時代に急速に拡大したものは、学校給食調理業務の民間委託である。これは、将来の学校給食に大きく影響すると思われるので、この2点を平成のトピックスとして挙げておきたい。

(1) 学校における食育の推進

　初めて食に関する指導の充実について示されたのは、1997年（平成9年）の保健体育審議会の答申であった。人々のライフスタイルの変化に伴い「朝食欠食」や「肥満傾向児」の増加等、食を起因とする課題が指摘されるとともに、少子高齢化社会を目前にして健康な国民を育てることが求められた。これらに対応するためには学校における食に関する指導の充実の必要性が示され、学校給食と食に関する指導の担い手としての学校栄養職員の活用について提言された。

①栄養教諭制度の創設

　栄養教諭については、公益社団法人全国学校栄養士協議会が1961年（昭和36年）の設立当初から「一校一名の栄養士、身分は栄養教諭」を掲げて活動をしており、44年という長い年月を経て制度化された。本制度は国の審議会において「新たな免許制度の導入」の検討（1997年）、「栄養教諭（仮称）制度」の検討（2001年）、「栄養教諭の必要性や職務、免許制度等」（2004年）の答申を経て、2004年5月21日「学校教育法等の一部を改正する法律」が公布、創設された。

　2005年4月1日から栄養教諭の配置が始ま

ったが、学校給食の実施と同様に義務的なものとはせず、設置者の判断に委ねられたため、初年度は4道府県に34名という寂しいスタートであった。

しかし、関係者の努力の結果、2018年5月現在では6,324名（国庫負担職員の62.5％）が栄養教諭として配置され、献立内容の改善、個別的な対応指導、児童・生徒に対する食育を行っている。

②学習指導要領に食育の推進を明記

食育は本来、家庭の役割であるが、家庭にのみ任せることは適当ではないことから、学校においても教育活動全体を通して指導することが求められた。しかし、教員自身の職務として、取り組んでもらうためには、学習指導要領に記述されている必要があり、2008年（平成20年）3月告示の学習指導要領の総則に初めて「食育の推進」が明記された。このことによって、近年では食育に理解を示す教員が増加している。

③学校給食法の改正

学校給食がもつ食育推進上の教育的意義の明確化を図るため2008年6月に学校給食法は大改正された。法の目的は従来の「食生活の改善」を包含した「食育の推進」となり、学校給食の役割が大きく広げられた。併せて「学校給食実施基準」「学校給食衛生管理基準」「栄養教諭の職務」が法に位置付けられた。

(2)調理業務委託の拡大

臨時行政調査会等から学校給食の運営の合理化の必要性が指摘され、文部省（現、文部科学省）は、1985（昭和60）年1月に学校給食の質の低下を招くことのないよう配慮しつつ、パートタイム職員の活用、共同調理場方式、民間委託等の方法により合理化を推進するよう通知した。これにより関東を中心に調理業務委託が拡大し、2018年の委託率は50.6％となった。【図2】

なお、献立の作成は、設置者が直接責任を持って実施すべきものであるから、委託の対

【図1】学校給食実施率と児童・生徒の体位の推移

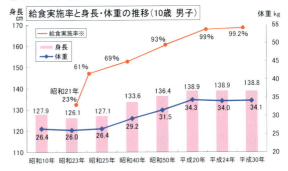
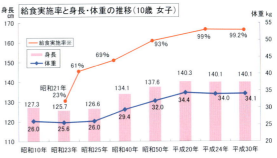
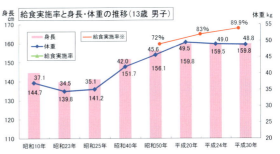
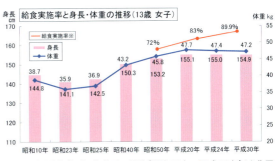

文部科学省年齢別平均体重の推移（明治33年～平成20年）より作図
※給食実施率は補食ミルク給食を含む、児童生徒数

象にしないことが明記されている。スウェーデン、イギリス、韓国等においては、委託給食を推進したところ給食の質の低下や食中毒が増加したため、見直され、直営に戻している。

日本においては、委託業者が学校給食の意義・役割を理解して調理に当たっていることはもちろんであるが、献立の作成は、栄養教

諭等という歯止めがかけられていることで一定程度の質が確保されている。

2、令和に向けて

令和の学校給食の充実・発展のために2つ提言しておきたい。

1つ目は学校給食法の改正である。学校給食法上の課題は、第4条「義務教育諸学校の設置者は当該義務教育諸学校において学校給食が実施されるように<u>努めなければならない</u>」という条文にある。つまり学校給食の実施については、設置者（市町村）の努力規定になっていることから、2018年の小学校の実施率は99.2％、中学校は89.9％と未だ実施されていない学校がある。

それらの学校には、栄養教諭は配置されず、食育の共通のツールがないために食育を行うことは難しい。法改正を行うためには中学校の実施率を100％に近づける必要があり、食育推進基本計画では、中学校の実施率を90％以上にするよう数値目標が掲げられている。令和の時代には、早期に学校給食法を改正し、全ての児童生徒が等しく学校給食と食育が受けられるよう期待したい。

2つ目は栄養教諭等の資質向上についてである。調理業務委託は今後も拡大すると思われるが、このことで若い栄養教諭等が調理に携わる機会が減り、調理の流れを学ぶことができなくなることを懸念している。学校給食の質を落とさないためには、栄養教諭等が積極的に学ぶ姿勢を持つことはもちろんであるが、調理従事者側においても栄養教諭等が調理について学ぶことができるよう配慮が必要である。

おわりに、令和の学校給食が穏やかな中で着実な発展を遂げられるよう祈念したい。

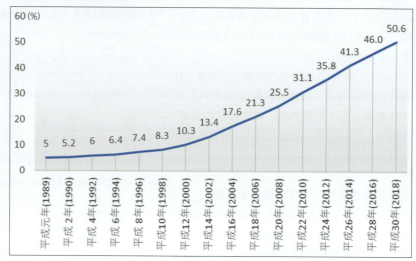

【図2】調理業務委託の推移

学校給食実施状況等調査　文部科学省

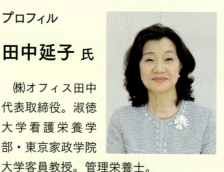

プロフィール

田中延子 氏

㈱オフィス田中代表取締役。淑徳大学看護栄養学部・東京家政学院大学客員教授。管理栄養士。

平成15年、栄養教諭制度創設のための中央教育審議会「食に関する指導体制の整備について」の専門委員として栄養教諭制度の創設に携わる。平成17年、栄養教諭制度がスタートした4月に、文部科学省学校給食調査官に就任、学校給食と栄養教諭制度の普及・充実に努める。7年間の在任期間において、学校給食法及び学習指導要領に食育の推進を明記するなど、食育に関する法の整備等に努める。

現在は、学校給食、食育に関連する講演・研修会活動を中心に、栄養教諭を目指す学生の指導、日本の学校給食制度を海外に紹介する活動を展開している。

おいしい学校給食のお手伝い！
☆安全・安心☆

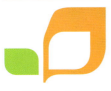

学校給食用食品メーカー協会

　学校給食用食品メーカー協会は、学校給食のうち「おかず」の部門を分担する加工食品の製造メーカーの団体ですが、昭和50年の発足以来、学校給食が次代の日本を背負う子どもたちを育てるものであるとの認識のもとに、常に自社ブランド品に対して、十分な責任と誇りを持って当たっています。

　今後さらに、安全で、楽しくおいしい学校給食の質的向上に、責任を持って尽力してまいります。

ホームページがリニューアル致しました！ スマホ対応になりました

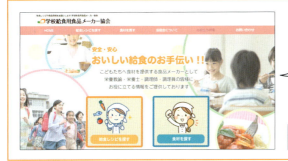

メニュー・商品情報随時更新中！

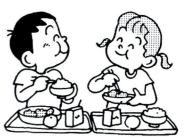

メーカー協会　検索

会員一覧　　　　　　　　　　　　　　　　　　　　　　　　　　　　　　　（五十音順）

㈱アサダ	キユーピー㈱	宝酒造㈱	日東ベスト㈱	三菱商事ライフサイエンス㈱
伊那食品工業㈱	ケンコーマヨネーズ㈱	テーオー食品㈱	日本水産㈱	㈱ヤヨイサンフーズ
エスビー食品㈱	㈱J-オイルミルズ	テーブルマーク㈱	ハウス食品㈱	理研ビタミン㈱
エム・シーシー食品㈱	㈱ジェーシー・コムサ	天狗缶詰㈱	不二製油㈱	六甲バター㈱
大島食品工業㈱	㈱スギヨ	堂本食品㈱	マルハニチロ㈱	
カゴメ㈱	すぐる食品㈱	㈱ニチレイフーズ	丸和油脂㈱	
カセイ食品㈱	スズヒロシーフーズ㈱	日清オイリオグループ㈱	三島食品㈱	
キッコーマン食品㈱	㈱大冷	日清フーズ㈱	㈱Mizkan	

【事務局】〒105-0003　東京都港区西新橋2-1-1
　　　　　キッコーマン食品㈱　業務用営業本部内　TEL:03-5521-5259
ホームページ：http://www.maker-kyokai.jp/

平成の学校給食衛生管理の向上と令和の課題

東京医科大学兼任教授　中村明子

学校給食の衛生管理は、平成時代に抜本的な見直しが図られた。東京医科大学兼任教授の中村明子先生に平成の振り返りとともに、令和の課題・方向性をまとめていただいた。

1、はじめに

　学校給食にとって平成の30年間はまさに衛生管理の充実に力を注いだ期間であった。

　学校給食は食事という生きた教材を通して、正しい食事の在り方や好ましい人間関係を育成することを狙いとして行われる教育活動であり、学校給食法に依拠して実施されている。学校給食の役割は、成長期にある児童・生徒の心身の健全な発達のために、バランスのとれた栄養豊かな食事を提供することにより、健康の増進、体位の向上を図ることはもちろんのこと、望ましい食習慣を身に付け自身の健康管理ができる能力を育てることにある。さらに、安全・衛生に留意した食事をとり、食事の準備や後片付けができるように給食指導が行なわれている。

　学校給食を教育の一環と考えれば、提供される食事の安全性が確保されなければならないことは当然である。学校給食の安全は、①衛生的に調理された給食の提供、②安全な食器の使用、③食物アレルギーに対応した給食の提供、などが考えられるが、特に食中毒を起こさないために「学校給食衛生管理の基準」の遵守が求められている。本稿では、平成の時代、學校給食に最も影響のあった腸管出血性大腸菌O157による食中毒を中心に衛生管理の足跡を振り返ってみることにした。

2、学校給食衛生管理の基準が制定された

　1996年（平成8年）7月、大阪府堺市で学校給食を原因とするO157食中毒が発生し、5,499人が罹患し、3人の児童が命を失った。この年は学校給食が原因のO157食中毒が多発し、全国で7178人の患者と5人の死者を出した。学校給食を食べた児童が死亡するというショッキングな出来事に、文部科学省（当時は文部省）の取り組みには目覚ましいものがあった。翌97年（平成9年）、文部科学省は「学校給食衛生管理の基準」を策定し、「学校給食における衛生管理の改善に関する研究協力者会議」を組織し、それまでの衛生管理を根本から見直し、食中毒防止に本格的に取り組んだ。

　当時（平成初期）の学校給食の調理場は、衛生管理に対する意識は低く、調理場の環境は施設面でも、運用面でも衛生的とは程遠い状態であった。学校給食は、調理後すぐに子どもたちが喫食するので、安全性よりも、むしろ「美味しい食事を提供する」ことに意識が向いていたのである。大量調理施設衛生管理マニュアルを取り入れようとしても、衛生面で多くの問題を抱えている調理施設では実施が危ぶまれ、運用面での課題も多かった。しかし、現場の栄養職員等は、できるところから改善することを目指して衛生管理の向上に取り組んだ。

　特に重点的に取り組んだのが「ドライ運用」の実践であった。当時の調理場では床からの跳ね水による交差汚染が衛生管理上の問題として指摘されていたからである。

　2003年（平成15年）には「学校給食衛生管理の基準」の改訂が行われたが、その中で初めて「ドライ運用」という言葉が使われた。すべての調理施設に「ドライシステム」を導入すれば莫大なコストがかかる。「ウェットシステム」の調理場であっても、水をこぼさないように配慮して作業する「ドライ運用」であれば、水浸しのない調理場は実現可能である。「ドライ運用」は学校給食で初めて使

われた言葉であり、考えであった。

　ウェット調理場での作業はゴムエプロンやゴム長靴を着用する必要があるが、それらは合計で2kgもの重量になる。これは調理従事者に大変な身体的負担を強いるだけでなく、エプロンや長靴を着用することが習慣となっていたために、床に水をこぼすことに対して"鈍感"になっていた。

　ドライ運用では水を床にこぼさないので、跳ね水を介した二次汚染が予防できるだけでなく、ゴムのエプロンやゴム長靴を着用する必要がなくなるので身体的な負担も軽減できた。実際にドライ運用を実施した現場からは「ドライ運用に取り組んで良かった」という声も多く聞かれ、多くの施設におけるドライシステムの導入が進み、跳ね水による二次汚染を抑えることにつながった。

　平成初期の学校給食調理場では、衛生管理ができない理由を「お金がない」「狭い」「古い」と言い訳していた。しかし、そうした現場であっても工夫を凝らすことでドライ運用等衛生管理はできる。学校給食の関係者が、実際にドライ運用に取り組んでいる現場を互いに見学したり、意見交換を行ったり、検討し合うことで、学校給食現場の衛生管理の水準は確実に高くなった。「調理場が水浸しであることは衛生管理が不十分であること」という意識を関係者が共有することで、学校給食の調理現場の衛生管理は格段に改善され、学校給食における食中毒発生は減少したのである。

3、学校給食調理場の現地調査で明らかになった衛生管理の弱点

　通常、食中毒が発生すると、保健所による調査と改善指導が行われる。文部科学省の現地調査は、保健所による改善指導が行われたのち、調理を再開した学校給食施設を対象に実施された。保健所の調査が事件後の聞き取り中心であるのに対して、文部科学省の現地調査は調理過程の全てに立ち会う画期的なものであった。

　まず、前日の調理作業後の清掃．消毒が十分に行われているか否かをチェックするために、調理員が調理場に入室する前の早朝に始まり、食材の搬入．検収はもとより、食材の下処理、調理作業のチェックを行い、配缶、配膳、子どもたちの喫食に至るまでの全過程をつぶさに調査するのである。一連の作業を流れに沿って見てゆくと、作業中の調理員の癖や動きの中で、なぜ二次汚染が起きるのか原因が見えてくる。例えば、肉を触った汚れた手で消毒済みの容器に触ったり、汚れた床に水を撒いて床の菌を食材に飛ばしたりという行為がごく当たり前のように行われていたのである。これまでの調理場での衛生管理は、微生物学的な「きれいさ」より見た目の「きれいさ」に重点が置かれていたのである。現地調査では調理員のちょっとした行動も見逃さずにチェックし、細かい作業に至るまで徹底して指導した。

　目に見えない微生物への対応は、微生物の存在をいかにイメージできるかが大切である。もちろん、全ての微生物がヒトに対して病原性を持っているわけではない。しかし微生物の存在は病原微生物の存在の可能性を秘めている。何が、どのような微生物（病原体）で、どの程度汚染されているのか、調理従事者に情報を提供することも大切である。外から持ち込まれる食材—特に生鮮食品—等の汚染状況については、国内外の実験データを提供するだけでなく、当該調理場の「拭き取り検査」によって、自分たちの調理環境の汚染状況を把握することにした。その結果、汚染作業区域から非汚染作業区域へ、ヒトやモノを介して微生物を移動させない工夫が必要であり、そのために食材の専用容器への移し替えや、下処理での野菜等の十分な洗浄作業が必要なこと、履き物あるいは前掛けの交換も非汚染作業区域への微生物持ち込みの制御につながることを十分に理解させることができた。調理場の床は微生物に汚染されており、床への水まきは跳ね水による二次汚染の原因になるとして、調理場の床を濡らさない工夫—ドライ化が急速に進んだ。

【図1】腸管出血性大腸菌（VT産生）食中毒の発生推移

西暦	元号	発生件数	患者数	死者数
1999	平成11年	8	46	0
2000	平成12年	16	113	1
2001	平成13年	24	378	0
2002	平成14年	13	273	9
2003	平成15年	12	184	1
2004	平成16年	18	70	0
2005	平成17年	24	105	0
2006	平成18年	24	179	0
2007	平成19年	25	928	0
2008	平成20年	17	115	0
2009	平成21年	26	181	0
2010	平成22年	27	358	0
2011	平成23年	25	714	7
2012	平成24年	16	392	8
2013	平成25年	13	105	0
2014	平成26年	25	766	0
2015	平成27年	17	156	0
2016	平成28年	14	252	10
2017	平成29年	17	168	1
2018	平成30年	32	456	0

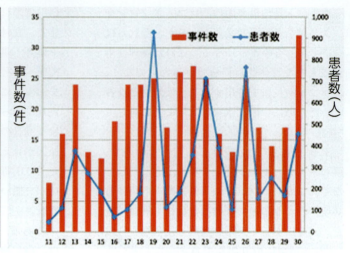

（資料出所）厚生労働省「食中毒統計調査」

4、加熱調理の重要性と生野菜の自粛

　文部科学省は、学校給食は加熱調理を原則とすることを基準に明記している。したがって給食では生野菜も避けるように指導された。1996年（平成8年）当時、O157の原因食品は食肉やその加工食品など細菌が増殖しやすい食品であるとされており、野菜が食中毒につながる食品である、とは考えられていなかった。そのような状況の中で文部科学省が学校給食における生野菜の自粛という方針を

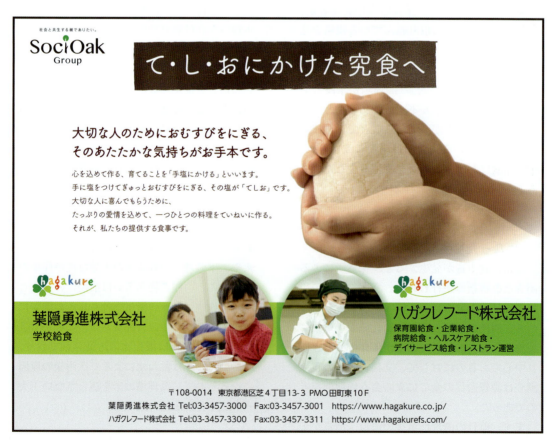

示したのは英断であったといえよう。

O157は牛の糞便から検出される。したがって、O157で汚染された土が野菜に付着し、食中毒につながる可能性を否定できない。1997年（平成9年）以降、学校給食においてはO157の発生は見られていない。O157の根絶が功を奏したのは、生野菜自粛の予防策を講じたことも一因と思われる。

5、学校給食による食中毒の原因微生物

1996年（平成8年）度〜2017年（平成29年）度までの20年間に学校給食で発生した食中毒の病因物質は合計108件であった。最も多かったのはノロウイルスで59件（54.6%）、次いでサルモネラ属菌の18件（16.7%）、腸管出血性大腸菌O157の7件（6.5%）、O157以外の病原性大腸菌6件（5.6%）、カンピロバクター6件（5.6%）、微生物ではないがアレルギーを起こすヒスタミン食中毒が12件（11.1%）であった。

学校給食における食中毒は平成の後半になって減少傾向を続けている。これは、学校給食衛生管理基準が調理従事者の中に根付いたためであると思われる。

衛生管理は、原因微生物がノロウイルスのようなウイルスであっても、O157のような細菌であっても、対策の基本は同じであることの証でもある。

6、学校給食衛生管理基準の推移とHACCPシステム

学校給食衛生管理基準は1997年（平成9年）4月1日に制定され、2003年（平成15年）、2005年（平成17年）に一部改定ののち、2010年（平成22）年に給食法に含められた。学校給食の衛生管理はコーデックス委員会が採択した国際的衛生管理の基準であるHACCPシステムの考え方に基づき実施され、単独調理場、共同調理場とも施設及び設備、食品の取り扱い、調理作業などを実施する。すなわち、食品の納入から配食までの全過程の中で起こりうる危害を極力少なくするための衛生管理を推進するのである。また、調理委託の場合も学校給食衛生管理基準に基づくことが決められている。

7、令和の時代を迎えた学校給食の将来像

平成の時代、学校給食に従事してきた多くの学校給食関係者、とりわけ調理従事者は食中毒を激減させるために文字通り戦ってきた。平成の初期に腸管出血性大腸菌O157という厄介な微生物が出現して学校給食関係者は振り回されたが、平成後半の20年間、学校給食におけるO157食中毒の発生はゼロであった。全国におけるO157食中毒は現在でも発生を続けており、2018年（平成30年）の発生件数はこの20年間で最大であった【図1】。

安全で安心できる美味しい給食を前にした子どもたちの弾ける笑顔のために、学校給食の衛生管理が令和の時代に引き継がれることを願うのみである。

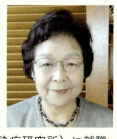

プロフィル
中村明子 氏

東京医科大学兼任教授。共立薬科大学卒業後、厚生省国立予防衛生研究所（現、国立感染症研究所）に就職。その後、学校法人共立薬科大学理事及び感染症担当特任教授、慶応義塾大学薬学部客員教授を経て、現在は東京医科大学兼任教授、東京大学医学部講師を兼任。医学博士。文部科学省では学校給食における衛生管理の改善・充実に関する調査研究協力者会議委員として全国の学校給食施設の現地調査を訪問し、衛生管理の指導に当たっていた。

雑穀ブレンド

豆本来の美味しさを楽しめる ドライパックシリーズ

一袋に食物繊維たっぷりの5種類の穀物と5種類の豆

- 水戻し・ボイル不要
- 手軽に栄養価をプラス
- さまざまな食感を楽しめる

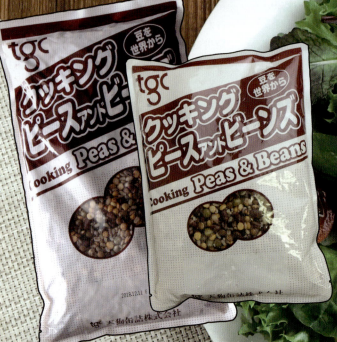

● 内容総量：1kg 荷姿(ケース)：8袋入り
● 内容総量：500g 荷姿(ケース)：18袋入り

五穀 玄米(国産)、押麦、赤米(国産)、黒米(国産)、もち麦

五種豆 ひよこ豆、えんどう、レンズ豆、小豆、黒大豆

天狗缶詰株式会社

本　　社　〒460-0022 名古屋市中区金山1-12-14 金山総合ビル6F
　　　　　TEL：052-300-5555　FAX：052-300-5556
東京営業所　〒140-0013 東京都品川区南大井6-17-15 第ニタジマビル5F
　　　　　TEL：03-3766-2221　FAX：03-3766-3388

本社　白鳥工場　三河工場　札幌営業所　仙台営業所　東京営業所　名古屋営業所　大阪営業所
広島営業所　福岡営業所　配送センター　インターネット通販部

特集 V

事業所給食

事業所給食は、平成初期に企業の福利厚生の観点から、おいしさの向上、メニューの多様化、快適環境の追求など様々な試みが図られ、その後も健康ブームの到来などにより健康増進メニューが提供されました。しかし、一方で少子高齢化による人材不足は労働集約型産業である給食業界の大きな課題となっています。
そこで特集では、農林水産省外食産業室の新藤光明室長に「給食業における人手不足への対応について」解説をいただき、「特定技能」制度など外国人材の活用を紹介します。その後、女子栄養大学客員教授の髙城孝助先生に、平成の事業所給食の振り返りとともに、令和の課題・方向性をまとめていただきました。
さらに、健康な食事・食環境認証制度（スマートミール）の動向を紹介するとともに、認証3ツ星を獲得したシダックスグループ運営のヤマハ発動機㈱9号館食堂を訪問して、認証取得までの足跡を追います。
また、シュガーレディ本社による事業所給食への新しい風、「オフィス・シュガーレディ」事業も大変面白い試みとしてご紹介します。

農林水産省 食料産業局 食文化・市場開拓課 外食産業室　新藤光明 室長

給食業における人手不足への対応について
～「特定技能」制度など外国人材に係る制度を中心に～

労働集約型産業である給食業界の一番の課題は人手不足である。そこで、農林水産省外食産業室の新藤光明室長に、生産性向上や外国人材活用等について説明をいただいた。

【人手不足の状況】

今や「人手不足」という言葉を聞かない日はないほど、日本全体で共通の課題となっています。

日本の総人口は2005年に戦後初めて前年を下回った後、2008年にピーク（約1億2808万人）となり、2011年以降は、本格的な人口減少時代に突入しています。2018年の人口は、前年から26万3千人の減少と8年連続で減少となっています。

給食業を含む外食産業の人手不足の状況をみると、有効求人倍率は全産業平均が1.62倍なのに対して、外食業は4.4倍と高く、欠員率は全産業の2.7％に対して、宿泊業・飲食サービス業は5.5％となっているように、他産業と比べても深刻な状況となっています。（表1、表2参照）

農林水産省 食料産業局
食文化・市場開拓課 外食産業室　新藤光明 室長

【これまでの農林水産省の取組】

このような事情を踏まえ、農林水産省では、外食・中食企業における労働生産性の向上に向けて、協力企業におけるコンサルティング事業を通じて経営改善・業務見直しの優良事例を多数創出するとともに、それらを解説したガイドブック等の作成・配布及びHP掲載、事例の紹介やその横展開に向けたセミナーの開催とい

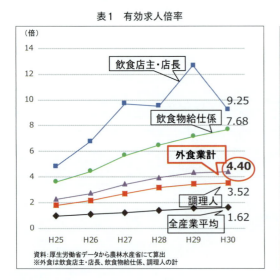

表1　有効求人倍率

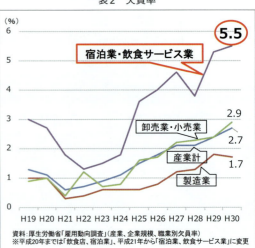

表2　欠員率

った取組を実施してきました。

また、本年4月から働き方改革関連法が順次施行され、時間外労働の上限規制や同一労働・同一賃金に向けた不合理な待遇差の禁止等が、中小企業含め順次適用となりますが、農林水産省では、「食品産業の働き方改革早わかりハンドブック」を作成し、公表するとともに、改革に取り組む企業にインタビューを行い、その内容をHPで発信しておりますので、上述の生産性向上に向けたガイドブック等とともに、参考にしていただければ幸いです。

【外国人材の活用】

日本の人口減少とは対照的に、外国人在留者は年々増えており、2018年は273万人と日本全体の2%以上になっています。そのうち、外国人労働者は146万人おり、6年連続で増加しています（表3参照）。外国人労働者は、5年前と比較して2倍以上に伸びています。このような中で、2018年11月に「医療・福祉施設給食製造」が技能実習制度の2号移行職種に追加されるとともに、2019年4月より在留資格「特定技能1号・2号」が施行され、同5月には「特定活動46号（本邦大学卒業者）」が新設され、今後、それらの数が増えていくことが見込まれます。

これまでは、給食製造の現場で働くための在留資格は、一部業態において活用されていた惣菜製造業の技能実習のほか、留学生の資格外活動（アルバイト）等限られたものしかありませんでしたが、今後は上記の新しい在留資格が加わることになりますので、これらの制度ついて説明します。

○技能実習（医療・福祉施設給食製造）概要

「医療・福祉施設給食製造」が第2号技能実習の対象職種として追加されたのは昨年の11月ですが、既に50人程度の受入を開始した企業のケースなども報告されており、今後、増えていくものと想定されます。

技能実習は特定技能と異なり、どちらかというと民間主導で職種追加・制度設計がなされるものです。今回の職種追加に当たっては、（公社）日本メディカル給食協会が厚生労働省の専門家会議での審査に対応され、認められました。

業界内では給食業全般を対象とすることも検討されたようですが、「栄養士等の指導に基づく症状等に応じた調理や衛生管理の作業」として、対象となる技能をより明確に定義できること、ベトナム、カンボジア等アジア諸国側の技能移転ニーズをより明確に把握できることなどから、最終的には医療・福祉施設向けに限定する形で制度設計がされたものと理解しています。

なお、後述の「特定技能」の職種分野との関係では、病院給食等がいわゆるBtoCの業態であり、特定多数の消費者に仕向けて給

表3

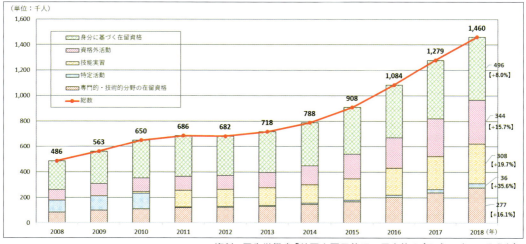

資料：厚生労働省「外国人雇用状況の届出状況（平成30年10月現在）」

食を製造し、配達又は提供するものであることから、日本標準産業分類上の飲食サービス業に該当するものとして、特定技能14分野のうち「外食業」に接続するものとして取り扱うこととなっています。

○特定技能制度（外食業）分野　概要

特定技能制度は、2019年4月に改正出入国管理法※1の施行により人手不足が深刻な14分野を対象に創設されました。本制度は、「特定技能1号」（在留期間上限5年、家族帯同原則不可）と「特定技能2号」（在留期間の更新制限なし、家族帯同可）の2つがありますが、給食業を含む「外食業」分野では、現在、特定技能1号のみが設定されています。

特定技能1号取得にあたっては、一定の専門性・技能を有することが求められることから、原則として外国人は技能水準を判断するための試験に合格する必要があります。試験の種類は、「技能測定試験」と「日本語試験」があります（試験の概要については、表4を参照ください）。

ただし、「医療・福祉施設給食製造」の第2号技能実習を修了した者については、必要な技能水準及び日本語能力水準を満たしているものとして取り扱うため、どちらの試験も免除となります。

特定技能1号の在留期間の上限は5年ですので、第2号技能実習と合わせると最長8年まで雇用することが可能となり、（もちろん、被雇用者本人の人生設計と摺り合わせながらのケースバイケースでの運用となりますが）比較的長期的な視点で外国人材の活用が可能となります。

特定技能（外食業）の対象となる業種は、日本標準産業分類の「飲食店」、「持ち帰り・配達飲食サービス業」に該当する事業者（例えば、レストラン、喫茶店、ファーストフード、宅配専門店、食堂、給食センター、病院給食業、施設給食業など）です。対象業務は、外食業全般（調理、接客、店舗管理）になります。

対象業種の判断は事業所単位で判定されますが、病院や介護施設などが直営する給食サービスの扱いについては、判断に迷われる場合は、農林水産省に直接ご相談ください※2。

○技能測定試験情報（11月22日時点）

特定技能1号の外食業分野では、これまで国内で4回、計15都市で試験を実施し、4,458人が受験しています。第3回までの合格者は、1,546人となっています（合格率約70％）。国内試験は、今年度は来年2月にも実施を予定しており、定員ベースでは約1万2千人分の受験機会を提供することとなります。出席率や合格率等の歩留まりを加味しても、5千人程度の合格者を輩出することが見込まれます。

また、今年度の国外試験については、フィリピンにおいて11月2日から2020年3月中旬まで随時試験を実施しています。2020年1月8日からカンボジアで試験を実施する予定であり、ミャンマー・ベトナムについても年度内の試験実施も視野に調整を続けています。来年度も、海外での試験実施国を順次増やしていく方向で動いています。

その他制度や試験の詳細については、農林水産省ホームページ、（一社）外国人食品産業技能評価機構（OTAFF）のホームページをご参照ください。

また、試験対策のための学習テキストは、（一社）日本フードサービス協会のホームページに掲載されています。テキストについては、順次

表4　試験概要

試験名	実施機関	内容・レベル
（技能測定試験）		
「外食業特定技能1号技能測定試験」	（一社）外国人食品産業技能評価機構	衛生管理、飲食物調理、接客全般の知識・判断能力等
（日本語試験）		
①国際交流基金日本語基礎テスト(海外のみ実施)又は ②日本語能力試験（N4以上）（国内・海外で実施）	①（独）国際交流基金 ②（独）国際交流基金、（公財）日本国際教育支援協会	ある程度日常会話ができ、生活に支障がない程度の日本語能力

多言語化を進めていく予定です（ただし、試験は基本的に日本語で行われます）。

○特定活動46号（本邦大学卒業者）制度概要

2019年5月に法務省告示※3の一部改正により、留学生の就職範囲が拡大されました。

本制度は、留学生が日本で就職する機会を拡大することを目的として、日本の大学卒業者等（4年生大学又は大学院の卒業生）が、大学等において修得した広い知識、応用的能力等のほか、留学生としての経験を通じて得た高い日本語能力を活用することを要件として、幅広い業務に従事する活動を認めるものです。

「技術・人文知識・国際業務」の在留資格においては、認められる業務は基本的にオフィスワークであり、一般的なサービス業や製造業の現場業務が主たる活動となるものは基本的に認められません。一方、本制度においては、所要の要件が満たされれば、そのような現場業務も可能となります。

本制度の対象となる者は、いくつか要件があります（表5参照）。まずは、学歴要件です。外国人は、日本の4年制大学の卒業者又は大学院の修了者に限られ、短期大学や専修大学、外国の大学卒業者等は対象になりません。

また、日本語についても日本語能力試験N1又はBJTビジネス日本語能力テストで480点以上を有することが必要です。ただし、大学又は大学院において「日本語」を専攻して卒業した者については、日本語要件は満たしているものとして扱われます。

対象業務は「日本語を用いた円滑な意思疎通を要する業務」ですが、これは単に雇用主等からの作業指示を理解し、自らの作業を行うだけの受動的な業務では足りず、いわゆる「翻訳・通訳」の要素のある業務や、自ら第三者へ働きかける際に必要となる日本語能力が求められ、他者との双方向のコミュニケーションを要する業務であることを意味します。（皿洗いや清掃などのみに従事することや工場の製造ラインで指示された作業にのみ従事することなどは

---

uniserv　　　　　　　　　　　　　　　株式会社 **魚国総本社**

おいしいをもっと。すこやかをずっと。
Design food for your life

事業内容

■ ビジネスダイニング
　社員食堂の運営
　社員寮、研修所等での食事提供

■ メディカル＆ウェルフェア
　病院食、老人福祉食の提供
　介護施設等での食事提供

■ スクールダイニング
　学生食堂の運営
　学校給食の運営

■ レストラン＆カフェ
　料亭大乃や、IL PIATTO、
　Caffe Lucaの展開

お米丸とゆかいな仲間たち

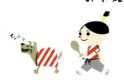
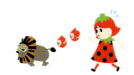

〒555-0011
大阪市西淀川区竹島4-1-28
TEL.06(6478)5700
http://www.uokuni-s.co.jp/

認められません。)

表5　主な制度概要・要件

学歴	日本の大学卒又は大学院課程を修了
日本語	日本語能力試験(N1)又はBJTビジネス日本語能力テスト480点以上等
対象業務	日本語を用いた円滑な意思疎通を要する業務
在留期間	3か月、6か月、1年、3年、5年(更新可)

給食業においては、例えば、日本人従業員から日本語で受けた作業指示を技能実習生や留学生アルバイトなど他の外国人従業員に対し外国語で伝達・指導しつつ、自らもラインに入って業務を行うといった活用が考えられます。

〇特定技能1号と特定活動46号(本邦大学卒業者)の比較

本制度の利点は、「技術・人文知識・国際業務」の在留資格と同様、更新に制限がないことと、家族滞在が認められていることです。どちらも特定技能1号では認められない項目であり、外国人の長期的な雇用が可能となり、現場の管理職的な戦力として育成しやすくなりま

表6

在留資格	学歴	在留期間	日本語	家族滞在
特定技能	不問	上限5年	表4参照	不可
特定活動46号	表5参照	更新制限なし	表5参照	可

す。(ただし、高度人材ですので、それなりの待遇を提供しないとそもそも採用・定着が難しいのも事実です。)

〇外国人材の活用における留意点

外国人労働者の活用に対する批判として良く耳にするのは、「外国人を安易に安い労働力として導入すれば、それに依存する経営者が生産性向上の努力を怠り、経営の質が上がらず、本来淘汰されるべき企業が生き残ってしまう」というような内容のものです。

一方で、外国人を職場に迎える際に、例えば作業マニュアルを見直す中で新たな気づきが得られて作業動線が改善されたり、写真や動画を多用して分かりやすいマニュアルが作られることにより日本人従業員の研修に要する時間

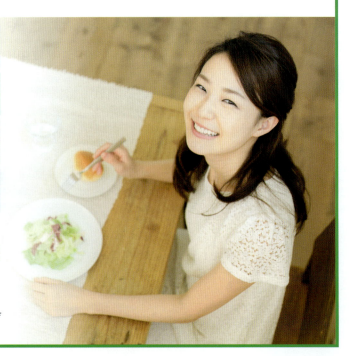

も短縮されるなど、外国人の職場参加を通じて経営の質が上がり、生産性が向上する事例も報告されています。

給食業界の皆様には、是非、外国人を単なる安価な労働力として捉えるのではなく、多様性のある職場は生産性もアップするという視点で、今一度経営の質を上げる努力をしていただきたいと思います。

また、特定技能1号は、在留期間の上限が5年（医療・福祉施設給食製造の技能実習から移行する場合は合計8年）ですが、特定技能1号での勤務を終えた後に技術・人文知識・国際業務や特定活動46号に移行するなど、複数の在留資格を組み合わせたキャリアパスの構築により、より長く日本に滞在し、徐々に責任や裁量の幅を広げながら活躍してもらうことも考えられます。

アジア諸国等でも経済成長が進み所得水準が向上するにつれ、外国人労働者が日本で働くにあたって、給与水準だけでなく、将来を見越したスキルアップ、キャリアアップといった視点も重視して就職先を選ぶ傾向が強まってくるものと思われます。そのような外国人労働者に対して、求める人材像やキャリアパス、評価制度などを分かりやすく説明することは非常に重要です。

一般的に、外国人はSNS等を多く利用しています。一度良い人材を採用できれば、SNS等を通じて、人材獲得の好循環が生まれることが考えられますが、その逆もまた然りです。

世界的に人材獲得競争が激しくなるなかで、外国人に選ばれるために、キャリアパスなどの分かりやすい説明や、日本語教育支援など外国人が働きやすい職場作りへの取組を進めていただくことが人材の獲得・定着に繋がるものと思われます。

※1 出入国管理及び難民認定法及び法務省設置法の一部を改正する法律
※2 当該事業所が受入機関となるかの最終的な判断は、法務省出入国在留管理庁入国管理局が行う。
※3 出入国管理及び難民認定法第七条第一項第二号の規定に基づき同法別表第一の五の表の下欄に掲げる活動を定める件

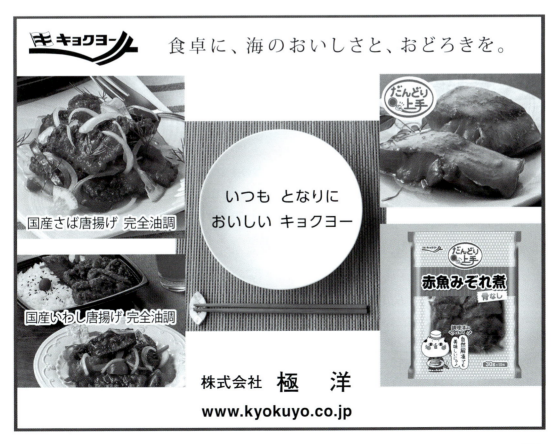

事業所給食の平成の30年間と今後

女子栄養大学　客員教授　髙城孝助

事業所給食は平成初期に企業の福利厚生の観点から、おいしさの向上、メニューの多様化、快適環境の追求など様々な試みが図られ、その後も健康ブームの到来などで大きく変化した。女子栄養大学の髙城孝助客員教授に平成の振り返りとともに、令和の課題・方向性をまとめていただいた。

1. 事業所給食の30年間の変遷と現状

1）事業所給食市場規模の推移

事業所給食とは、学校、病院、保健・福祉施設、給食センター等を除く、企業・役所の給食であり、「社員（職員）食堂」での食事（弁当給食含む）を指す。わが国において「給食施設」は「営業給食施設」と「特定給食施設（指定施設を含む）」と「その他の給食施設」の3つに分類されている。

「営業給食施設」とは、不特定多数の人に食事を提供する一般の「飲食店舗」であり、その数は約84万件である。一方、特定多数を対象にした給食施設は約9万件（特定施設は約5万件、その他の給食施設は4万件）である。【表1】に示したとおり、事業所給食施設は、特定給食施設の中の「事業所・寄宿舎」と「その他の給食施設」の約半数を占めると推定される。1989年（平成元年）の事業食給食施設の数は、約2万4千件であったが、2017年（平成29年）には、2万6千件となっている。事業所給食市場の規模については、1989年（平成元年）の約1兆7,600億円が1998年（平成10年）には約2兆1,700億円と拡大。その後は縮小傾向が続いたが、2014年（平成26年）から回復基調を示し、2018年（平成30年）には、1兆7,300億円となっている【図1】。

2）事業所給食市場を取り巻く環境

① 経済の失速

1989年（平成元年）はバブル経済の絶頂期であったが、翌年にはバブルが崩壊した。平成の30年間を経済的側面から見ると、昭和の高度経済成長期に比べ、バブル崩壊後の経済の失速、デフレによる個人所得増加率の低迷、少子・高齢化の進展、総人口の減少による需要減少・労働力不足等が顕在化し、将来に向けて経済的課題が多く浮き彫りにされた

【表1】給食施設数の推移

	給食施設合計	計 特定給食施設	特定給食施設の内訳							その他の給食施設
			学校	病院・介護老人保健施設	社会福祉・児童福祉・老人福祉	矯正施設	事業所・寄宿舎	一般給食センター	その他	
平成元年	71,050	40,132	16,645	5,734	8,080	8,055	統計なし	1,618		30,918
平成5年	71,558	41,600	17,248	6,120	7,853	9,266	578	535		29,958
平成10年	78,942	43,243	16,926	7,068	9,593	8,600	509	547		35,699
平成15年	82,620	46,256	16,966	8,048	12,806	7,508	490	438		36,364
平成20年	84,486	47,102	16,257	8,224	14,832	8,958	464	567		37,384
平成25年	87,139	49,111	16,032	8,455	16,739	6,379	429	1,077		38,028
平成29年	91,002	50,542	15,772	8,535	18,917	6,048	376	894		40,460

厚生労働省・各年度「衛生行政報告例」より作表

厳しい時代だったと言えよう。これまで42年間、アメリカに次ぐGDP世界2位の日本が中国に座を奪われ3位に転落したのは2010年（平成22年）のことだった。1989年（平成元年）に導入された消費税（3％）は、1997年（平成9年）に5％に、2014年（平成26年）に8％に増税され、2019年（令和元年）10月1日に10％へと増税された。平成時代にはこうした消費に大きな影響を及ぼす消費税の増税が続いた。

②生産年齢人口の減少が続く

事業所給食市場に最も影響があるのは、生産年齢（15歳〜64歳）人口である。戦後、日本の生産年齢人口は増加を続け、1995年（平成7年）にピークの8,726万人に達したが、それ以降は減少を続け、2018年（平成30年）には、7,545万人と大幅に減った。日本の総人口に占める生産年齢人口の割合は、1990年代半ばには70％近くあったが、2015年（平成27年）には60.7％まで低下。2018年（平成30年）には59.77％となり、60％を下回った。

③自然災害時に緊急輸送体制を敷き、ケータリング

平成は大規模な震災・台風被害・雪害などが相次ぐ時代であった。中でも1995年（平成7年）の阪神・淡路大震災、2011年（平成23年）の東日本大震災、2004年（平成16年）の新潟県中越地震、2016年（平成28年）の熊本地震などにより多数の被害者が出た。こうした自然災害時においても食事提供を欠かすことができないとして、事業所給食施設を受託する給食会社の多くが緊急輸送体制を敷き、大変厳しい環境のなかケータリングを実施した献身的な努力は高く評価されるべきであろう。

④食の安全・安心・健康志向の高まり

1996年（平成8年）O-157中毒、2000年（平成12年）大手乳業メーカーの戦後最大規模の食中毒事件、2001年（平成13年）BSE感染牛日本で発見、2002年（平成14年）から偽装表示など食品企業の不祥事相次ぐ、2003

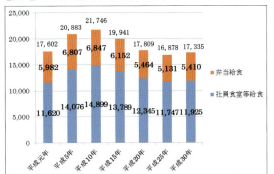

【図1】事業所給食市場規模の推移　（単位：億円）

日本フードサービス協会・外食産業市場規模のデータより作図

年（平成15年）鳥インフルエンザ、2007年（平成19年）ミンチ肉を偽装した「ミートホープ」事件、2008年（平成20年）中国製冷凍ギョーザ中毒事件などをきっかけに食の安全・安心に対する人々の関心や意識が高まっていった。

また、平成は、健康志向が強まった時代であった。「成人病」から「生活習慣病」への名称変更、「国民は、健康な生活習慣の重要性に対する関心と理解を深め、生涯にわたって、自らの健康状態を自覚するとともに、健康の増進に努めなければならない」と規定する「健康増進法」が2003年（平成15年）に施行された。人々の健康志向が高まったことを受け、国は1991年（平成3年）特定保健用食品（トクホ）、2009年（平成21年）栄養機能食品、さらに2015年（平成27年）機能性表示食品などの制度を導入した。

2. 活性化する委託化マーケット（CFS市場）

給食事業は、事業主による直営事業と、事業主が給食業者に運営を委託している委託化事業に大別される。後者は給食会社が事業主と契約（Contract）を結び、その契約をベースに給食サービスを行うことからContract Food Service（以下CFSと略称）と言われる。わが国のCFS企業の中には、【表2】に示したとおり、年商1,000億円を超え、外食市場全体の売上高ランキングで20位以内に入る企業が5社存在する。

この30年間、給食市場の中で事業所給食分野の委託化率は年々高まり、既に90％を

超えていると推定される。このように委託化マーケットが拡大した要因としては、大手CFS企業を中心に次の経営努力が行われてきたことが挙げられる。

・直営市場に積極的に働きかけ、委託化の流れを促進
・レストラン、中食事業、ホテル、売店、食材販売、厨房機器・食器販売、コンサルティング、海外進出など多角化の推進
・健康増進志向に対応した多様なメニューの開発・導入
・イベント・催事メニューの展開
・M＆A（Mergers & Acquisitions：合併と吸収）の推進

3．今後の事業所給食市場の動向
1）依然厳しい経営環境

一般の外食分野同様、事業所給食においても人手不足は深刻である。また、食材費の高騰、委託先からの質の向上とコストダウンの要求の高まり、競争の激化など経営を取り巻く環境は依然厳しさが続くことが予想される。2018年（平成30年）年1月1日時点の、日本人の総人口は1億2,520万9,603人で、9年連続で減った。前年から37万4,055人減り、減少幅は1968年（昭和43年）の調査開始以来、最大となった。長期的には人口減少、生産年齢人口の減少、超高齢化の進展などの影響が出てくることが予想される。こうした環境への対応として、食材の仕入れ先の見直し、省人・省力を目指したメニューや調理機器の導入などの動きが進展していくであろう。

平成の時代の一連の食にかかわる不祥事により、高まった人々の安全・安心志向は今後も続くことが予想されることから、食の安全を管理するリスク・マネジメントの強化が求められる。また、人々の健康志向はより一層高まり、近年では、「糖質制限」の人気が高く、低糖質食品がコンビニでも売られるようになっている。

社員食堂のレシピを紹介した「社食本」と呼ばれる料理本が相次いで出版されブームと

【表2】大手CFS企業の売上高　大手CFS企業の売上高
（日経MJ「第45回日本の飲食業調査」より）

会社名	年間売上高（百万円）	外食産業売上ランキング
日清医療食品	245,031	4位
エームサービス	181,945	7位
グリーンハウス	143,900	12位
シダックス	135,080	14位
西洋フード・コンパス	109,600	18位

日経MJ2019年5月22日「第45回日本の飲食業調査」より

なったのは、2010年（平成22年）～2011年（平成23年）のことであった。一般には開放されていない有名企業の栄養バランス、味、盛り付けにこだわった社員食堂のメニューを自宅で再現できるのも人気の理由であった。事業所給食においては、従来から健康志向に対応したメニューの導入を積極的に進めてきたが、今後も、こうしたメニューの拡大が求められる。

わが国の食のマーケットの中で、惣菜や弁当の持ち帰り需要の中食分野が着実な伸びを示している。市場規模は伸び続け、1997年（平成9年）の3兆6,122億円から2007年（平成19年）には5兆6,400億円へと大きな伸びを示した。2008年（平成20年）には前年比で2.0％マイナスの5兆5,464億円となったが、2009年（平成21年）から再び伸びに転じ、2018年（平成30年）には、前年より2.2％増加し、7兆3,237億円となっている。（日本惣菜協会「2019年版惣菜白書」によれば、惣菜の2018年の市場規模は、10兆2,518億円）

事業所給食市場においても、こうした中食分野の事業拡大が進んでいくであろう。また、超高齢化の進展に伴い、高齢者の就労人口が増えることから、事業所給食においても高齢者向けメニューの開発が求められる。

2）事業所給食施設の課題

近年、節約志向や健康志向の高まりからか、家からの手づくり弁当へ切り替える人が増えている。通勤途中、昼休みにコンビニ、スーパー、弁当屋、外食店舗、移動販売車等で弁当、おにぎり、寿司、調理パンなどを購入したり、出前食、自動販売機の商品等をオ

フィスで喫食したり、オフィスコーヒーサービス、オフィスお菓子サービスなどを利用する人も増えている。オフィス街では昼時になると、弁当の移動販売車がずらりと並ぶ。また、ビルの敷地を借り、弁当、カレー、ローストチキン、エスニック料理など様々な移動販売車を曜日ごとに配置する新ビジネスも登場してきている。

内食回帰や様々な業態の中食進出で、競争が激化していることも事業所給食の課題の一つである。

事業所給食施設の今後最大の問題は、前述のとおり、生産年齢人口の減少である。生産年齢人口の減少は、喫食者の減少になり、事業所給食施設にとっては、大変厳しい状況となることが予想される。度重なる消費増税のアップで喫食者の節約志向が高まっていくと、食事単価の値上げも難しくなっていく。客数が増えず、客単価が上がらないとなると、事業所給食にとっては、喫食率とリピーターを増やすことが重要な課題となっていくであろう。

毎日のように利用する事業所給食施設での食事は、利用者の健康に大きな影響を与える。したがって、安全・衛生・栄養管理は運営の必要条件であるといえよう。しかし、今日、主流となっているカフェテリアシステムはいうまでもなく、メニューの選択は利用者に委ねられているために栄養の偏りや過食という状況も生まれている。したがって、「栄養管理」から食育を起点とした「提案」の考え方が必要となっている。

今後も続くであろう人手不足に対しては時短メニューの導入、機械化などにより省人・省力化を進めていくことが求められるが、外国人の雇用拡大についても対応していく必要があるであろう。

2018年（平成30年）の日本人の平均寿命は女性が香港に次ぐ世界第2位の87.32歳、男性が香港、スイスに次ぐ世界第3位の81.25歳で、ともに過去最高を更新した。健康寿命とは、「健康上の問題で日常生活が制限されることなく生活できる期間」と定義されている

が、平均寿命と健康寿命との差は、日常生活に制限のある「健康ではない期間」を意味する。2016年（平成28年）において、この差は男性8.84年、女性12.35年であった。ちなみに、厚生労働省が2018年（平成30年）3月に公表した「2016年の都道府県別の健康寿命」によると、健康寿命ランキングは男性では1位山梨、2位埼玉、3位愛知、女性では1位愛知、2位三重、3位山梨という結果だった。超高齢社会のわが国で課題となっているのは、健康寿命の延伸である。事業所給食においても、健康寿命の長い県の食事を参考に健康寿命延伸メニュー開発に取り組んでほしい。

事業所給食は食を通してわが国の産業の発展に寄与するという大切な役割を果たしている。厳しい経営環境の中で、食事を巡るコンビニ、スーパー、弁当屋との競争も益々、激化していくであろうが、一般の外食店舗とは異なり、一定の客数が確保されており、特定多数の顧客に、継続的に長期に亘って食事を提供できる有利な環境にあることを再認識し新しい切り口での顧客満足度向上に向けての取り組みに期待したい。

プロフィル
髙城孝助 氏

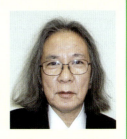

日本大学農獣医学部食品工学科卒業。グリーンハウス常務取締役、女子栄養大学フードマーケティング研究室教授を経て現在、同大学客員教授。日本フードコーディネーター協会理事長、日本フードシステム学会監事、食空間コーディネート協会理事、日本調理食品研究会会長、日本給食経営管理学会評議員、フードケータリングショー・厨房設備機器展企画委員、日本メディカル給食協会 医療・福祉施設給食製造技能実習評価試験委員

Smart Meal スマートミール

「健康な食事・食環境」認証制度」（スマートミール）
第3回認証店舗・事業所が決定

外食22件、中食9件、給食88件と、給食がけん引！

外食・中食・給食を対象にした「健康な食事・食環境」認証制度（通称：スマートミール）が2018年4月にスタートして、1年が経った。8月の第3回認証店舗・事業者発表では、認証件数が外食22件、中食9件、給食88件と、給食部門が突出した。過去3回を合計すると、外食78件、中食36件、給食195件の合計309件となり、喫食者の健康増進に取り組む給食企業各社の活躍が目まぐるしい。（公社）日本給食サービス協会は会員企業に制度活用・普及を積極的に推進しており、19年2月20日に開催されたフード・ケータリングショーの協会セミナーで、会員3社の先行事例と申請留意事項を広く共有した。協会セミナーの概要と、第3回認証で3ツ星を獲得した、シダックスグループ運営、ヤマハ発動機㈱9号館食堂の訪問レポートを紹介する。

スマートミールで
事業所給食の見直しを期待

セミナー開催にあたり、西剛平会長（㈱レパスト社長）は、協会が日本給食経営管理学会とともに平成27年からスマートミールに取り組んできた経緯や、第1回の認証式で外食・中食・給食の3部門で合計81社が申請し、そのうち70社が認証を受けたこと、特に給食部門においては、認証を受けた34社のうち、協会の会員企業が32社、外食部門でも25社中、会員企業が2社認証を受けたことを詳細に述べて、「協会内でも、スマートミールの活動は確実に浸透している」と誇った。

そして、「協会が2年ごとに実施している会員台帳調査によると、毎年平均1,000事業所ずつ社員食堂等の事業所給食が減少している。しかし、一方で『健康な食事』に対するニーズは高まっており、このスマートミールの認知度が上がることによって、『健康な食事』を提供する事業所給食が見直される起爆剤になること、さらには多くの人が『健康な食事』をとることにより、健康寿命の延伸につながることを期待したい」と抱負を語った。

その後、農林水産省外食産業室の新藤光明室長が、事例を共有し普及に努める協会の取組みを称賛。㈱馬渕商事、㈱サンユー、㈱レパストの3社が認証を取得するまでの経緯や工夫点を発表した。

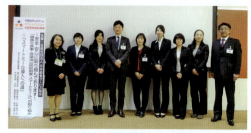

セミナー発表者の皆さん

「健康な食事・食環境」認証制度の
3つの意義

3社の発表後、協会の産学連携委員会事務局の品川喜代美氏（シダックス㈱総合研究所）が登壇した。品川氏は認証制度の意義について、「1つ目は、11学会（現、13学会）・協会の統一された基準であること。2つ目は、食事の提供により顧客の健康経営に協力できること。3つ目は、管理栄養士・栄養士の活躍の場を広げること」と説明した。

そして、「給食会社にとって『健康な食事』の基準が明確になることはたいへん喜ばしいことだ。提案資料に組み込むことで、顧客に『これが健康な食事である』と自信を持って提案することができる」と利点を強くアピールした。その上で、19年2月20日に協会ホームページで公開した「事例集」を紹介。「『事例集』を活用して、制度の普及・推進と事業所給食を食べるお客様の健康に寄与する食事提供につなげてほしい」と期待をかけた。

「健康な食事・食環境」 認証制度の概要

「健康な食事・食環境」認証制度とは？

給食・外食・中食の店舗を対象とした健康な食事・食環境の認証制度、通称「スマートミール」は、継続的に、健康的な空間（栄養情報の提供や受動喫煙防止等に取り組んでいる環境）で、「健康な食事」を提供している店舗や事業所を認証する制度である。「健康な食事」とは、主食、主菜、副菜のそろう食事であり、健康に資する可能性のある栄養バランスのとれた食事を意味する。

13の学術団体（日本栄養改善学会、日本給食経営管理学会、日本高血圧学会、日本糖尿病学会、日本肥満学会、日本公衆衛生学会、健康経営研究会、日本健康教育学会、日本腎臓学会、日本動脈硬化学会、日本補綴歯科学会、日本産業衛生学会、日本がん予防学会）からなる「健康な食事・食環境」コンソーシアムが審査・認証を行う。認証を受けた施設は、「健康な食事・食環境」のマークを使ってメニューやPOP等で「スマートミール」を提供している店舗であることをアピールできる。

認証制度の目的は？

「健康寿命の延伸」を実現するため、給食や外食、中食でも健康に資する食事の選択がしやすい環境を整え、同時に適切な食事を選択するための情報提供の体制整備を行うことを目的としている。

医療費が40兆円をこえる現在、健康寿命の延伸は、保健医療の分野を超え、経済政策の面からも社会の喫緊の課題であり、日本人の食料消費（最終飲食費）の約8割は加工品と外食であることからみても、健康に資する食事選択ができる商品を増やし、適切な情報提供を積極的に整えることが求められている。

スマートミールの基準とは？

スマートミールの基準は、厚生労働省の「生活習慣病予防その他の健康増進を目的として提供する食事の目安」（平成27年9月）や日本人の食事摂取基準（2015年版）等を基本とし、さらに給食会社4社の実際のヘルシーメニューの献立分析を行って決定した基準であり、料理・食品の構成は次のとおりである。

① エネルギー量は、1食当たり450～650kcal未満の「ちゃんと」（デスクワークなどの人向け）と、650～850kcalの「しっかり」（エネルギー消費量の多い人向け）の2段階がある。それぞれ主食、主菜、食塩相当量を規定している。【表1】
② 料理の組み合わせは、次の2パターンが基本。
　1)「主食＋主菜＋副菜」パターン
　2)「主食＋副食（主菜，副菜）」パターン
③ PFCバランスが、食事摂取基準2015年版に示された、18歳以上のエネルギー産生栄養素バランス（PFC%E；たんぱく質13～20%E, 脂質20～30%E, 炭水化物50～65%E）の範囲に入る。
④ 野菜等（野菜・きのこ・海藻・いも）の重量は、140g以上。
⑤ 食塩相当量は、「ちゃんと」3.0g未満、「しっかり」3.5g未満とする。
⑥ 牛乳・乳製品, 果物は、基準を設定しないが, 適宜取り入れることが望ましい。
⑦ 特定の保健の用途に資することを目的とした食品や素材を使用しない。
※⑤は、スマートミールとして牛乳・乳製品、果物の基準量は設定していないが、これらの食材をスマートミールの一部として用いた場合には、スマートミールの基準の総エネルギーやPFCバランス、食塩量に納める必要がある。

「健康な食事・食環境」認証基準とは？

認証基準は、7つの必須項目（中食は6つ）をクリアすれば1ツ星の認証となる。さらにオプションの認証基準が18個あり、5項目クリアで2ツ星、10項目クリアで3ツ星の認証となる。

【表1】 1食当たりの提供エネルギーと栄養

項目	食品等	「ちゃんと」450～650kcal未満	「しっかり」650～850kcal
①主食＋主菜＋副菜パターン			
主食	飯、麺類、パン	飯なら150～180g	飯なら170～220g
主菜	魚、肉、卵、大豆製品	60～120g（参考）	90～150g（参考）
副菜1（付合せ等）副菜2（小鉢、汁）	野菜、きのこ、芋、海藻	140g以上	140g以上
食塩	食塩相当量	3g未満	3.5g未満
②主食＋副食（主菜、副菜）パターン			
主食	飯、麺類、パン	飯なら150～180g	飯なら170～220g
副食＝主菜・副菜（汁）	魚、肉、卵、大豆製品	70～130g（参考）	100～160g（参考）
	野菜、きのこ、芋、海藻	140g以上	140g以上
食塩	食塩相当量	3g未満	3.5g未満

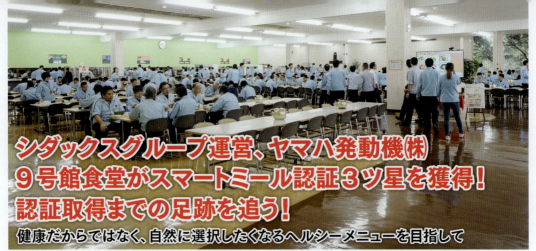

シダックスグループ運営、ヤマハ発動機㈱ 9号館食堂がスマートミール認証3ツ星を獲得！ 認証取得までの足跡を追う！

健康だからではなく、自然に選択したくなるヘルシーメニューを目指して

大勢の食堂利用者でいっぱいのヤマハ発動機㈱9号館食堂

　健康経営の推進を背景に、社員食堂に健康な食事・食環境（通称：スマートミール）認証を導入する企業が増えている。食堂を運営する給食会社からの提案ニーズも強まる中、シダックスグループは多くの受託事業所で認証取得を支援し、顧客の健康経営を強力にサポートしている。2019年9月に発表された第3回認証店舗で、最高ランクの3ツ星を取得したシダックスコントラクトフードサービス㈱が受託運営する、ヤマハ発動機㈱9号館食堂を訪問、認証取得までの足跡を追った。

　ヤマハ発動機㈱9号館食堂（静岡県磐田市）の昼食提供数は約1,700食。利用者の男女比は8対2で生産部門と事務技部門が混在、11時40分に食堂がオープンすると徐々に利用者が増え、12時には満席に。閉店の13時まで、約20分間隔で4回転する大賑わいの大型食堂である。

　メニューは3定食と丼ぶり、カレー、麺と副菜数種類。そのうち、定食の1つに「健康サポートランチ」の名称でヘルシーメニューを2009年から採用しており、今回の認証取得を機に、メニューの栄養価等をスマートミール基準に変更した。

　「健康サポートランチ提供開始当初は喫食数が少なく、そのほとんどが女性だった。徐々に食数が増え、年配の方や健康意識の高い若い男性の利用が増えた。メニュー表を見ず、まっしぐらに並ばれる方もいるほどリピート率は高い」。

　そう反響の高まりを語ってくれたのが、ヤマハ発動機ビズパートナー㈱の前田直美さんと名倉麻美さんだ。「09年の健康サポートランチ提供開始時は、さすがに60食は出るかと思いきや30食程度。ひどい時は10食の時もあった」と振り返る。

　「健康メニューだから食べて！ではなく、自然に健康サポートランチを選択してもらえるようなメニューになるようシダックスさんに協力を求め、喫食数はコンスタントに増加した」と効果を強調する。シダックスコントラクトフードサービス㈱では食堂利用者の嗜好を考えながら献立の構成を検討し、時間をかけてメニュー改善に努めた。その結果、努力は実り、現在の販売数は120〜180食（食堂利用者の約10％）にまで拡大した。

　その後、ヤマハ発動機㈱は2018年に経済産業省と日本健康会議が共同で進める「健康経営優良法人認定制度」において、特に優良な健康経営を実践している企業として「健康経営優良法人2018〜ホワイト500〜」に認定され、健康経営の観点からスマートミール認証導入を検討。シダックスコントラクトフ

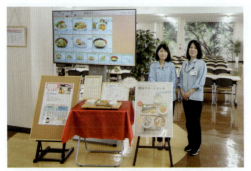

食堂メニュー掲示と、ヤマハ発動機ビズパートナー㈱の前田直美さん（右）と名倉麻美さん

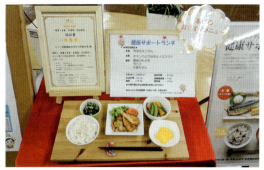
実際のサンプルを設置し「健康サポートランチ」をアピール、スマートミール認証書も一緒に掲示

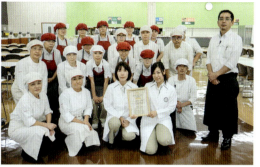
ヤマハ発動機㈱9号館食堂で働くシダックスコントラクトフードサービス㈱の従業員の皆さん、中央で認証書を持つのが前田弓子さん（右）と江島亜友美さん

ードサービス㈱に取得協力を依頼した。

取得に向けて苦労した点を尋ねると、スマートミール基準へのエネルギー量の調整が挙がった。「スマートミール基準では『ちゃんと』が450〜650kcal、『しっかり』は650〜850kcal。食堂には生産部門の方だけでなく、事務系の方や女性もいる。1つの食堂でいろいろなニーズに対応できるよう、健康サポートランチは『しっかり』で設定し、PFCバランスを調整した」と話す。しかし、栄養価の調整等でガラリとメニューが変わってしまうと、10年かけて定着した健康サポートランチの固定客が離れてしまう恐れもある。そこで、スマートミール基準に収めながらも、従来と変わらない魅力あるヘルシーメニューをシダックスに依頼したという。

「メニューが魅力的だから選ぶ人は多い。シダックスさんの良いところは家庭的でほっとする味。とても美味しい。毎日食べて飽きのこないことが強みだ」と高く評価し「それを前面に出すアピールとクオリティの維持をお願いしたい」と求めた。

取得後の課題を尋ねると、スマートミールの認知度向上が挙がった。「今後、どうやって健康な食事への関心を集めるか。それが大事」。

現在、食堂では、健康サポートランチのメニューのみ実際のサンプルを設置し、関心を引く仕掛けを行っている。今後はヤマハ発動機㈱でスマートミール認証を取得した3つの食堂の給食事業者を一同に集め、給食事業者間の情報共有を推進し、メニューのレベルアップとスマートミールの認知度向上を目指す

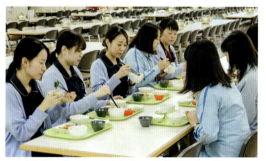
「健康サポートランチ」を楽しむ食堂利用者の皆さん

という。

シダックスの前田弓子さんと江島亜友美さんにこの課題への対応策を尋ねると、「健康サポートランチのイベントを企画して、より注目を集めるとともに、お客様とのコミュニケーションを大事にしたい。継続して健康サポートランチを食べられる方が多いから、食事の提供時に話しかけて、お客様のニーズを知るよう、これからも努力していく」と意気込んだ。

食堂には、仲間と楽しそうに談話しながら食事をする方が大勢いた。健康サポートランチを食べている方々に話を聞くと、「栄養バランスがとれていて美味しい」「野菜が多くデザートもついていて嬉しい」「塩分が控えめなのに味がしっかりしていてボリュームがある」とコメント。中には「毎日、繰り返し食べることで、健康状態が良くなる。これからも食べ続けたい」とスマートミールの効果を語る方もいた。

今後も、シダックスグループはスマートミール認証取得に積極的に取り組み、顧客の健康経営を強くサポートしていく考えだ。

従来の社員食堂に代わる「オフィス・シュガーレディ」事業は次世代形態の新しい風　㈱シュガーレディ本社

はじめに

第3回目となる「関西福利厚生EXPO」が11月13日～15日までの3日間、インテックス大阪で開催された。出展社は総務・人事・経理・IT部門等の関連事業を行う企業で、初出展の160社を含め過去最多の約400社が小間を並べ大いに賑わった。

人手不足で人材の定着が叫ばれる中、更に働き方改革に対応するといっても企業体力が必要で、立派な社員食堂の設置など簡単にはできない。そうした事情を背景に、業態として効率的な提供の仕組みが求められる中、新たなシステムを導入したいと考える企業が増えている。

その中で、社員食堂に代わって注目され始めた新たな簡易社食サービス事業として異彩を放っているのが、㈱シュガーレディ本社だ。今回の展示会場には他に、チルドの惣菜系を提供する㈱OKANの「おかんオフィスサービス」、㈱AIVICK（アイヴィック）の「Fit Food Biz Lite」、日商エレクトロニクスの「おべんとね！っと」など優れた事業も広く展示されて勉強になったが、今回は物流費高騰の難題を見事にはね返し、安全・美味しさ・安価な食事提供で急激に支持を伸ばし、事業所を拡大しているシュガーレディ本社の「オフィス・シュガーレディ」事業に着目して報告したい。

魅力的な法人向け簡易社食サービス

まず、負担の大きい社食と比べた場合、広い食堂スペースを確保する必要もなく、契約導入も素早くできる点などはどこも共通し、何より導入先の社員側につきまとう業務負担が激減できる点は、どの事業も魅力的といえる。

いずれも社食に比べてかなりリーズナブルだが、商品の入れ替えや補充、代金回収を委託業者へ依頼するケースが多く、こうしたコストを考えればやはり相当額に上る。むしろ社食に代わる新たな事業展開を起こしていく際、この点こそが最大のネックと言って良いかもしれない。

こうした課題と真剣に向き合っているのがシュガーレディ本社の「オフィス・シュガーレディ」事業である。契約先のオフィスに冷凍庫と電子レンジを設置して、安全にこだわった同社の様々な商品が購入できるというスタイルで、「法人向け簡易社食サービス」ともいえる。

物流問題を見事に解決したシステム

導入先の企業から冷凍庫1台につき月額3万円のシステム利用料を徴収することで、利用者は定価300円台～600円台の商品を、1品100円または200円で利用できる。代金箱に小銭を入れるだけで自由に利用できるシステムだ。導入企業にとってみれば、一律ではない従業員の各種の労働環境に合せた食事の充実が図れ、満足感も一層高まるだろう。

同事業は2018年から本格的に参入したが、すでに19年秋には100社を軽く超えて、年末までに130社を目

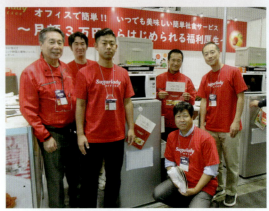

オフィス・シュガーレディ事業の逞しい面々（右端が鈴木室長）

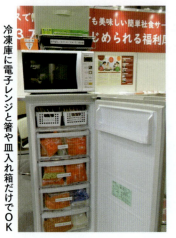

冷凍庫に電子レンジと箸や皿入れ箱だけでOK

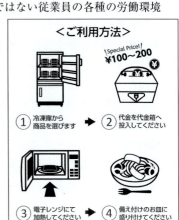

標に驀進中で、20年には200社への設置を目指しているから急進展といえる。なぜ、短期間で導入企業が増加しているのか、それは手間暇のかかる物流問題を見事に解決したからである。それを可能にしたのが、全国にいる同社のシュガーレディと呼ばれる販売員だ。

同社法人市場開発室の鈴木雄二室長に、オフィス・シュガーレディが支持される理由やメリット、現況と抱負について話をうかがった。

お客様のニーズにすばやく対応

鈴木室長は「東京の展示会でも関西でも来訪者には名刺と共にアンケートをご記入いただいているが、回収率は関西の方が高く、如何にこのビジネスに関心を持っているかが伺える」と嬉しそうに話す。「関西圏でもシュガーレディが配送から代金回収まで行い、導入企業のスタッフにご迷惑をかけないことが追い風になっている」。もっとも嬉しかったのは「シュガーレディの対応がとても良いと高い評価をいただいた点だ」と笑う。

確かに委託業者が配送すればコミュニケーションは難しい。同社の販売員の場合は来社するたびに総務課や設置場所に自ら出向くため、自然と会話も弾むことになる。

「例えば夏場にはアイスの割合を多くしたいなど、自社スタッフの配送システムが顧客のニーズにマッチしている」という。

また、マーケティングオートメーションツールを使い、顧客データの一元管理を行い、情報共有および営業効率を高めている。更にWebサイトへのアクセスを管理して顧客ニーズを把握できるというから驚きだ。

売る方も楽しく、利用者も喜び、事業者も満足できる関係

更に商品の発注についても、オフィス・オンラインシステムを使い、常に売れているものを把握し発注処理を確定できるのも強みであり、その上でシュガーレディ販売員が自ら配るものを決められる自由度もあるという。基本的に、売上は販売員の売上げになることから、例えば下味の付いた目玉商品「サンマの炭火焼き」を出したところバカ受けしたという話もある、と胸を張る。

もう一つ気になったのは価格が非常に安価という点だ。これについて、鈴木室長は「月額のシステム利用料を企業にご負担いただく代わりに従業員の方々が安価で商品を購入できる仕組みになっている」と説明、更に「当社の商品パンフレットを冷

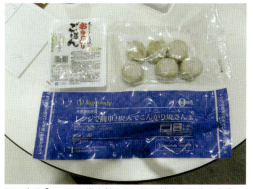

目玉商品「サンマの炭火焼き」とご飯と焼売で見事な食事が出来上がり

凍庫の横に設置することで、社内のお客様がおせちやクリスマスケーキなど、部署や個人で相当数ご購入をいただくことにつながった」と、想定外の拡販に喜んだ。つまり、従来の家庭向けの試食会を通じた販売方法をオフィスへ応用できるという好事例である。

「最近ではオフィス・シュガーレディ専門の販売員も生まれている。決まった委託先企業に月4回出向いて、ご要望をお聞きして、契約先のお客様の笑顔と共に売り上げを伸ばしていく」と将来の方向性も十分に明るい。

現在の社食に代わるサービス事業は、設置型やデリバリー型など幅広く多くの事業者が群雄割拠している状況だが、人手不足が叫ばれる中で食の充実は従業員満足度や生産性を高め、離職の防止にもつながっている。こうしたシステムの充実が時代の流れとなっていくのか、今後も注目をしていきたい。

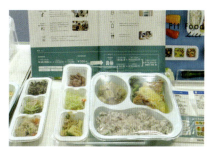

AIVICKの「Fit Food Biz Lite」

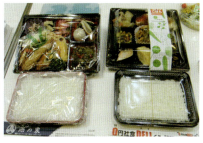

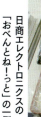

日商エレクトロニクスの「おべんとねーっと」の一例

特別企画

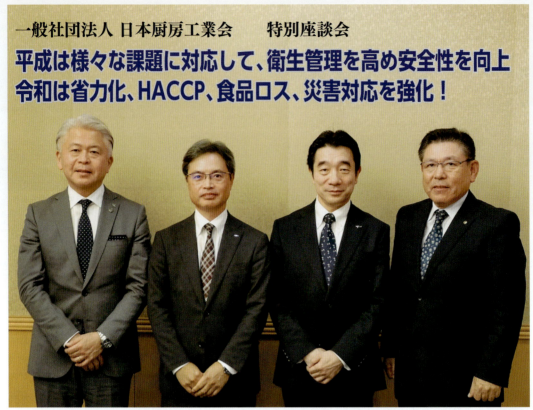

一般社団法人 日本厨房工業会　特別座談会
平成は様々な課題に対応して、衛生管理を高め安全性を向上
令和は省力化、HACCP、食品ロス、災害対応を強化！

左から、西耕平氏、熊谷文伸氏、谷口一郎氏、石井輝男氏

　平成の30年間は食が多様になり進歩した時代だったが、厨房の大黒柱として、安全・衛生面を高め、食の創意工夫と提供を強力にバックアップしたのが厨房機器だった。安全・安心で機能性豊かで省力化に貢献する厨房機器を開発・製造する日本厨房工業会（以下、工業会）の会員企業の代表者に平成を振り返ってもらい、令和への意気込みを語っていただいた。

【座談会参加者のご紹介】
- 谷口 一郎氏
（日本厨房工業会会長、タニコー㈱会長）
- 熊谷 文伸氏
（㈱AiHO 営業推進部長）
- 西　耕平氏
（ニチワ電機㈱ 専務取締役）
- 石井 輝男氏
（日本調理機㈱ 専務取締役）

司会進行：三浦宏章
（メニューアイディア編集部）

三浦　平成の時代は、学校、事業所、メディカルの各給食分野がそれぞれ拡大、進化した時代でした。その給食提供を全力でサポートした厨房機器について、本日は工業会の会員企業の皆様から、平成時代の厨房機器の進化と令和の課題、そして意気込みを語っていただきたいと思います。
　よろしくお願いいたします。

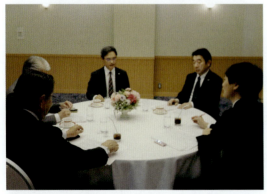

平成時代の厨房機器の進化・発展と令和の課題について有意義な意見交換が交わされた

> **三浦** まず、平成を振り返った時に記憶に残っている、給食・外食で起こった事件や課題についてお聞かせください。また、それらの問題に対して、どのような商品で対応したのか、宜しくお願いします。

食中毒事故を受けてHACCPや厨房設備機器基準の全面的改定へ

谷口 平成の記憶としては、O157食中毒事故、ユッケ集団食中毒事故、雪印食中毒事故などの衛生環境による事件が多く起こったことが挙げられます。これを受け、HACCPや厨房設備機器基準の全面的改定に繋がっております。衛生環境を整える動きは今後も広がっていくであろうと予想されます。さらに、近年の自然災害の多発から被災地における食に関連した問題も提起されるようになっており、どのように対処するかも課題とされてきています。

　タニコーとしては、東日本大震災を始めとする自然災害の際に、被災企業を対象とした応援プロジェクトを立上げ、被災地における厨房の出張診断、耐震固定金具の取り付けなど店舗復旧のお手伝いをさせていただきました。福島県南相馬市に工場を構えるタニコーが被災企業の立場で今、お客様の現場で何が必要かを考え行動できたことは、弊社の大きな財産ともなりました。

三浦 谷口さんが仰られるように、平成で災害時の給食の重要性は大きく高まりました。2月の厨房設備機器展でも工夫を凝らした災害対応機器が多く出品されております。続いて、熊谷さん、よろしくお願いいたします。

ドライシステム用機器のラインナップが増加し衛生管理が向上

熊谷 1996年のO157による食中毒事故と、それをきっかけにした衛生管理の見直しは大きな出来事として記憶しています。学校給食はこの事故の後、衛生管理が大きく見直され現在に至っています。建築設備面では衛生区分の見直しと室内温度・湿度の管理が強化され、また、調理機器ではスチームコンベクションオーブン（以下、スチコン）や真空冷却機などそれまで学校給食施設にほぼなかった機器が導入されるなど、施設設備も大きく見直されました。それらの指導を反映させた配置プランや厨房機器を、改築・改修される給食センターや単独校の給食室に設置して行き、調理室が大きく変わりました。

　その中でも特に力を入れたのは、その時に文部科学省から指導のあったドライ運用の実現に向けて、ドライシステム用機器のラインナップをいち早く進めることでした。シンクや調理台、回転釜など小さな工夫の積み重ねを行なってきましたが、当時は各方面から評価されました。

厨房設備士を多く輩出し、技能水準の標準化とレベルアップ！

熊谷 また、工業会が昭和42年（1967年）より行っている厨房設備士資格認定試験を通じた人材育成も学校給食を始めとする業務用厨房の衛生や安全の確保、強化に大きな役割を果たしました。厨房設備士の認定試験に合格するには、業務用厨房機器の生産や厨房設備の設計・施工に関する専門的技術とその応用能力が必要ですが、工業会加盟企業の先人達が企業の枠を超えて通信教育や研修会を開催し後輩の指導にあたり、厨房設備士を数多く輩出してきたことにより、安全・衛生に対する業界全体の技能水準の標準化とレベルアップが図られ、ひいてはユーザー様の厨房環境の向上が図られました。

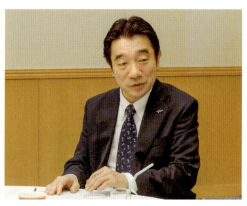

谷口　一郎氏
（日本厨房工業会会長、タニコー㈱会長）

特別企画

三浦　ドライシステム運用は今では当然のこととされておりますが、平成の初期はそうではありませんでした。その意味で、今の厨房機器はメーカー様の努力の結晶と言えます。

続いて、西さん、よろしくお願いいたします。

温度と時間の科学的視点が厨房機器に導入され、スチコン、IH調理機も平成で登場

西　平成の厨房におけるキーワードは、HACCP概念、新調理システム、電化厨房の3点です。

1997年に、厚生省から大量調理施設衛生管理マニュアルの通知が出され、「HACCP概念の衛生管理」が義務付けられました。また、同時期のバブル景気時代では、調理現場の人手不足が顕在化する中で、フランスから「真空調理法」が日本に上陸しました。これにより、従来は経験と感覚に依存していた調理レシピが、温度と時間の科学的視点の管理（TT管理）のもと体系付けられた「新調理システム」が誕生しました。

それまで燃焼機器中心の厨房で3K（キツイ・キタナイ・キケン）と言われた時代に、IH調理機、スチコンの誕生により、厨房の電化が広がり3C（クール・クリーン・コントローラブル）と呼称されるようになったのです。その平成の時代において、弊社は電気厨房機器の専門メーカーとして、スチコン、IH調理機をいち早く製品化しました。ちなみに、スチコンの愛称は、弊社が30年前に作りました。

当時、ラショナルさんが"コンビオーブン"という名称でスチームコンベクションオーブンの普及に乗り出していた頃でしたから、今から約32年前。まさに昭和から平成に変わる時です。その名称に対抗しようと、当社は"スチコン"を、商標を取らず作成、普及しました。

また、東日本大震災で学んだ事は、電力制限のなか、逆に電化厨房による換気空調の省エネ性から誕生した、置換換気空調を製品化したことです。

三浦　本誌の「給食の軌跡」ページで紹介している通り、1995年には新調理システム推進協会が、日本型クックチルと真空調理法の講習会を開催しています。確かに、西さんの仰るように厨房の省力化・効率化は大きな衝撃だったと思います。

続いて、石井さん、よろしくお願いいたします。

食物アレルギーは学校給食の大きな課題、各社と連携し事故減少に努力

石井　皆さんが仰られるように、O157事故は平成初期における大きな問題でしたが、最近、特に学校給食では「食物アレルギー」が問題になっております。都内のある小学校の給食において女児が亡くなったことは記憶に新しく、アナフィラキシーショックという言葉を一般的に耳にするきっかけになったとも言え、大変痛ましい事故でした。

総合厨房メーカーである当社として、少しでもこうした事故が減らせるように対応したいと思い、厨房設計の基本計画時からレイアウトを設計する際も、アレルギー食対応調理室を完全に別の部屋に設け、またアレルゲンが空中を舞ってコンタミネーションになることを防ぐような排熱の低い機器で構成するなど工夫を凝らしています。

また、スペースの問題から機器自体をコンパクト化する必要があるので、テーブル型の消毒保管機も製品ラインナップしました。そうした取り組みで、少しでも貢献できればと

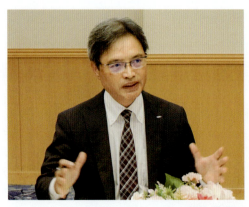

熊谷 文伸氏
（㈱AiHO 営業推進部長）

活動しています。

三浦 少子高齢化で学校給食のセンター化が進んでおります。その中で自治体と給食事業者と厨房機器メーカーが連携する重要性も増しております。

石井 各社が連携しながら進まなくては良い施設は生まれません。3者それぞれの良い部分を活かして理想の給食提供を実現したいと思います。

> **三浦** 平成の様々な課題に対応した機器開発のお話、大変興味深かったです。ありがとうございます。では、平成から令和になり、これから求められる厨房機器とはどのようなものか。教えてください。

人手不足解消をテーマにした工業会主催セミナーが前年比3割以上の増加

谷口 2018年の第18回厨房設備機器展におけるセミナーで、「人手不足解消」をメインテーマに取り上げたところ、聴講希望者は前年比3割以上の増加となり、関心の高さを実感しました。令和時代にも求められる厨房機器への考え方としては、人手不足を考慮した「省力化」、安全を担保した上で社会的安心を得られる「HACCP等対応の機器」だと考えます。

タニコーとしては人手不足解消・省力化の対策として自動化、ロボット化は令和でも求められると考えています。お客様が人の手を十分に掛けたい部分や店舗運営に時間をかけられるよう、機器や仕組みの開発・研究を進めて参ります。あまり人を掛けたくない準備段階の作業、洗浄(機器庫内の自動洗浄化も含む)、後片付けの部分をロボット化するなど現在は試作段階ですが展示会などに発表を行いつつ、未来の厨房の在り方として発信して参ります。

また、食べ残しなどの「食品ロス」についても機器や環境を整えることで改善できる部分があるのではないかと考えております。

誰でも使える省力化機器で人手不足を解消 調理員不足を補うシステムの普及も

熊谷 谷口さんが仰られるように、調理施設では人手不足は深刻度を増してきています。弊社は、学校給食用食器洗浄機で業界に先駆けて省力化システムを開発してきた歴史があります。また、大型の炊飯システムではオートメーション化を進めてきました。人手不足に対応するため、今後もさらに幅広い機器で省力化の技術力を高めて行きます。また、操作性や安全性を高め、誰でも扱いやすい機器にしてゆく必要を感じています。そして、病院福祉施設でも人手不足は深刻なので、ニュークックチルなど調理員不足を補うシステムの普及を進めて行きたい。

HACCPが衛生指導から法律に厨房機器で労働環境を改善

西 人手不足解消と同様に重要になってくるのがHACCPです。平成の時代ではHACCPは、衛生指導の範囲でしたが、令和では法律になります。人手不足も、平成では、その多くは日本国民の労働生産人口で補えましたが、令和は、外国人労働者に大きく依存することになります。

皆さんご承知の通り、昔はアメリカの厨房展示会に行くと非常に勉強になりましたが、今は大きくは変わっておりません。それは、アメリカは安い労働賃金で働く移民の力で人手が補えたため厨房機器に進歩がなかったものと分析しています。一方、日本は後発なが

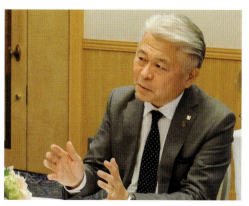

西 耕平氏
(ニチワ電機㈱ 専務取締役)

ら様々な厨房機器が生まれましたが、現在、一気に外国人労働者が増加しています。増加率はある統計で世界4位と言われています。しかし、他の産業と比較し、外食・中食サービス産業の労働環境、労働条件は、良いとは言えない状況です。外国人でも高齢者でも働きやすい厨房にする必要があると思います。また、基幹的人材の育成のためにも、労働条件を改善する、いわゆる働き方改革に繋がる厨房が求められ、電化厨房と自動化厨房機器は年々広がると思います。先日も某給食企業経営者と話したところ、「昔は必死で仕事をしたが、今は残業しない。夜7時に仕事を終える環境を作らなければ辞めてしまう」と吐露されてました。従来のやり方ではとても回らないからこそ、厨房機器で労働環境を改善しなければいけないのが令和だと考えます。

石井 働き方改革を推し進めるうえで、機器や運用を含めた、いわゆる厨房機能の高性能化が求められるということですね。

西 そのとおりです。厨房に完調品・半完調品を入れる量が令和は、グンと増えると思います。厨房はコンパクトになり、最終的に調理・盛付けする方が独特のサービスをして付加価値を付ける時代になります。和え物や焼き立て、揚げたてなどは残りますが、煮物は結構、加工品になるのではないかと。某給食企業の厨房に入ると、冷蔵庫は空で冷凍庫に加工品がたくさん入っているのを見たことがあります。

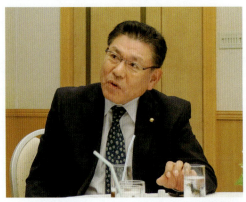

石井 輝男氏
（日本調理機㈱ 専務取締役）

人手不足の深刻さが良く分かります。

谷口 省力化は工業会の理事会でもよく話に上がりますが、国の制度も変わりつつあります。以前は、ロボットは人間と同じところではなく柵で仕切られていましたが、現在はセンサーによる機能安全の確保によって同じ場所で協働するようになりました。これを含めて厚労省の労働安全衛生の指針も変わりつつあり、ボイラーについても適合している装置を備えたものは、毎日の点検を必要としたものから3日に1回のボイラー技術者の点検で残りの日は自動運転を認めるなど、実施要領も本年3月に改正されております。行政としても労働環境改善には意欲的であり、設備側も自動運転に取り組む環境が整ってきました。ロボット活用はIoT企業などと業界をまたいだ連携も増えていきます。

三浦 異業界とコラボした新しい厨房機器が楽しみです。続いて、石井さんはいかがでしょうか。

令和は喫食者の嗜好がさらに多様化、運用をサポートするソフト面の開発も重要

石井 厨房機器の新商品開発も大事ですが、学校給食では『個食』に対応できるソリューションが必要になってくると考えます。アレルギー食に対応すべき児童数は、年々増加傾向にあり、また、ローレル指数（学童期の発育状況を知る目安の数値）から、食事改善が必要な児童も増えております。さらには、様々な文化の多様性を考慮すると、ハラール食等も需要が出てくると考えます。

　学校給食は、皆で同じものを食べるという考え方がある一方で、そうした個々人に対応した『個食』も必要になってくると考えられ、単なる厨房機器（ハード面）の開発に留まることなく、運用をサポートするソフト面の開発も求められてくるでしょう。

谷口 多様な人の食事に対応した厨房のレイアウトや対応する設備機器も必要ですね。

石井 私が子どもの頃は皆、同じ食事でしたが、今は、さまざまな禁食にも対応しなくてはいけません。個別対応が必要な食事サービスをサポートしたいです。

> **三浦** 令和の新しい厨房機器の可能性を教えてもらいました。実際に展示会で見られるのが楽しみです。では最後に、これからの夢を語って下さい。

業界内外のネットワークを生かし情報を蓄積「つなぐ」存在へ
災害時の業界間連携も提案

谷口 工業会が実施している「業務用厨房機器に関する実態調査」によれば、1996年の調査開始以来、総売り上げが初めて6000億円を超える発展をしております。工業会の存在意義を高めていくためにも、人と物とエネルギーの流れが集まる場としての厨房の重要性から、人手不足や安心・安全に関する課題解決に対して、業界内外のネットワークを活用して情報を多く蓄積し、必要な時にいち早く対応できる「つなぐ」存在になりたいと考えます。

具体的な行動としては、広報誌「月刊厨房」による業界PRの強化とともに、「企業活動の効果的なPR」、「人材不足に対応するための効果的な人材採用方法」をテーマとしたセミナーを実施するなど情報提供の種類と機会を増やして参りたいと思います。

「つなぐ」という意味では、災害時における業界団体間の連携を提案したいと思います。東日本大震災の炊き出しの際、食材と料理人は揃っていても調理できる設備が整っておらず、自衛隊の設備を借りて凌いだという体験談から感じたことです。現状、設備調達も課題であると捉えております。工業会としては、どこに、どんな設備があるかは分かりますので、給食関連団体など各種団体と連携し情報交換することで、より良い災害支援につなげたいと考えます。

今後も、人々の豊かな生活と食文化の発展への貢献を見据え、材料（食材）、人（料理人）、設備（厨房）という柱の一つとしての存在感、存在意義を高めることへの活動を行って参ります。

タニコーとしては、昨今ハラールやビーガンといった食文化の広がりを背景に安心して食を楽しむという考えが高まりつつあることから、食の多様性を念頭に置いた厨房設計が求められてくると考えています。機能性に加えデザイン性の高いキッチンが求められることも多くなっていますので、多様な食の楽しみ方に対応する厨房としてトータルデザインできるよう、プロダクトデザイナーやキッチンデザイナーを引き続き育成してまいります。時代の変化に柔軟に対応し、今後もお客様の経営が長きにわたり続くようパートナーとして支え続けます。

一方、3Dプリンタによるレストランが近年話題になりました。さらに発展させておいしい成分を調整して食事を作る、あるいは原料からアレルギー成分を除いた誰でも食べられる食事を作るなど未来厨房の製作も夢です。技術が進むと今までの厨房機器、食の概念もガラリとかわるのではないでしょうか。

安全でおいしく食育に貢献する学校給食をサポートしたい
フードロスにもチャレンジ

熊谷 少子高齢化、人口減少が進むなかで市場規模は縮小します。今後5年10年のことを考えると楽観はできません。学校給食では給食が生きた教材となるよう、安全でおいしい給食が、安定して提供できる設備の提案を続けて行きたいと考えます。

また、フードロスを減らすには、食材の長期保存とおいしい食事の提供が必要と考え、新しい手法にチャレンジして行きたいと思います。

食品関連事業者のHACCP対応をサポート
自動化厨房機器で働きやすい環境創造へ

西 HACCPは、2020年6月の法律施行、2021年6月の猶予期間終了を控え、食品関連事業者をお客様としている業務用厨房業界

特別企画

にとっても今一番関心のある事柄となっており、工業会でもセミナーや広報誌を通じて「国際的に通用する正しいHACCP」の普及・啓発に力を入れているところであります。当社は、こういった業界からの情報も活用してユーザー様のHACCP対応への万全なサポートを行ってまいります。また、自動化厨房機器の開発・普及促進と合わせて、お客さまの働きやすい厨房環境の実現のために、引き続き貢献していきたいと考えています。

IoT共通プラットフォームの開発で一元管理
より安全で、快適、使いやすい厨房創造へ

石井 工業会では、2007年に「JFEA業務用厨房設備機器基準」をとりまとめ、食品設備機器の材料、構造、強度、性能、取り扱いおよび表示に関する要求事項の業界統一基準を定めており、この基準に適合した機器の登録制度があります。これにより、機器をお使いいただいている給食事業においても、食品衛生のより一層の向上が図られ、調理に携わる方がより安心して機器を使用できるようになったと自負しています。

現在、業界では『IoT共通プラットフォームの開発』を行っています。厨房全体をメーカー1社の機器で構成することは難しく、ユーザー様はメーカーごとではなく、一元的にまとめて管理したいというニーズをお持ちです。そうしたニーズに応えられるよう、IoT技術を使ってメーカーの垣根を超えて一元管理できるデータベースを構築しよう、というものであり、工業会会員企業が参画し、コンペティターの垣根を超えて取り組んでいます。

このように、業務用厨房業界には、競争領域はしっかり切磋琢磨しながらも、協調できる分野はメーカー同士が連携しながら全体のレベルアップを図っていく、という伝統がありますので、こういった取り組みにより業界をさらに盛り上げ、給食事業を始めとするユーザー様に、より使いやすい機器を提供していきたいと考えています。

三浦 皆様、本日はありがとうございました。

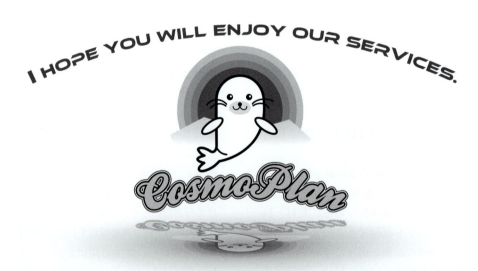

特集 VI

メディカル給食

病院・介護福祉施設向け食事サービスは1986年（昭和61年）の厚生省通知や1989年（平成元年）の日本メディカル給食協会の設立を契機に委託化が推進され「おいしく・温かく・楽しい食事」に変貌を遂げました。

特集では、厚生労働省 医療関連サービス室の川畑測久室長と武蔵野赤十字病院栄養課の原純也課長に、「平成のメディカル給食の変遷と令和の課題」をまとめていただきました。そして、フードシステムソリューション2019で開催された「医療施設における、より良いフードサービスをめざして 〜委託給食会社との協働を考える〜」シンポジウムの概要もお届けいたします。

インタビュー　厚生労働省 医政局 地域医療計画課 医療関連サービス室　川畑測久室長

メディカル給食における平成時代の変化と令和の課題

～病院・介護・福祉施設の食事提供は、給食企業、メーカー、卸企業の協力・連携が不可欠～

厚生労働省医政局医療関連サービス室の川畑測久室長に、平成のメディカル給食の振り返りと令和の課題について聞いた。給食業に関わる、メーカー、卸、給食企業への激励の言葉もおくる。

平成時代の3つの変化

―平成30年間で、メディカル給食はどのように変化しましたか

　私自身、34年程前に築地の国立がんセンター（現・国立がん研究センター）の運営部門に入職した身であり、本日のインタビューにあたり、その当時の栄養管理室（給食部門）について思い出してみました。

　若い世代の方は驚かれるかも知れませんが、その頃の栄養管理室（栄養士、調理師）は組織上、私が在籍した庶務課の一部として位置づけられていました。今でこそ栄養サポートチーム（NST）をはじめ医療に密接に係る部門として当たり前のように認識されていますが、平成の序盤までは日本におけるがんの最先端の医療研究機関でもそのような状況でした。これらを踏まえながら、おおきく3つのことを申し上げたいと思います。

1「病院の直営業務から業務委託へ」

　まず「病院の直営業務から業務委託への移行」です。そもそも病院での業務委託については医療関連ビジネスとして、昭和の30年代まで遡りますが、病院給食については、1986年（昭和61年）3月に発出された「病院における給食業務の一部委託について(※)」（健康政策局長通知）により、それまでの病院直営

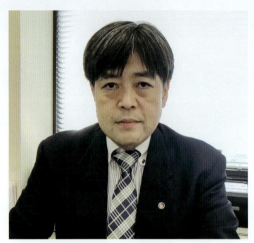

厚生労働省医政局医療関連サービス室
川畑測久室長

方式が緩和されましたので当該通知が病院給食における業務委託の起源となります。

　また91年（平成4年）の医療法のいわゆる第2次改正において業務委託の水準の確保がテーマの一つになり、診療等に著しい影響を与える業務として医療法施行令への位置づけや同施行規則へ明記され、92年（平成5年）2月には「病院、診療所等の業務委託について」（健康政策局指導課長通知）を発出し、今日の病院の給食業務の原型となっています。

　その後95年（平成8年）に院外調理を認めるために医療法施行規則を改正しています。（一財）医療関連サービス振興会が実施した「平成30年度医療関連サービス実態調査報告書」によれば患者等給食の委託率は、53.8%（平成15年度）→70.3%（平成30年度）へと推移しています。

2「基準給食制度から入院時食事療養費へ」

続いて、2つ目は「基準給食制度から入院時食事療養費への移行」です。基準看護、基準寝具及び基準給食制度は、昭和30年代に創設された、いわゆる3基準と呼ばれています。

入院時の食事料は、93年（平成6年）の健康保険法の一部を改正する法律の施行に伴い、同年10月からそれまでの「療養の給付」から「療養費」としての位置づけに移行され、患者の一部負担金として1日当たり1,900円、96年（平成9年）改定では1,920円となり、その後の2005年（平成18年）改定では一食当たり640円に改められるなど、診療報酬制度についても様々な改革が実施され今日に至っています。

3「患者ニーズに応える新たな食事提供へ」

そして、3つめは「患者ニーズに応える新たな食事提供への移行」です。平成時代の30年の間で、病院における直営から外部委託へ大きく転換しました。この背景の一番の要因は病院側が経営に配慮した結果と考えられます。他方、もう1つ副次的な要因として、専門の給食事業者にお任せ（委託）することで食事内容の質の向上につながるとの考え方もあったのではないでしょうか。

病院給食に対する患者さんのイメージも今日の状況とは大きく異なり、「あまり美味しくない、温かいはずの献立が冷たく提供されている、タイムリーに提供されない」などマイナスのイメージが常に先行した時代でした。現在では適時適温、治療食、クリスマスなどの行事食、産科病棟では特別な献立による提供など患者さんからの要望に可能な限り対応できるよう様々な工夫がされています。

また、今ではどこの病院でも一般化している患者満足度調査についても、食事提供に関する質問項目は重要性を増しており、診療内容、外来の待ち時間、療養環境などの項目と同様に、病院を選択する際の指標になっていることがうかがえます。

令和時代の3つの課題

1 人口減少と働き方改革

―令和時代の大きな課題は何ですか

第一に、人口減少と働き方改革です。これまで医療・介護を含む社会保障の話題は、すべての団塊世代の方が75歳（後期高齢者）になる2025年（令和7年）をターゲットとして、盛んな議論が進められてきました。昨年10月には消費税が10%に引き上げられ、税と社会保障の一体改革も一区切りがついたところですが、少子高齢化を視野に入れた全世代型社会保障検討会議が新たに開始されています。公表されている人口推計によれば2025年以降は、高齢者（65歳以上）人口の増加は緩やかになり、2042年（令和24年）に数の上ではピークになります。厚生労働省では生産年齢人口が少なくなることから2040年（令和22年）問題として議論が進められてきました。

また、令和元年度から残業時間の上限（1月当たり45時間、年間360時間）など、いわゆる働き方改革にも取組む必要があります。病院の給食業務を含む医療分野は、人に依存することで成立する労働集約型産業の典型です。現時点でも人材確保に支障を来していない分野は皆無と考えていますが、2042年に向けて生産年齢人口が減少することを考慮すれば、今後の医療分野の人材確保は更に困難を極めることが予想されます。明確な答えは持ち合わせていませんが、人材の代替手段として第4次産業革命にあたるAI技術やIoTなどの産物を病院給食業界、特に現場に少しでも活用できないものかと思案しています。

2 災害時の食事提供

第二に、大規模災害を想定した食事提供のあり方です。我が国では東海地震を想定し、1995年（平成7年）の阪神・淡路大震災を契機に様々な対策が検討されてきましたが、東日本大震災など想定外の自然災害が発生しています。

2018年（平成30年）9月の北海道胆振東部地震ではブラックアウトによる停電で病院や

給食事業者の冷凍・冷蔵施設も影響を受けたため、食材の確保が危ぶまれました。一時は札幌市内を中心に道内の医療機関3日分の患者給食に相当する9万食を確保するよう要請があり、関係者にも協力をお願いしましたが、その数時間後には復電し流通も改善したことから、大事には至りませんでした。

また昨年10月の台風19号に伴う災害では、都内の病院が浸水し地下にある厨房が使えない状況になるなど地震以外の自然災害に対しても平時からの備えの重要性を改めて認識しました。

給食業務を受託している事業者においても事業継続計画（BCP）の策定について、改めてご協力をお願いします。

3　外国人患者への食事提供

第三に、外国人患者に対する食事の提供です。いよいよ来夏には2020年東京オリンピック・パラリンピックが開催されます。過去には例を見ない大勢の外国人観光客が来日されることが予想されます。また、医療分野ではメディカルツーリズによる受け入れを推進する病院も少なくありません。

将来にわたって外国人の訪日客が増加すると仮定した場合、外国人患者を受け入れる病院では、ハラルに代表される宗教や食文化に配慮した食事の提供について検討する必要があります。

医療・福祉施設給食製造の技能実習試験実施機関の役割に期待

―給食業に携わる、給食企業、メーカー、卸への激励をお願いします。

2018年（平成30年）4月に着任し、給食企業等で構成される（公社）日本メディカル給食協会と、病院に食材を提供するメーカーや卸売企業で構成される全国病院用食材卸売業協同組合の2つ団体との縁（えにし）をいただきました。日本メディカル給食協会では、昨年から外国人の技能実習第2号の制度に基づき、医療・福祉施設給食製造の技能実習生の試験実施機関の役割を担当されます。この制度は、我が国の病院等給食製造における優

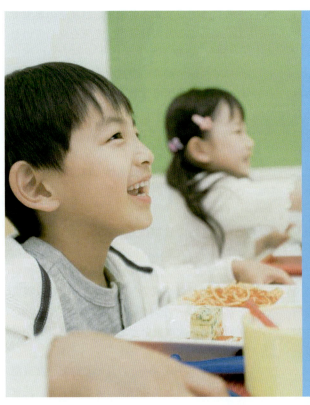

空とぶペンギン

私たちの変わらぬ想い、
「おいしい料理は愛情と工夫から」

コントラクトフードサービス
●社員レストラン　●オフィスビル内レストラン　●大学カフェテリア　●学校給食　●寮・保護所食事サービス

メディカルフードサービス
●病院給食　●老人施設給食　●福祉施設給食

コンセッションフードサービス
●各種宴会場運営　●売店・コンビニ運営

ケータリングサービス
●出張パーティー　●高級仕出し　●配送ランチ

一般レストラン
●官公庁内喫茶レストラン　●会館内レストラン

日本ゼネラルフード株式会社
〒460-0012　名古屋市中区千代田5丁目7番5号　パークヒルズ千代田
Tel: 052-243-6111　Fax:052-243-6130
https://www.ngf-penguin.co.jp

れた調理・栄養管理・衛生管理の技術を送り出し国（開発途上国等）への移転を図り、その国の経済発展を担う人づくりに協力することで国際貢献の一翼を担うしくみです。

令和の幕開けとともに、同協会の柱として育んでいくべき大変意義深い取組みですので、私自身関わった者のひとりとして将来にわたって注目していきたいと思います。

もう一つの団体である全国病院用食材卸売業協同組合では、病院用食材の提供を通じて医療介護分野において、新たな食材の商品開発をはじめ様々な事業に取組まれています。来る2月には熊本市において第四回ジャピタルフーズフェアin九州・沖縄が熊本市で開催されます。

病院をはじめ介護・福祉施設で行われている食事の提供業務は、給食企業、メーカー及び卸売企業のご協力がなければ成り立たない状況にあります。引き続き皆さまと病院・介護福祉施設との相互が連携し発展されることを祈念いたします。

医療関係者と業界をつなぐ医療関連サービス室

—その他、伝えたいことがあれば

最後に私の医療関連サービス室について触れさせていただきます。

昭和の終盤に「医療関連ビジネス調査室」として産声をあげ、1989年（平成元年）には医療関連ビジネス振興室へ名称を変更、そして1990年（平成2年）10月に現在の医療関連サービス室として今日に至っています。

当室では、病院給食業務を含め、病院が業務を委託できる8分野を担当しており、平成とともに歩んでまいりました。これからも医療関係者と給食業界の皆さまの橋渡しができるよう、先ずは現場の実情を理解し、その時々のニーズに応じて、新たな制度創設や仕組みの見直しに取組んでまいりますので、引き続きよろしくお願いいたします。

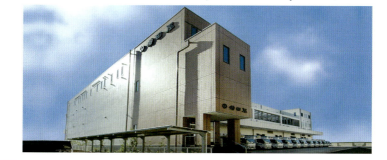

メディカル給食の平成の30年間と今後

武蔵野赤十字病院栄養課 課長 原純也

平成の時代にもっとも変貌を遂げたのがメディカル給食と言っても過言ではないだろう。民間委託化や適時適温給食、院外調理の解禁などにより、それまで、早い・冷たい・まずいと言われた給食は、楽しく・温かく・おいしいものに進化した。武蔵野赤十字病院栄養課の原純也課長に、平成の振り返りと令和の課題、そして原課長が始動したTokyo EATの取り組みについてまとめていただいた。

1.病院給食の変遷

健康保険法の規定に基づき1950年（昭和25年）に始まった基準給食制度は、制度創設から社会情勢の変化と共に大きく変化してきた。病院で提供される給食は治療の一環であるため、【表1】のとおり最初は、診療報酬として算定されていたが、1994年（平成6年）10月より入院時食事療養費制度が導入され、この事で入院時の食費が、保険給付の対象としつつも、在宅と入院の費用負担の公平化を図る観点から、在宅と入院双方に掛かる費用として、食材料費相当額を自己負担となり、患者側のコスト負担意識を高めることによる、食事の質向上も期待したものとされていた。

食事療養費は入院時食事療養（Ⅰ）入院時食事療養（Ⅱ）と分類され、食事療養費Ⅰは給食料の143点と基準給食加算の47点を足した190点を1900円に移行したものである。併せて、特別管理給食加算（俗にいう適時適温加算）は200円へ、食堂加算、選択メニュー加算が新設されていった。

2000年（平成12年）に介護保険が施行され、「医療と介護の一体的な改革」の中で、2005年（平成17年）には介護保険における食費・居住費（水光熱費）の見直しがなされたことにより、療養病床については、介護病床と同様に「住まい」と考え、2006年（平成18年）には入院時生活療養費制度が導入され、食費・居住費（光熱水費相当）の自己負担化が始まった。さらに2006年（平成18年4月の入院時食事療養費の改定により、食事療養費の算定が1日単位から1食単位へと改定されたことに加え、適時適温等に対する特別管理加算の廃止（入院基本料へ丸められた）、特別食加算も減額され、栄養部門の収支に大きな影響を与えた。また、入院患者の自己負担額も260円だったものが、2016年（平成28年）4月より360円へ、2018年（平成30年）4月からは460円となった。

2017年（平成29年）度の中央社会保険医療協議会にて出された資料によると【表3及び表4】、病院収入は患者1名当たり約300円減収し、支出は患者1人当たり4～500円くらい増えた。現在の病院部門の収支は約700円/人赤字である現状である。

また、1987年（昭和62年）より病院給食業務の外部委託が認められ、アウトソーシン

【表1】食事療養費の変化

	昭和47年	昭和53年	平成4年	平成6年
給食料	40点	100点	142点	143点
基準給食加算	15点	31点	47点	47点
特別食加算	11点	28点	35点	35点
医療食加算		10点	18点	18点
特別管理給食加算			10点	10点

	平成6年4月		平成6年10月	平成8年	平成9年
給食料	143点	入院時食事療養（Ⅱ）	1,500円	1,500円	1,520円
基準給食加算	47点	入院時食事療養（Ⅰ）	1,900円	1,900円	1,920円
特別食加算	35点	特別食加算	350円	350円	350円
医療食加算	18点	医療用食品加算	180円		
特別管理給食加算	10点	特別管理給食加算	200円	200円	200円
		食堂加算	50円	50円	50円
		選択メニュー加算	50円	50円	50円

【表2】現在の食事療養費

入院時食事療養費に係る食事療養及び入院時生活療養費に係る生活療養の費用の額の算定に関する基準

1 入院時食事療養（Ⅰ）（1食につき）
(1) (2)以外の食事療養を行う場合　640円
(2) 流動食のみを提供する場合　575円
注3 特別食加算（1食につき）　76円
注4 食堂加算（1日につき）　50円

2 入院時食事療養（Ⅱ）（1食につき）
(1) (2)以外の食事療養を行う場合　506円
(2) 流動食のみを提供する場合　460円（2018年4月改定）

3 入院時生活療養（Ⅰ）
(1) 健康保険法第六十三条第二項第二号イ及び高齢者の医療の確保に関する法律第六十四条第二項第二号イに掲げる療養（以下「食事の提供たる療養」という）（1食につき）
イ ロ以外の食事の提供たる療養を行う場合　554円
ロ 流動食のみを提供する場合　500円
注3 特別食加算（1食につき）　76円
注4 食堂加算（1日につき）　50円

4 入院時生活療養（Ⅱ）
(1) 食事の提供たる療養（1食につき）　420円
※特別メニューの食事（1食につき）　17円（標準）

【表3】給食部門の収入額

平成29年10月18日中央社会保険医療協議会資料より

【表4】病院部門の支出額

平成29年10月18日中央社会保険医療協議会資料より

グが進む事となった。現在は都道府県により差はあるものの、約60％の病院施設が給食をアウトソーシングしている。また、人口減により給食部門を担う人材の確保に難渋をしている施設や給食受託会社は増えているため、今後の給食業界を考えると、いかに合理化し、少人数でも安全で安心な食事を提供する体制作りが急務である。

適時適温で安心安全な食事提供をするために給食システムもここ20年で大きく変遷を遂げている。大量調理マニュアルでは、調理から食事提供をするまでの時間は2時間とされており、特に病床数の多い病院では、クックサーブ方式での提供は困難である。そこで、クックチル方式による運営を導入する施設が増えてきた。「クックチル方式」は、調理場での作業の平準化ができ、食品衛生管理を徹底することで、従来の「クックサーブ」よりさらに安全性を向上させる点が評価されているが、食事提供時、再加熱後に盛り付けを行うために、患者数が多いと盛り付け時間が掛かってしまい、結局「2時間以内の提供」ができないという問題が残ったままであった。

そこで、ニュークックチル方式による給食運営が求められてきた。「ニュークックチル方式」とは、加熱調理した料理を30分以内に冷却を開始し、90分以内に中心温度3℃以下まで冷却して、チルド状態のまま盛り付けを行い、食事を提供する前に器ごと再加熱する方式である。加熱終了から提供までの時間が短く、再加熱後に人の手が加わることがないので、食中毒などのリスクを低減し、より高い安全性を確保することができる。

特に効率化の面では、提供時には加熱のみで盛り付けの作業さえも不要であるため、スタッフに早朝出勤させる必要が最小限となり、ピークレスにて調理及びトレーメイク（盛り付け）も効率良く現場を運営することが可能となった。また分業制が明確になり、煩雑になっていた（下処理→調理→盛り付け→配膳）作業分担が簡素化できることも挙げられる。また、チルド状態でのトレーメイクを行うので熱いものをもつけることで火傷など起きることもなくなることも期待できる【図1】。

ただ、平準化でき、早朝勤務の軽減には繋がったものの、時間帯で人数を減らすことは

【図1】給食システムの比較

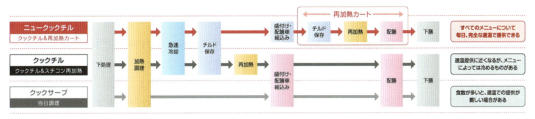

参考) https://www.erecta.co.jp/pro/solutions/cookchill/

可能となったが、総数として人数はあまり減らすことは難しく、人件費費用は並行のままであり、人材確保の課題が残っていると考える。これらを解消するために、セントラルキッチン方式（CK）を導入し、給食運営を行うことにも注目が集まってきている。

　CKは院外で調理を行い、複数の施設に対応した食事を大量、安定的に提供するシステムをいう。一般的には外食チェーンなどのレストランなどで採用されている。CKのメリットとして一括作業を行うことで、調理コストの低減、食品衛生管理の徹底による安全性の向上など、大量調理によるスケールメリットを生み出すことが可能と言われている。しかし、病院給食のように病態や年齢差（咀嚼や嚥下状態）、薬による副作用などで、個別対応を多く強いられる場合、個別調理が院内調理として残ってしまうことや締め切り時間が早く、適した人数で発注が行えず、結局は無駄な食材が残ってしまい、給食費の高騰につながることが懸念される。これらを総合した観点から、今後の給食経営は考えていく必要性がある。

2. 地域連携への課題

　日本は類をみない速度で高齢化が進んでいる。このことで、医療費給付は増え、国の財源を圧迫している【図2】。2年に1度行われる診療報酬では、「人生100年時代を見据えた社会の実現」を掲げ、制度の安定性・持続可能性の確保が重要であると言われている。

　その中、地域医療構想【図3】により、病院機能の変化を推進し、地域包括ケアシステム【図4】の構築を進めている。これは日本が65歳以上の人口は、現在3,000万人を超えており（国民の約4人に1人）、2042年の約3,900万人でピークを迎え、その後も、75歳以上の人口割合は増加し続けることが予想されており、このような状況の中、団塊の世代（約800万人）が75歳以上となる2025年（平成37年）以降は、国民の医療や介護の需要が、さらに増加することが見込まれ、厚生労働省は、2025年を目途に、高齢者の尊厳の保持と自立生活

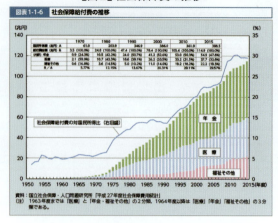

【図2】社会保障費の推移

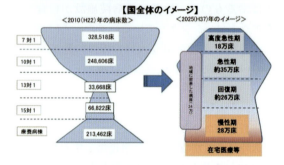

【図3】地域医療構想による医療提供体制の改革

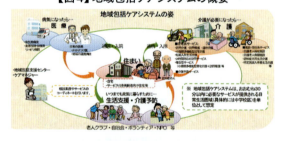

【図4】地域包括ケアシステムの概要

の支援の目的のもとで、可能な限り住み慣れた地域で、自分らしい暮らしを人生の最期まで続けることができるよう、地域の包括的な支援・サービス提供体制の構築を指す。団塊の世代が75歳以上となる2025年を目途に、重度な要介護状態となっても住み慣れた地域で自分らしい暮らしを人生の最後まで続けることができるよう、住まい・医療・介護・予防・生活支援が一体的に提供されるように市区町村単位で進めていかなければならない。

　このシステムでは「自助・互助・共助・公助」の4つのキーワードがある。共助の社会保険サービスについては上記にて書いたよう

に、限界があり、国としては自助・互助を進めていきたい。ただ、自助・互助を進めるにも社会リソースがきちんとされていなければ、路頭に迷うことになる。特に病気を持った方々は「安心して地域で暮らせる」ようにするためには、医療—介護—地域のシームレスな連携が必要であると考える。

3. 地域での活動 「Tokyo EAT」の取り組み

先述した「医療−介護−地域」のシームレスな連携を進めて行くために、地域によっては医療従事者や介護従事者また行政も巻き込んで、様々な仕掛けを検討している。ここでは、当院周辺地域で行っている活動について記述したい。

当院のある武蔵野市は北多摩南部医療圏にあり、北部西部も合わせると現在約51万人の高齢者がいると言われている。この高齢者を地域で暮らし続けるための体制構築が急務である。

設立の意図として、地域で暮らし続けるためには、多職種間での連携の重要性、地域における情報共有のあり方が問われている昨今、地域で暮らし続ける上で、在宅、施設、病院とおかれる環境が移り変わる中で、本人の食べる機能にあった食事が提供され、正しい食事法が実践され、摂食嚥下機能や栄養状態の適切な評価に加え、その評価に基づいた様々な食支援が適切に行うことが重要である。しかしながら、実際にはこれらが十分に行われていない現状がある。また院内のみならず、急性期病院や回復期病院間における連携、あるいは病院から施設・在宅への連携やその逆の連携が求められている。そこで、東京都多摩地域を中心とし、「Tokyo EAT（栄養と摂食を考える研究会）」を発足した。地域で暮らす人々を支える人たちが、「いつまでも食事を楽しむ」ことができ、さらには、安心して暮らすことのできる街づくりを目的としている。

現在、特に食に関する問題点として、①「なにを、どう食べるか」といった情報が正しく判断されずに、また、安易に扱われている状況と、②これらを実践するために必要な病院や施設、店舗情報などが地域で共有されていない実情がある。

当地区の具体的な問題点への取り組みとして、食に関する問題点について明らかにした。（日本医療研究開発機構研究費　長寿科学研究開発事業"地域包括ケアにおける摂食嚥下および栄養支援のための評価ツールの開発とその有用性に関する検討"　研究代表者菊谷武）。

東京都北多摩南部医療圏および近接地域に立地する病院48か所、高齢者入居施設55か所、通所介護施設306か所、計409か所に対して、アンケートを送付し、嚥下調整食の基準や提供時の呼称、情報提供の方法について調査した。

回答があった136施設のうち、嚥下調整食の提供がある施設は88施設（病院30件、高齢者入居施設40件、通所介護施設66件）であった。提供している嚥下調整食の基準にしている指標として60％の施設で基準を持たず、患者または利用者が他施設へ移動する際には、施設独自の食形態名称で情報提供していることが明らかとなった。

また、嚥下調整食に関して情報提供をしていない施設は23％みられた。2016年（平成28年）度の診療報酬改定において、嚥下調整食の基準として例示された嚥下調整食学会分類2013はほとんど利用されていない現状が明らかとなった。また、嚥下調整食は様々な名称で提供されており、副食の嚥下調整食4（嚥下調整食学会分類2013）では、約70種類存在した。また、とろみに関しては、中間のとろみで33種類と多くの呼称が存在していることが分かった。さらに食事提供時の呼称でみると、「常食」という呼称がコード3や4など物性の異なる食形態に存在し、これらの呼称による情報提供において、機能に合わない食事の提供がなされる可能性が考えられた。これらは、誤嚥性肺炎や窒息のリスクを高める要因になる危険性を孕んでいると考えられた。この調査結果より、地域において、

【図5】「食べるを支える」ホームページ

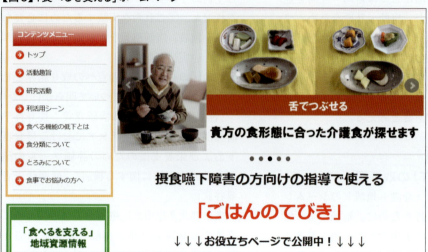

↑ホームページ
QRコード

嚥下調整食の基準化や情報共有に向けた体制が整備されていない現状が明らかになった。

次に地域における食支援を推進するツールとして「食べるを支える（URL；http://www.shokushien.net/）」【図5】を開設した。ホームページでは、入院患者が退院または転院する際に退院先の施設や病院で提供可能な嚥下調整食の情報が検索可能である。また、市販の介護食についても、住所入力より最寄りの取り扱い店舗の検索が可能である。在宅療養中の患者にとっては、調理により嚥下調整食を準備することはしばしば困難であるが、市販製品をどこに行けば購入ができるかの情報を入手することも困難な状況がある。

このホームページを活用することで、患者や家族らが介護食や宅配食を入手しやすくなることが期待される。また、このホームページでは、嚥下調整食のレシピコンテンツの開発も行っている。

現在、嚥下調整食のレシピは、「基本レシピ」、「アレンジレシピ」、「プロが教える在宅向けレシピ」の3つのカテゴリーを準備している。「基本レシピ」は、嚥下調整食の基本的なレシピである。嚥下調整食コードにあった調理方法がダウンロード可能だ。「アレンジレシピ」は、市販の介護食を利用したレシピである。市販の製品を利用するため、簡単な調理によって市販の食品をアレンジし、食事のバリエーションを増やすことが可能である。調理前の状態で、すでに食物の物性が担保されているため、手作り感がありながら、安心して食事の提供が可能である。

「プロが教える在宅向けレシピ」は、在宅で訪問栄養指導を行っている管理栄養士が監修したレシピである。スーパーマーケットなどで購入可能なお惣菜等を利用した嚥下調整

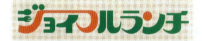

食の作成方法など、創意工夫がちりばめられたレシピである。家族と同じ味を食べられることも患者の生活に彩を加えるものであると考える。いずれのレシピも、複雑な調理を必要としないため、利用者から好評を得ている。

また、嚥下調整食に関する情報を一括でダウンロード可能なコンテンツ「ごはんのてびき」を公開した。患者に適した嚥下調整食コードと住所を入力するだけで、嚥下調整食レシピや市販の介護食の販売店舗情報、水分へのとろみの付与方法などの情報が一括で入手可能である。退院時栄養指導等に活用することで、患者が退院後も適切な食事を継続する一助になると期待される。今後も、利用者に役立つコンテンツを拡充する予定である。

「食べるを支える」ホームページでは、多摩地域のみならず、全国で登録を希望する病院、施設、宅配食店舗の登録を進めている。また、市販の介護食を取り扱う店舗の登録も拡大している。これらの登録はホームページから申請可能である。

その他にも地域共通の栄養情報提供書の作成やそれらを周知する勉強会などを展開し活動している。

4. 地域における「食・栄養」の専門家である栄養士による同職種間連携強化の必要性

医療機関や福祉施設また、在宅（地域）に管理栄養士や栄養士は存在する。地域の栄養と職を支えるためには、管理栄養士・栄養士による同職種間連携が必須であると考える。

先述、自助互助のためのツールについて開発されて進めているが、栄養や食に関しての社会的リソースの有効活用は栄養士が地域へ教育し、専門職種で共有していかない限り発展はない。特に社会情勢・仕組みは様々に変化していく。その時に専門職種である管理栄養士・栄養士がきちんと正しい情報発信や有効活用法について啓蒙していくことが必要であり、地域住民の傍に管理栄養士・栄養士がいる安心があることが重要であると考える。

また、医療機関同士や福祉施設間での連携については進んでいるものの、医療と介護との連携はまだまだ希薄である。現在は地域包括ケアシステム推進のため、診療報酬や介護報酬でも、「連携」に関して求められているため、市区町村の医療・介護での連携を推進すべきである。更に現在では、地域には「栄養ケア・ステーション」が設立され地域住民の栄養や食に関しての対応がされるようになってきた。様々な箇所に管理栄養士・栄養士が存在することで「地域で顔が見える」存在となり、地域を支えていくことが重要である。

5. 最後に（管理栄養士・栄養士が世の中で必要である存在であるために 〜 AIとホスピタリティー〜）

ここ最近、テレビなどのメディアではよく「AI」について取り上げられている。プロ棋士にAIが勝ったとか、人間では非常に難しいことを、AIを駆使することで、いとも簡単に成し遂げてしまうことなど、素人目にはAIは無限の可能性を秘めているのではない

私たちは、信頼と実績が証明する
高品質なフードサービスで医療・介護を
支えています。

入院患者様、施設入所者様に喜んでいただけるお食事を身内のつもりになってご提供しています。
http://www.fuji-i.com/

医療・介護・福祉食事サービスのパイオニア

富士産業株式会社

東京都港区新橋5-32-7 FIビル
Tel. **03-5400-6111** (代表)

かと期待する部分もあるが、危惧することもある。

期待する部分として、今まで人の技術や努力に頼ってきた、給食でのインシデント発生に関する事項について、例えば食中毒や食物アレルギーに対しての対応もAIで解決できることは多々あると思う。患者情報と食材とを組み合わせて、除去しなければいけない食材やメニューについて、具体的な指示をコンピューター内で行うことやとても煩雑である、発注や在庫管理もAIを駆使することで、無駄な発注を省いたり時間の軽減につながるのではないか、それに適時適温やその料理の最適な美味しさをAIによって管理し、出来上がりを一定にできるなど、給食管理でのAIの活用に今後、期待できるのではないか。

危惧する部分としては最近、栄養食事指導のためのAIも開発も進められている。例えば、冷蔵庫にAIを組み込み、冷蔵庫にある材料で、その人に最適なメニューを提案したり、食事や活動に関する問診をすることで、適切なエネルギー量の算出や栄養指導を行えるというものがあるようだ。

2013年に英オックスフォード大学でAI（人工知能）などの研究を行うマイケル・A・オズボーン准教授の論文「THE FUTURE OF EMPLOYMENT: HOW SUSCEPTIBLE ARE JOBS TO COMPUTERISATION?*（雇用の未来－コンピューター化によって仕事は失われるのか？*）が発表された。これは702の職種すべてについて、コンピューターに取って代わられる確率を詳細に試算している。これはこれから「消える職業」「なくなる仕事」を示したに等しい。この結果によると、生き残れる職種：内科医・外科医が15位、歯科医が19位、看護師が46位、薬剤師が54位、弁護士が115位、シェフ、コック長が169位で栄養士・管理栄養士（Dietitians and Nutritionists）は、11位であった。非常に他の専門職種より高い結果であったが、これは欧米で行われている栄養士業務によって試算されたもので

【表5】19医療系職種の2040年需要予想（2018現在との比較）
週刊ダイヤモンド2019年6月号より

需要減トップ10

順位	職種名	減ると予想した割合
1	製薬会社のMR	86%
2	歯科医師	63%
3	医療事務職員	59%
3	臨床検査技師	59%
5	薬剤師	53%
6	診療放射線技師	53%
7	医師	46%
8	歯科衛生士	40%
8	臨床工学技士	40%
8	**管理栄養士**	**40%**

需要増トップ10

順位	職種名	増えると予想した割合
1	看護師	67%
1	理学療法士	67%
3	作業療法士	63%
4	言語聴覚士	60%
5	介護福祉士	50%
6	精神保健福祉士	46%
7	獣医師	44%
8	社会福祉士	41%
9	**管理栄養士**	**40%**
10	救急救命士	37%

役割の拡大
AIの進化

※MRは製薬会社の医薬情報担当者。医師は歯科医師、獣医師を含まない。看護師は准看護師を含む。介護福祉士、精神保健福祉士、社会福祉士は医療機関における従事者に限定。順位は小数点以下も加味している。

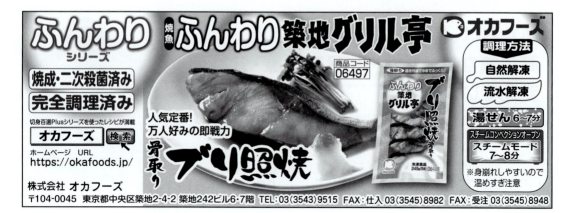

ある。また、2018年6月発売の女性セブンより「令和になくなる職業」として、12位に給食調理人（代替可能確率：99.3%）がランキングされている。ちなみにここには栄養士の文字はなかった。

さらに週刊ダイヤモンド2019年6月号【表5】において、「19医療系職種の2040年需要予想」では、需要減の8位として、需要増の9位として管理栄養士がともにランキングしている。需要減・需要増の両方にランキングしている職種は管理栄養士のみである。ここで重要なことは、「普遍的に生き延びてきた職業は、その時代の社会環境に適応し、人々の需要に応えてきた！」という事実である。これは給食と栄養をきちんと分業し、テーラーメイドな給食管理・栄養管理が求められていることだと思う。

社会から求められ令和時代に生き残れる管理栄養士・栄養士であるため、社会環境に敏感である、国民から求められ続けるような仕事をしていきたいと考える。

プロフィル

原 純也 氏

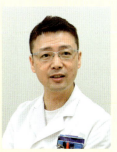

武蔵野赤十字病院 栄養課課長。（公社）日本栄養士会理事、（公社）東京都栄養士会 理事。1992年3月、東京健康科学専門学校栄養士科卒業後、2017年4月、十文字学園女子大学大学院 人間生活学研究科食物栄養学専攻 修士課程入学、2019年3月修士課程修了（栄養学修士学位取得）、同年4月博士後期課程入学。現在に至る。日本静脈経腸栄養学会（学術評議員）日本病態栄養学会（代議員/学術評議員）。

平安時代の主食「固粥」
スーパーフード「キヌア」配合で復活!!

簡単便利毎日モーニングチャージ®

ダイエットの方、頭脳労働の方も　　**お年寄りも、ご婦人も、お子様も**

KISSBEEモーニングチャージの"固粥"

創業51年記念商品

平安固粥 キヌア入り（缶入）

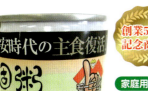

【家庭用】230g×12缶セット 4,560円（税抜） 賞味期間 3年間 贈答品にもピッタリ

缶詰だからできた毎日食べたい穀物の美味しさ逸品です！
古来からの日本人の主食であった玄米のおかゆ（固粥）にチャレンジしてみましょう！
*美味しく歯ごたえもありますので毎日食べても飽きません。食べ方は人それぞれで、お味噌や梅干しなども合います。

五穀あずき玄米おかゆに現代のスーパーフード"キヌア"を配合。厳選した国産こしひかり玄米に小豆、大豆、ハト麦、自然海塩（0.3%）を加え、高圧釜で製品化しました。

── お子様の栄養食にもピッタリ・なんと幸せ健全食® ──

販売　kissbee **キッスビー健全食株式会社**　☎**0120-0545-83**（オイシイ ハチミツ）

〒181-0014 東京都三鷹市野崎2-17-34　TEL：0422-32-7433　FAX：0422-32-7425　E-mail：info@kissbee.jp

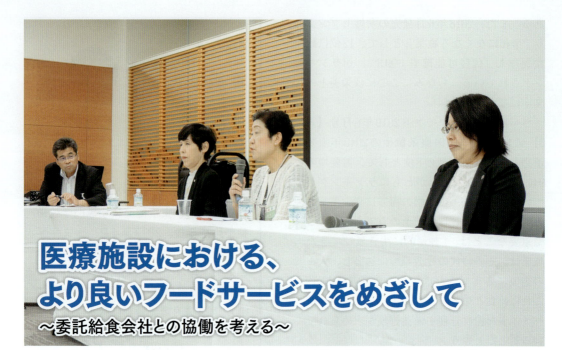

医療施設における、より良いフードサービスをめざして
～委託給食会社との協働を考える～

左から、石川祐一教授、髙山寿子氏、朝倉比都美氏、川島孝子氏

　去る9月12日、フードシステムソリューション2019で、「医療施設における、より良いフードサービスをめざして ～委託給食会社との協働を考える～」シンポジウムが開催された。病院栄養士として帝京大学医学部附属病院の朝倉比都美栄養部長が登壇され、委託して10年間の給食改善内容など病院における食事提供の実態を詳細に説明した。一方、受託給食企業からは、㈱ニッコクトラストの髙山寿子 メディカル事業部長とシダックスフードサービス㈱の川島孝子 メディカル事業本部業務サポート部部長が登壇。受託給食企業の社会的役割や従業員教育、生産性向上の取り組みについて紹介した。3者の発表概要を紹介する。

※次号、2020年新春1月号で、3者の発表の詳細と、茨城キリスト教大学生活科学部食物健康科学科の石川祐一教授をコーディネーターに開かれた充実したパネルディスカッションの模様を紹介します。

食事サービスのプロ集団として
専門知識を伸ばす教育に注力

　㈱ニッコクトラストの髙山寿子 メディカル事業部長は、アウトソーシングのメリットとして、「医療従事者が本来の業務に専念できる。また、専門業者へ委託を行うことで、業務の精度・質の向上が図れる。そして医療におけるサービスの向上など患者様の満足度を高めることが可能」と話し、患者等給食業務が70%強外部委託（全面・一部含む）されていることを説明した。

　受託会社を取り巻く現状としては、「人手不足が進行し、今と同じことを続けると、アウトソーシングメリットでもある専門職としてのサービスの充実、つまり患者様への満足度が危ぶまれる」と危機感を示し、その対応として「安全第一のおいしい食事提供を維持するため、各病院栄養科や契約窓口へ提案の機会が増えている」と説明した。

　同社では、受託責任者や指導助言者が病院担当者へ説明を行う際に、受託側と病院側の双方にメリットがあることをしっかり説明できる人材育成が重要と考え、新卒者を対象にした「キャリア形成制度」を19年から運用開始した。77年の歴史の中で初めての試みである。

　5年間のカリキュラムで、3年間は現場の基礎研修に取り組み、次の2年間で応用研修として運営・マネジメント研修が実施される。これまで各現場に任せていたOJTが、3年と2年の計5年先まで、会社として技術習得の見える化を図る制度に刷新され、全体で共有するシステムとなった。

　また、社内研修だけでなく、給食関連団体が実施する研修、各種展示会での情報収集、海外研修

への参加も促し、「受託責任者から指導助言者としての活躍を目指し、給食管理プロフェッショナルの育成を図る」と強調した。なお、キャリア形成制度最終の5年目には、ディズニーアカデミーの受講の研修も実施し、モチベーション向上につなげるという。

髙山部長は「人手不足が拍車をかけ人海戦術には限界がある。知恵と工夫でこの現状を乗り越えるには、教育はどの業態、どの会社でも専門職としての義務であり、厨房設計、機器選択、献立作成、食器選定など、受託側の我々も知識を得なければいけない。食事サービスのプロ集団として専門知識を伸ばす教育に注力し、患者様を家族の一員と捉え、心のこもったおもてなしの食事が提供できる人材、病院側スタッフの皆様とパートナーシップが築ける人材などの育成を図りたい」と意欲を示した。

治療を目的とした給食経営マネジメントができてこそ、給食は継続できる

帝京大学医学部附属病院の朝倉比都美 栄養部部長は、給食存続のために求められるものとして、病院管理栄養士には①病院のBCP（事業継続計画）の実現、②各診療科と診療計画の立案、③病院側の意向と委託会社の意向の調整――の3つを挙げた。一方、委託会社には、（単においしさや満足ではなく）事業目的である治療のための食事を理解した上での契約や、各事業所内での組織（体制・目標）を作ることなどを求め、そのためには「治療方針と合理化も備わった適切な献立作成が大事」と話した。

それから、委託会社との10年間の給食改善内容を詳細に説明した。委託会社とともに、選択メニューの導入と改良、朝食・夕食のオーダー時間延長などに取り組んだ成果を話し、「業務改善は合理化だけでなく、患者サービスの向上や看護部の業務軽減など病院のメリットもなくてはいけない。特に、医療への貢献は重要だ。心臓病食や術前食といった新しい食種の導入はすべて医療の質の向上である」と強調した。

朝倉氏は「委託会社と一緒に仕事をすることは大切だ」と話し、メリットとして▽業務改善に積極的▽採用人事の労力が不要▽衛生管理体制の整備――を挙げ、課題としては、▽会社・従業員ともにコスト意識が低い▽教育体制がやや不十分▽従業員の能力差が大きい――とした。

そして「食事療養費は多くの病院で赤字だ。業務の簡素化ばかりの合理化ではなく、病院の機能に沿った治療を目的とした給食経営マネジメントができてこそ、医療の中で給食の継続が可能となる。医療施設と給食がともに知恵を出して、給食経営マネジメントを行うことが必要だ」と結んだ。

人材確保と生産効率の向上で状況改善
病院側と受託会社の連携が重要

シダックスフードサービス㈱の川島孝子 メディカル事業本部業務サポート部部長は、受託会社が抱える最大の問題を人手不足とし、募集をかけても応募が無いことや働く従業員の高齢化、仕事が複雑で覚えられず離職が増加している状況を説明して「少子高齢化を踏まえれば採用難はこの先も改善されることはない。病院給食を継続していくためには、①人材をどう確保していくのか②少ない人材で最大限のパフォーマンスを発揮するためには、どのような仕組みづくりが有効か（生産性向上の取り組み）――を考える必要がある」と述べた。

同社が進める①の取り組みとしては、▽高齢者など雇用の拡大▽外国人技能実習生の受入れ▽定年制の見直し▽人事体制の見直し▽働き方の多様性への対応▽社員教育――を挙げた。②としては、▽院外調理品の使用率拡大▽工数の見直し▽ITの活用▽（未来に向けた課題として）IOT、AIの活用――を挙げ、「これらは受託会社のみでは乗り越えられない壁であり、病院の皆様と一緒に乗り越えていきたい」と期待をかけた。

川島氏は「院外調理品の活用や工数の見直しなど協力を求めたが、病院食の提供を行う上で、治療の一環として適切な食事を提供し、食事に満足していただきたいという想いは、病院で働く皆様と同じだ。治療効果を上げるための個人対応や嚥下食の対応など作業量が多い食事の対応は病院食では当然のことである」と述べ「それをムリなく行うためにはどのような手段があるかを一緒に考えていただきたい。現場で起こる様々な問題に対して、病院・受託会社と切り分けるのではなく、一緒に対応できる関係性を築いていきたい」と連携を求めた。

食べる人。作る人。みんなが喜ぶ。新しいおいしさ。
食の喜びを全てのひとへ。
「楽らく」シリーズは皆様に新しいおいしさをお届けします。

フィッシュ・デリ 骨なしさばのきんぴら風

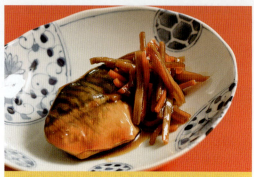

骨なしさばのきんぴら風 を使った盛付例

魚と野菜のオールインパック。自然解凍・流水解凍OK。脂のりの良いジューシーなさばと、人参、ごぼうをごま油の効いた甘辛いタレで仕上げました。

Quickポップコーンシュリンプ

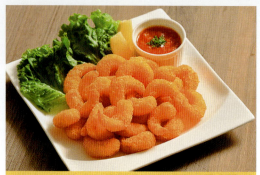

Quickポップコーンシュリンプ を使った盛付例

特殊製法により自然解凍でも油で揚げてもエビと衣の美味しさを感じていただけるように仕上げました。

楽らく骨なしあじダイスカット（打粉付）

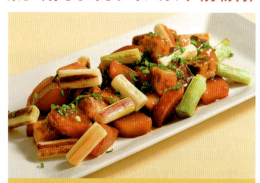

楽らく骨なし天然ぶりダイスカット（打粉付）を使った調理例

脂のりがよく、ジューシーな食感のぶりを形の整ったサイコロ状にカットして、打ち粉をまぶしました。和食、洋食ビュッフェの素材品としておすすめです。

お芋のようかん

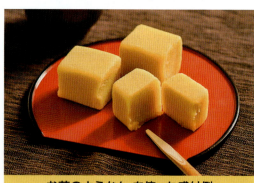

お芋のようかん を使った盛付例

さつまいもペーストと白生あんを使用し、素材感を生かしました。しっとりしたお芋のようかんです。

 株式会社 大冷

http://www.dai-rei.co.jp

本　社　〒104-0052　東京都中央区月島2-3-1
　　　　TEL.03(3536)1551(代)　FAX.03(3533)2402
支店／東京・札幌・仙台・高崎・名古屋・大阪・広島・福岡

月刊「メニューアイディア」増刊号2019年版。堂々発刊!

全国のアスリートとそのご家族、食事提供サービス事業者に贈る

(一社) 日本スポーツ栄養協会協力　　レシピ監修：鈴木志保子協会理事長

『アスリートとスポーツ愛好家のためのレシピ』

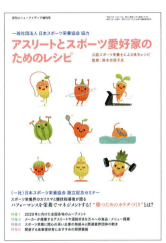

2019年版の表紙

日本で唯一の給食総合誌『月刊メニューアイディア』が毎年1回お贈りする増刊号が発刊しました。メイン企画は、(一社) 日本スポーツ栄養協会の会員である22名の公認スポーツ栄養士が作成、スポーツ栄養の第一人者である鈴木志保子協会理事長が監修した120ページに及ぶオリジナルレシピ集です。アスリートが置かれた状況に応じてレシピを使い分けられるよう、5つのカテゴリ（通常練習期・試合期・増量期・減量期・補食）に分けて実用化するとともに、各カテゴリの前文ではそれぞれの時期に必要な食事や工夫点、レシピのポイントなどをまとめています。また、協会設立セミナーや2020年に向けた全国各地のムーブメント、スポーツ栄養に特化した商品紹介など、雑誌後半にはスポーツ栄養に関する各種情報を掲載しております。協会レシピと併せ、ご活用ください。

充実したコンテンツ

●**特別企画　(一社) 日本スポーツ栄養協会 設立記念セミナー**
　スポーツ栄養界のカリスマと競技指導者が語る、パフォーマンスを栄養でマネジメントする！"勝つためのカラダづくり"とは?
　2008年の北京オリンピックで金メダルを獲得したソフトボール女子日本代表チームをはじめ、2020年の東京大会へ向けて様々なアスリート、チームの栄養サポートを行うスポーツ栄養界のカリスマ、鈴木志保子協会理事長と各競技の指導者が語る"勝つためのカラダづくり""スポーツ栄養マネジメント"とは!?

●**特集Ⅰ　2020年に向けた全国各地のムーブメント**
・内閣官房東京オリンピック・パラリンピック推進本部事務局に聞く
　2020年に向けて盛り上がりをみせる全国各地の日本の食発信の取組み
　～ GAP食材を取り入れた食事提供、ホストタウンにおけるイベントなど ～
・東京2020ゴールドパートナー㈱明治、全国各地で「meiji Tokyo 2020 Fes」開催

●**特集Ⅱ　メーカーが提案するアスリートや運動好きな方々への食品・メニュー提案**
・吉原食糧が提案する、筋肉の運動に着目したアスリート向け食品「マッスル麺® ミックス粉（MS02）」
・SEE THE SUN の「ZEN MEAT」が話題沸騰！高タンパクで低脂質!減量に取り組むアスリートに最適!!
・積極的な身体づくりを応援する、ニチレイフーズの冷凍惣菜セット「気くばり御膳® パワーデリ®」
・心と体を整えるみそは、日本が誇るアスリートフード！[みそ健康づくり委員会]
　食育指導部・みそソムリエの小山明子氏が唱えるみその効用とレシピ提案

●**特集Ⅲ　スポーツ栄養に関心の高い企業の取組みと関連業界団体の動き**
　メリックス㈱、㈱LEOC、(公社) 日本給食サービス協会、(公社) 集団給食協会

●**特集Ⅳ　関連する食事提供者におすすめの厨房機器**

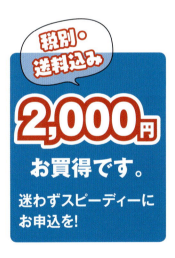

税別・送料込み 2,000円　お買得です。迷わずスピーディーにお申込を!

お申込は今すぐ本社販売部へ ☎03(6231)6091

FAXでお申込みの場合は03(5830)1570へ

食品産業新聞社

本社 〒110-0015 東京都台東区東上野2-1-11(サンフィールドビル)

メニュー

月刊メニューアイディア増刊号2019年版『アスリートとスポーツ愛好家のためのレシピ』申込書

ご住所 〒　　　　　　　　　　　　　　　　　　　　　　　　　　部数

貴社名(ご芳名)　　　　　　　　　　　　　　　TEL

栄養士・調理師・給食関係者皆様のご利用雑誌
給食＆周辺の最新情報がよく分かる！

日本で唯一の全給食業態向け総合月刊誌

『月刊メニューアイディア』のご案内！

市場規模25兆円の外食産業の中でも、特に給食業界に焦点をあて、事業所給食（社員食堂や工場食堂・学生食堂等）、メディカル給食（病院・介護福祉施設等）、学校給食、日配弁当の関連関係者を購読対象者にした、日本に1つしかない全給食業態向け総合月刊誌です。

毎月、給食業界の活性化につながる最新情報や給食企業の多彩な取り組みを特集で掲載しており、栄養士・調理師向けに季節のオリジナルメニューを提案、人手不足が深刻化する中、省力化・効率化につながる最新加工食品や多機能調理器具、調理法などを紹介しています。

現場の栄養士・調理師はじめ食材仕入れ担当者から企業経営者、食品卸、メーカーや行政関連など、各種給食関係者の必読の月刊誌となっております。

■メイン記事
栄養士・調理師の方向けに毎月、旬の食材を使ったオリジナルメニューを調理・寸評付きで紹介！仕入担当者向けには食材の市場動向や新製品、マネジメント関係者には業界の最新情報を総合的に網羅する多彩なニュースを毎号発信しています。

■大人気連載シリーズ
①「厨房設計コンサルタントが教える繁盛店づくりの視点」
②北原グループによるレシピ
③エッセイ「高齢者の見える食事風景」
④コラム「記者の目」
⑤食材市況「畜産・水産・野菜」

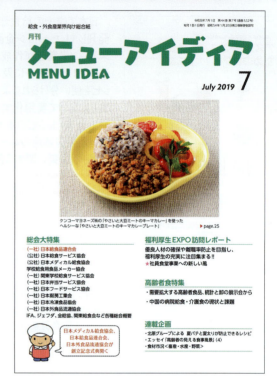

月刊「メニューアイディア」年間購読料

12,000円 （税別・送料込）

購読には本増刊号も12月号として含まれます。

■特集記事例
学校給食甲子園特集、地産地消等メニューコンテスト特集、衛生管理特集、給食業界総会特集、優良給食事業者紹介特集、各種展示会特集（フード・ケータリングショーやフードシステムソリューションなど）

購読申込みは今すぐ当社販売部へ！　TEL:03-6231-6090

FAXでお申込みの場合は、下記をご記入の上、03-5830-1570へ。

『月刊メニューアイディア』年間購読　申込書

部　数：＿＿＿＿＿＿＿＿＿　開始月＿＿＿＿＿＿＿＿＿月号から

購読者名（個人・企業・団体名など）：　　　送り先ご担当者名：

ご住所：＿＿＿＿＿＿＿＿＿＿＿＿＿　TEL：＿＿＿＿＿＿＿＿

広告協賛社・団体等索引

【ア】
㈱AIHO……………………………………133
旭化成ホームプロダクツ㈱………………… 13
味の素冷凍食品㈱……………………………… 4
一冨士フードサービス㈱…………………115
ウオクニ㈱…………………………………112
㈱魚国総本社………………………………185
ウルノ商事㈱………………………………… 11
エスビー食品㈱……………………………105
㈱オカフーズ………………………………216
㈱奥原商事…………………………………214

【カ】
学校給食用食品メーカー協会……………175
(一社) 関東学校給食サービス協会 ………169
キッコーマン㈱……………………………… 6
キッスビー健全食㈱………………………217
キユーピー㈱………………………………… 7
㈱極洋………………………………………187
桐山工業㈱…………………………………… 12
㈱グリーンハウス…………………………186
ケンコーマヨネーズ㈱……………………164
国分グループ本社㈱………………………109
㈱コスモ企画………………………………204

【サ】
㈱サンユー…………………………………169
㈱J-オイルミルズ　………………………104
シダックス㈱………………………………194
シマダヤ㈱…………………………………121
㈱シュガーレディ本社……………………226
昭和産業㈱…………………………………106
鈴茂器工㈱…………………………………134
(一財) 製粉振興会　………………………166
全国学校給食協会…………………………225
全国給食事業協同組合連合会……………… 49

【タ】
大京食品㈱…………………………………… 10
㈱大冷………………………………………220
タニコー㈱………………………………… H4
テーブルマーク㈱…………………………142

天狗缶詰㈱…………………………………180
㈱東京天竜…………………………………163

【ナ】
㈱中西製作所………………………………117
ナフス㈱……………………………………116
㈱日米クック………………………………113
㈱ニチレイフーズ…………………………… 27
㈱ニッコクトラスト………………………… 47
日清医療食品㈱……………………………130
日清オイリオグループ㈱…………………… 3
㈱日清製粉グループ本社………………… H2
日東ベスト㈱………………………………… 8
(公社) 日本給食サービス協会　…………120
(一社) 日本給食食品連合会　……………108
日本ゼネラルフード㈱……………………208
日本製粉㈱…………………………………… 5
(公社) 日本メディカル給食協会　………… 48

【ハ】
㈱ハウディ…………………………………170
葉隠勇進㈱／ハガクレフード㈱…………178
㈱ピアット…………………………………171
富士産業㈱…………………………………215

【マ】
㈱増田禎司商店……………………………209
三島食品㈱…………………………………129
㈱みすずコーポレーション………………118
㈱Mizkan Holdings　……………………107
メーキュー㈱………………………………114
㈱名給………………………………………119
メリックス㈱………………………………124

【ヤ】
ヤマサ醤油㈱……………………………… H3
㈱ヤヨイサンフーズ………………………… 9

【ラ】
理研ビタミン㈱……………………………165
㈱レクトン…………………………………162

――― 全66社・団体様、ご協賛誠にありがとうございました。 ―――

編集後記

メニューアイディア　2020年版　増刊号
平成時代の給食から令和へ

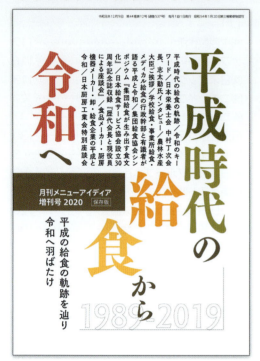

編集人	冨澤和彦
エディター	三浦宏章

月刊メニューアイディア
2020年版　増刊号

第44巻　第12号　通巻537号	
発　行	令和元年　12月9日
定　価	2,400円（税別・送料込）
発行所	株式会社　食品産業新聞社
本　社	東京都台東区東上野2-1-11サンフィールドビル 〒110-0015　電話 03（6231）6091（代表）
大阪支局	大阪市北区東天満1-11-15（若杉グランドビル別館） 〒530-0044　電話 06（6881）6851
印刷所	株式会社　シナノ

　今回、平成の給食を振り返る大きな企画に挑戦したのは、日本メディカル給食協会の創立30周年記念式典・感謝の集いにおける、志太勤初代会長と西脇司第6代会長のお言葉がきっかけでした。志太さんの病院給食受託拡大への熱意と、西脇さんの先達への敬意に強く感銘を受けました。

　「革命後の世界に生きる人は、革命前の世界は分からない」。ある歴史家のこの言葉にあるとおり、今では当たり前になっていることが、昔はそうではなく、先達の汗と涙と努力の恩恵で今の普通が作られています。それは、給食に限らず、すべてにおいてそうです。私は給食業界の記者になり早7年が経ちますが、30年の歴史を過去の新聞・雑誌をあさることでそれを強く体感しました。

　新しい情報も大事ですが、過去の礎や知識、原点を見直し、それを誇りにすることで宿る力もあるのではないでしょうか。過去に繰り広げられた課題対応の取り組みは、現在、直面している課題へのヒントを与えてくれる大きな遺産であり、未来への勇気につながるものと思い、「平成時代の給食から令和へ」を編集しました。業界各社・各人の今後の活躍の応援になれば幸いです。
　　　　　　　　　　　　　　　　　　　　（M）

　今回の増刊号は平成時代を振り返るものとなった。私は若いころに放浪癖があって、31年前はちょうどアフリカのジャングルを旅していたため、昭和の終わりも平成の始まりにも立ち会えることができなかった。

　今のコンゴ民主共和国（旧国名ザイール）に半年間以上滞在し、ザイール川上流を丸木舟で350キロ下ったり、ザイールフォレストをさ迷い、ピグミー族を訪ね、ルエンゾリ山を登山し、ゴリラやボノボに出会うために何百キロと歩いた。電気も舗装道路も一切ない世界にテントを張って旅したために、マラリアにも罹って奇跡的に助かった。そんな中、飲食で強烈に覚えているのが猿の肉と樹の水だった。猿の肉を食べる機会があって口にしたところ、疲れ果てていた体が蘇生され活力が沸き上がってくるのに驚いた。また、直径10cmほどの太いツタを蛮刀で長さ1メートルほどに断ち切り、地上から吸い上げてきた水分を豪快に飲み干す清々しさは何物にも代えがたいエネルギーとなった。

　スマホ時代となり、今のアフリカには同じ風景はもうない。同じように日本の平成時代の30年間にも、ほとんどの業界が大変革の波をどれほど勇敢に乗り越えてきたことだろう。令和へ、これから新しい時代に何が待ち構え、どう突き抜けていくのか楽しみだ。　（K）